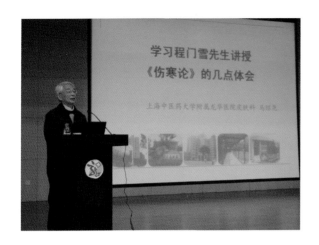

马绍尧学术演讲

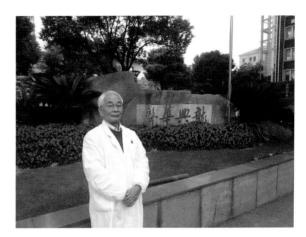

马绍尧在上海中医药
大学附属龙华医院

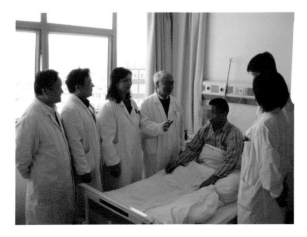

马绍尧工作室教学查房

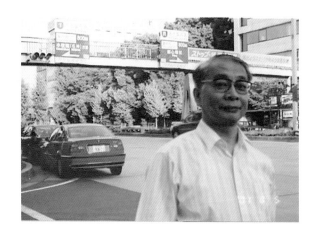

2001 年马绍尧在日本
名古屋讲学时留影

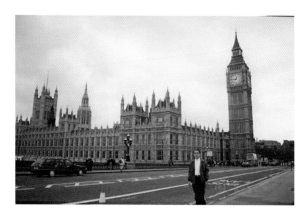

1994 年马绍尧在
英国出诊时留影

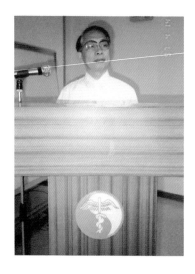

1997 年马绍尧在台湾讲学时照片

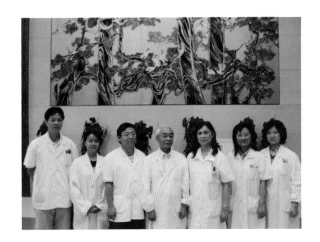

全国名老中医工作室
部分成员

2013 年 11 月马绍尧临床
经验学习班合影

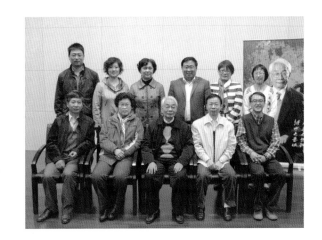

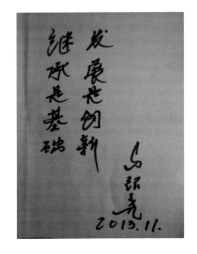

马绍尧手迹

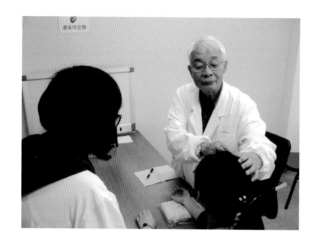

马绍尧在门诊为病人诊治

马绍尧膏方

马绍尧膏方

当代中医皮肤科临床家丛书

马绍尧

主 编◎李咏梅

主 审◎马绍尧

中国医药科技出版社

内 容 提 要

马绍尧教授师从海派中医"顾氏外科"顾伯华先生,深得"顾氏外科"真传,是一代沪上名中医。本书概括性地叙述了马绍尧教授的生平事迹,对其学术思想、方药心得、特色疗法、临床验案等进行了梳理和总结,具有很重要的临床指导意义,希望能给读者一定的借鉴和启发。全书内容丰富,对中医理论研究者与临床工作者均有较大的参考价值。

图书在版编目(CIP)数据

当代中医皮肤科临床家丛书. 马绍尧/李咏梅主编. —北京:中国医药科技出版社,2014.10

ISBN 978 - 7 - 5067 - 6809 - 2

Ⅰ.①当…　Ⅱ.①李…　Ⅲ.①皮肤病 - 中医治疗法　Ⅳ.①R275

中国版本图书馆 CIP 数据核字(2014)第 094640 号

美术编辑　陈君杞
版式设计　郭小平
出版　中国医药科技出版社
地址　北京市海淀区文慧园北路甲 22 号
邮编　100082
电话　发行:010 - 62227427　邮购:010 - 62236938
网址　www. cmstp. com
规格　710×1020mm $^1/_{16}$
印张　18 $^1/_4$
字数　271 千字
版次　2014 年 10 月第 1 版
印次　2014 年 10 月第 1 次印刷
印刷　三河市百盛印装有限公司
经销　全国各地新华书店
书号　ISBN 978 - 7 - 5067 - 6809 - 2
定价　36.00 元

本社图书如存在印装质量问题请与本社联系调换

本书编委会

主　编　李咏梅

副主编　李晓睿　李燕娜

编　委　（按姓氏笔画排序）

　　　　冯国强　吴胜利　宋　瑜　顾敏婕

　　　　高尚璞　郭　澂　傅佩骏

主　审　马绍尧

序言
XU YAN

皮肤病是临床上的常见病、多发病，中医治疗皮肤病特点、特色突出，疗效明显，几千年来为广大人民群众的身体健康做出了巨大的贡献。中医皮肤科名老中医长期从事临床实践，积累了丰富的临床经验，形成了独特的学术思想体系。

多年来，国家有关部门非常重视名老中医的传承与创新工作，1990 年人事部、卫生部、国家中医药管理局共同颁发了《关于采取紧急措施做好名老中医药专家学术经验传承工作的决定》，科技部"十五、十一五、十二五"先后立项研究名老中医学术经验的整理与创新，国家中医药管理局成立名老中医传承工作室。为中医皮肤科名老中医传承与创新工作的开展起到了极大的促进作用，从而取得了斐然的成绩。

为了进一步加大中医皮肤科名老中医临床经验与学术思想的整理，中华中医药学会皮肤科分会，在中国医药科技出版社的支持下，组织全国最著名的中医皮肤科专家的传承人，编写了《当代中医皮肤科临床家丛书》第一辑，共十三册，包括禤国维、边天羽、管汾、欧阳恒、马绍尧、秦万章、庄国康、徐宜厚、王玉玺、艾儒棣、王莒生、喻文球等名老专家分册。每分册从医家小传、学术思想、方药心得、特色疗法、临床验案撷英、医话与文选、传承、年谱等方面进行了详细的介绍，为中医皮肤科名老中医临床经验与学术思想的系统整理和学术流派研究做了一次初步的尝试。

在本丛书的编写过程中得到了上述各位名老中医及传承人的大力支持，得到了分会段逸群、杨德昌、陈达灿、刘巧、范瑞强、李元文、刁庆春、卢桂玲、陈晴燕、李斌、刘红霞、王玮臻、周冬梅、周小勇等教授的关心和帮助，得到了中国医药科技出版社的鼎力相助，在此一并表示衷心的感谢。

由于时间匆忙，疏漏、错误肯定不少，恳请各位同仁批评指正。

杨志波
2014 年 8 月于长沙

前言

　　中医皮肤病和性病学是中医外科学中的重要组成部分,历史悠久,内涵丰富,很多自古流传的宝贵经验至今仍是指导我们临床工作的有力武器。然而进入新世纪以来,越来越多的复杂性、难愈性皮肤病始终困扰着广大患者,给人们的身心健康带来极大伤害。面对顽疾,我们必须加快发展步伐,培养出更多优秀的中医人才,而搞好中医学术传承正是做好这些工作的基础。

　　我从医50余年,有幸师从海派中医"顾氏外科"顾伯华老师,顾老师严谨、求实的治学作风和谦卑、和善的处事原则始终影响着我、鼓励着我,也是我能够在中医道路上不断前行的坚强动力。我曾对顾老师的临床思辩、经验特色、用药技巧等进行过归纳和总结,虽有一点体会,但仍觉不足,急需更多有志于中医药事业的同道们共同挖掘、提高。

　　这本书是我在平时临床工作中的部分体会和总结,由我工作室的成员进行了归纳和梳理,由于时间匆忙、水平有限,错误和缺点在所难免,只为给同道提供一个相互交流的机会和平台,敬请广大读者批评指正。

马绍尧

2014 年 5 月

编写说明

　　名老中医的学术思想、临床经验和技术专长是中医药学伟大宝库中的一笔宝贵财富，需要不断继承和发扬。开展名老中医专家学术经验继承工作对中医药现代化发展有着十分重要的意义。我们知道，继承是创新的基础和前提，如果没有很好地继承，创新也就失去了前进的动力。因此，做好名老中医临床经验的继承和挖掘工作，已经成为中医药实现现代化和跨越式发展的重要环节。

　　马绍尧教授是上海中医药大学附属龙华医院皮肤科主任医师，上海市名中医，全国名老中医传承工作室指导老师，第三批、第五批全国老中医药专家学术经验传承班指导老师。上海市培养后备学术专家、上海市名老中医药学术经验高级研修班、上海市名中医皮肤科工作室、龙华医院皮肤科名中医工作室导师。曾师从海派中医"顾氏外科"顾伯华先生，因勤奋好学，深得"顾氏外科"真传，先后提出从"肝"论治银屑病、从"脾"论治湿疹、从"肾"论治痤疮等中医脏腑辨证理论，具有很重要的临床指导意义。马绍尧教授为人谦逊，对待工作严谨认真，对待患者细致耐心，长期以来一直工作在临床一线，在广大皮肤病患者心目当中具有良好的口碑。他始终强调学习的重要性，阅读经典古籍、做好读书笔记已经成为他日常生活中不可缺少的一部分。作为全国名老中医传承工作室指导老师，他常要求我们要善于发现问题、善于总结问题，学好中医学要靠日常的点滴积累，要下苦功，只要愿付出，肯定有收获。

　　这本书概括性地叙述了马绍尧教授的生平事迹，对其学术思想、方药心得、临床验案、特色疗法等进行了梳理和总结，希望能给读者一定的帮助和启发。本书的编写难免存在不足之处，还请各位同道和读者提出宝贵的意见。

编　者
2014 年 5 月

目录

当代中医皮肤科临床家丛书

马绍尧

第一章　医家小传

马绍尧，上海中医药大学附属龙华医院皮肤科主任医师，教授，上海市名中医，全国名老中医传承工作室指导老师，第三批、第五批全国老中医药专家学术经验继承班指导老师。上海市培养后备学术专家，上海市名老中医药学术经验高级研修班（博士）、上海市名中医工作室，龙华医院名中医工作室导师。上海市中医药学会皮肤科分会顾问，全国中西医结合学会皮肤性病专业委员会及世界中医药联合委员会皮肤性病专业委员会顾问。

1. 家庭环境影响使其对中医药产生了浓厚的兴趣

马绍尧教授于 1939 年 3 月出生在安徽省淮南八公山，父亲曾是农村中医师，自备有中药房。除在市里进货外地中药材外，也有很多是由农民从山上和住家周围生长的药材采摘而来，如蒲公英、马齿苋、芙蓉叶、香附、车前草等百十种野生的新鲜草药，晒干后即可应用。家中有《本草备要》，书中有插图，还有《汤头歌诀》、《伤寒论》、《金匮要略》、《黄帝内经》、《史记》等 100 多种书籍。由于家庭的影响，他读小学时就对中医药抱有浓厚的兴趣，空闲时也协助父亲整理、收拾晒干的药材，至今仍能记忆犹新。读中学时的寒暑假，也会陪同在侧诊治常见病，帮助抓药配方，也熬过膏药、磨药粉配制外用中药。1956 年高中毕业时，在其父亲的劝导下考取了上海中医学院（现上海中医药大学）。

2. 在曲折的学习道路上曾产生了怀疑和彷徨

1956 年 8 月 22 日入学后，教室、宿舍均在苏州河旁边的"河滨大楼"内，连操场也没有，体育课乘汽车送到"第二医学院"去上，马绍尧对当时的环境很不适应。同时，由于上海话听不懂，觉得上课内容医学不象医学，文学不象文学，讲《伤寒论》仅"太阳之为病，脉浮，头项强痛而恶寒"就花去五节课，对《内经》中的阴阳五行之道很不理解。再和同来上海考取复旦大学、同济大学、华东师大的同学见面后，就有了退学来年再考的想法。所以在郭之化副部长来开的座谈会上，他曾讲过"中医毫无道理"的话，也写过"封建社会产生的封建医"的小文章，在宿舍也说过"中医学院是大学招牌，中学内容，小学教学方法"等过激的言论。对中医学习也是整天勉强背一些条文，反而仔细看了冯友兰的《中国哲学史》、吕振羽的《中国政治思想史》以及李泽厚发表在《学术月刊》上的美学文章，这些书与文章对他在之后的求学道路上影响不小。

3. 老师的正确引导，使其坚定了专业思想

1958 年到上海市第十一人民医院临床见习时，马绍尧跟随李应昌老师查房、门诊，在临床中见到了中医治病的实际效果，故逐渐下定决心学好中医。在这以后，因为"教学相长"活动，在陈纪华老师带领下，和"西医学习中医班"的裘钦豪一起，以《医宗金鉴·外科心法要诀》为主，参阅了《外科精义》、《外科正宗》、《外科大成》、《外科证治全书》、《疡科心得集》，择要编写了《中医外科学》讲义，供教学、临床参考。而所有的这一切，都使他更加热爱中医事业，坚定了专业思想。

4. 临床实践中摸索和同事一道初步形成中医皮肤科特色内容

1960 年，根据需要党委决定，马绍尧拜全国著名外科大家顾伯华为师，在顾老师教导和悉心培育下，对学好中医才有了信心和责任。当时因自然灾害，粮食供应紧张，在松江地区因过量食用"红花草"而爆发了"大头瘟"。在顾老师指导下，他用普济消毒饮治之，疗效明显，写成了"红花草日光性皮炎的中医治疗"发表在《江苏中医杂志》上，是国内第一篇中医药治疗该病的报道，亲身体会到中医药治疗皮肤病有前途、有希望，以后在丁济民院长指导下又写了"血栓闭塞性脉管炎的辨证论治"在《上海中医药杂志》上发表。1964～1966 年在农村搞"四清运动"期间，晚上无事，在煤油灯下，他通读了由朱德生编著的《皮肤病学》等多部著作，对《中华皮肤科杂志》详细做了摘记三大本，熟悉了皮肤病学的诊断、鉴别诊断、治疗原则和常用药物。1969 年到华山医院进修，参加了全市皮肤病的调查，深入工厂、农村、企业、民居间，并在施守义等老师指导下，掌握了 300 多种常见皮肤病的诊断和鉴别，进一步增强了钻研皮肤病的兴趣和愿望。他跟随施守义、李祖熙等老师查房、门诊、疑难病例讨论前后达十多年之久，在多位老师的教育下，打下了坚实的中西医诊治皮肤病的基础。1977 年和多位同事一道编写了《顾伯华外科经验选》，1980 年后参加撰写由顾伯华、顾伯康主编的《中医外科学》（五版教材）（教学参考资料）、《实用中医外科学》、《中医外科临床手册》、秦万章主编的《皮肤病研究》。

1990 年龙华医院单独成立了"皮肤性病科"，他担任首届主任。主编了《实用皮肤病学》、《现代中医皮肤性病学》、《现代中医皮肤性病诊疗大全》、《皮肤临证手册》。参加上海市银屑病协作组、红斑狼疮协作组、皮肤病学会活动，每

周在皮肤性病医院看专家门诊 7 年。1993 年在英国伦敦诊治疑难皮肤病 4 个月，1997 年在中国台湾私立中医学院讲学两个月，2001 年去日本名古屋进行交流活动，结交了众多好友、同道，开阔了视野，丰富了临床经验。

2003 年龙华医院成立了马绍尧工作室，他和学生们一起重温了《内经》、《伤寒论》、《金匮要略》、《温病条辨》历代各家学说，结合临床体会确立了以"脏象学说为核心治疗各种皮肤病"。总结了"从肝论治银屑病"、"从肺肾论治痤疮"、"从脾肾论治脱发"、"从肺脾肾论治湿疹"等多篇文章，并撰写了"脏腑学说在皮肤病的辨证应用"等。拟定了 12 张协定处方，有的已成为院内自制成药。

2011 年确定为"全国名老中医传承工作室"指导老师，2012 年成为海派中医流派传承顾氏外科代表性传承人。

新世纪开始重温四大经典著作、各家学说，因工作需要，他写了 20 多万字笔记，供科室同事参阅，目前仍感到自身基础薄弱，把阅读各种中医药杂志、中国中医药报作为自己每日必修课程，剪报、心得、批阅积累了十几本，以供提高临床疗效的依据，不断提高自己和同事们一道为中医药发展贡献力量。

第二章　学术思想与经验

一、提出"火毒立论"的皮肤病病机特点

金元时期的刘完素以火热立论，在《素问·玄机原病式》中提出"六气皆从火化"的观点，认为六气之中，火热居其二，病机十九条之中，火热居其九，强调风、湿、燥、寒诸气在病理变化中，皆能化生火热；而火热也往往是产生风、湿、燥、寒的原因之一。他十分重视情志对健康的影响，并提出"五志过极，皆为热甚"的观点，《素问玄机原病式·六气为病·热类》云："五脏之志者，怒、喜、悲、思、恐也。若志过度则劳，劳则伤本脏，凡五志所伤皆热也。"指出情志过亢，也可导致热证。

马教授在火热论的基础上，结合现代皮肤病学和自己的临床实践，进一步探索中医皮肤病发病机制和特点，归纳总结出规律性的诊治经验。皮肤病，尤其疑难性皮肤病大多从风湿热和虫毒论治，而病因病机主要以火毒为主，燔灼营血、内侵脏腑，而以心火、肝郁、肾虚为常见，辨证施治。一般多以清热解毒、养阴清热、活血化瘀、补益肝肾等为法。经典医著所论："风者，百病之始也。""汗出见湿，乃生痤痱；膏粱之变，足生大丁；受如持虚，劳汗当风；寒薄为皶，郁乃痤。""营气不从，逆于肉理，乃生痈肿。"（《素问·生气通天论》）这些论述分别从风、从湿、从饮食、从禀赋体质以及从气候条件等多方面阐述了各种皮肤病形成的致病原因，说明皮肤病主客观原因的多样性和复杂性。现代生活环境的变迁，科学技术的发达既给人类提供和创造了许多物质享受、生活便利，同时也给人类带来许多污染，如生活垃圾的增多，致敏物质的存在，毒素的变异，细菌繁殖，农药残留，水质污染，战争污染，交通车排放尾气，各种电磁波的辐射，各种高科技成分复杂、品种繁多的化妆品等，真是科技越发达渗透力越深邃，给人所造成的伤害越严重。饮食方面辛辣海鲜、野生动物、热性果品、炊具含有害物质，穿着方面人造纺织品、皮革、塑料制品，居住方面各种装潢材料的气味，以及恶劣的气候，反常多变，过犹不及的大寒、大热、大湿、大风，此外还有日月星辰包括人类自己居住的地球村地形地貌都在发生潜移默化的变异，均可形成

湿热火毒之邪，都可对人类皮肤造成伤害。现代生活节奏加快，就业、工作竞争激烈，读书负重压力，睡眠减少，均可导致情志过亢，化生火热，耗阴伤津，致使相火旺盛而致病。

二、强调重视脏腑辨证，从肝、脾、肾入手治疗

脏腑是人体生命所依，疾病所系之处。疾病的发生，是一定的致病因素作用于人体后，反应出现的一群症候，其所侵犯的脏腑部位不同，就会出现不同的症候。无论任何致病因素，都是在影响脏腑功能的基础上显示其致病作用，而引起疾病过程的；无论任何治疗手段，如药物、针灸等也都要通过脏腑才能显示其治疗效应。这即是进行脏腑辨证的重要依据。

脏腑辨证是根据不同脏腑的生理功能及病理反应，对所出现的疾病症候进行分析，并归纳其在异常状态时的病变规律，借此用于推究病机、判断病位、核定病性、权衡病势、窥察预后，以做出确切的诊断，为治疗提供依据的一种辨证方法。它导源于《黄帝内经》，显见于《金匮要略》，长流于后世医籍，是临床辨证论治的基础。脏腑辨证能具体地辨认病证所在的脏腑部位及病因病性，从而使治疗有更强的针对性。中医学的各种辨证方法，最终都要落实到脏腑的病理变化上，论治就在于纠正脏腑的病理改变。

马教授临证强调五脏六腑的病理变化与皮肤病有密切关系，认为五脏六腑是人体生命活动的中心，脏腑与肢体、五官有着所主与归属、开窍的关系。肌肤依赖脏腑气血的濡养，而经络是连接脏腑与皮肤的网络。皮肤是人体最大的器官，皮肤病虽然主要发生在皮肤肌表，但其发生、发展均和机体内脏腑功能密切相关，脏腑功能失调常常引起皮肤病的外在损害；内服药物的治疗也是通过调节脏腑功能来改善皮肤症状。马教授认为银屑病进行期肝郁火炽，血热流溢脉外；稳定期肝经气滞，热毒瘀血凝结；木火刑金，风热伤肺易致新感；红皮病型心肝火旺，热毒炽盛，燔灼营血，内伤脏腑；关节型肝旺脾伤，风湿热邪侵犯肌肤筋骨。基于此，马教授提出了"从肝论治银屑病"的独特观点。又如湿疹，马教授认为其病因病机首先归咎于先天禀赋不耐，后天失其调养，饮食不节，或因腠理不密，外受湿邪，充于肌腠，以致损伤脾阳，脾为湿困，运化失职，蕴湿不化。因此，脾虚湿滞是发病的根本。由此，马教授提出了"以脾论治湿疹"的见解。关于脱发，马教授认为"发为血之余"，毛发的润养来源于血；"发为肾之外候"，其生机则根源于肾气。毛发的生长与脱落、润泽与枯槁，均与肾的精气盛衰和血

的充盈有关，故提出"从肾论治脱发"，予益气活血，调补肝肾的方法治疗。

三、提倡谨守病机，临床要辨证与辨病相结合

谨守病机，辨证与辨病相结合，体现中医特色，是马教授诊治疾病的又一特色。马教授认为，掌握病机，对诊治疾病至关重要，正如张景岳所言："机者，要也，变也，病变所由也。"辨证是中医治病——辨证论治的第一步；辨病是西医治病——明确诊断的第一步。二者目标是一致的，对象也是一致的，其结果也应该是一致的。中医的证是机体受到内外多种因素综合作用后，反映其本质和属性的一系列特征，可以出现在西医不同的疾病中，表现为"异病同证"；而西医的某个病又因所处阶段不同或体质差异而出现中医不同的证，表现为"同病异证"。故中医治疗上又有相应的"异病同治"和"同病异治"。例如不少的皮肤病都有血瘀的症候，可采用活血化瘀治疗，选用活血的中药，这就是"异病同治"。同一疾病在不同阶段又要侧重于清热解毒、养血护阴以至益气养阴等治疗，这就是"同病异治"。马教授认为这两者都重在辨证，旨在抓住疾病过程中的主要矛盾。然而，不同的疾病，往往具有不同性质的病理特征，因而中医辨证论治还必须与辨病相结合，以认识解决疾病的基本矛盾。辨证与辨病相结合，绝不是按照西医的诊断，抛弃中医理论应用中药。中医西医各有所长，也各有所短，正确的方法应该是互相补缺，密切参照，取长补短，扬长避短，共同配合，中西融通。随着电镜、免疫荧光技术、同位素标记、生化免疫指标等新技术的出现，揭示了细胞超微结构变化，西医学对皮肤病的研究已达到分子水平，使皮肤病的诊断提高到一个新水平。所以在对皮肤病进行治疗时，可充分利用西医学先进的诊断技术和方法，对疾病做出准确的西医诊断。但并不能被西医病名所拘泥，以病施方。在诊治过程中，仍要立足于中医整体观念和辨证论治的特点，与中医辨证分型相结合，把皮肤局部的微观改变和整个机体功能的宏观改变结合起来，遵循中医辨证论治的原则遣方用药，提高中医治疗的水平。马教授强调，中医要发展，就必须在不脱离中医理论的前提下，将西医学的成果有选择地吸收过来，为我所用。如带状疱疹，西医学明确证实它是水痘—带状疱疹病毒引起的疾病，中医则视为由于肝经火盛、脾虚湿热、气滞血瘀等因素发病。马教授在治疗中，既重视中医的辨证分型论治，又不忽略西医学抗病毒的原则，在辨证施治的基础上加用现代药理已经证实抗病毒力强的解毒中药，如金银花、连翘、板蓝根等，收到了很好的疗效。

四、特别重视顾护胃气，护胃观念贯穿始终

胃为水谷之海，后天之本，是人体营卫气血之源。《灵枢·玉版》说："人之所受气者，谷也；谷之所注者，胃也。胃者，水谷气血之海也。"《素问·玉机真脏论》说："五藏者，皆禀气于胃；胃者，五藏之本也。"《类经》说："胃为脏腑之本。"其受纳水谷，吸收精微，化生气血津液，濡养全身的五脏六腑、四肢百骸。《素问·平人气象论》曰："人无胃气则逆，逆者死。""人以水谷为本，故人绝水谷则死。"《脾胃论·脾胃盛衰论》说："百病皆由脾胃衰而生也。"《内经》云："有胃气则生，无胃气则死。"这些都强调了胃气之盛衰有无，直接关系到人体的生命活动及其生死存亡，而且胃气的强弱与人体的正气盛衰有极密切联系。所以马教授临床诊治疾病，十分重视胃气，自始至终顾护脾胃之气。正如张景岳所言："凡欲察病者，必先察胃气；凡治病者，必先顾护胃气，胃气无损，诸可无虑。"（《景岳全书》）他临证组方用药注意调护脾胃，时时顾护胃气，权衡患者脾胃之气的盛衰，用药以不损伤脾胃为原则。皮肤病多为慢性病，病程较长，即使是急性期的治疗，为求祛邪务尽，亦要服药较长时间，故保护胃气不受伤害十分重要。

口服汤剂是中医治疗疾病的主要方法，药液被患者服用后，先受纳于胃，运化于脾，然后输布于全身各脏器。脾胃功能正常与否，直接关系到药物成分的吸收和疗效的好坏。若脾胃功能正常，药物被充分吸收，则预期疗效可达；若脾胃功能失调，甚至衰败，则药物未能充分吸收，甚至因胃气衰败而格药，则预期疗效难达。马教授认为胃主受纳，为水谷之海，极易受邪受伤，用药时寒之太过则伤中阳，攻之太过则伤胃气。胃气受伤，中州失健，不利于药物的转化吸收，影响药效发挥，使疾病缠绵不愈。治疗时应防患于未然，在疾病初起的轻浅阶段，即使脾胃未伤，亦应注意，用药勿克伐太过，以免损伤脾胃，并在处方用药时，适当加入陈皮、焦六曲、甘草。因陈皮能理气调中，焦六曲能消食和胃，甘草能和中缓急，调和诸药。如果患者同时兼有脾胃疾患，方中必加入调理脾胃之品。若所兼脾胃之症较轻，仅表现为纳少、腹胀者，在不影响正常治疗的情况下，在方中加入木香、枳壳等行气宽中之品；若所兼脾胃之症较重，症见纳呆、恶心、腹胀便秘或大便溏薄，舌苔白腻者，必先调理脾胃为主，兼治他疾，且治疗之药，多取平和之品，以免影响调理脾胃之治。

五、精于组方配伍，用药不拘一格

中医药学几千年来逐步形成了"辨证论治"的理论体系，内容包括理、法、方、药四个方面。临证用药要组织处方，组织处方要符合治疗法则的要求，而治疗法则的确立，则有赖于辨证论治的理论指导，所以理、法、方、药是紧密联系在一起的。马教授临床诊治疾病注重辨证论治，以法统方，法随证立，方从法出。他认为方剂的组成是有其原则的，而方剂的运用又要灵活多变，必须符合辨证的要求。马教授认为前人的方剂，皆为医学理论和临床经验密切结合而成，是留给后人的宝贵遗产，必须很好地继承与发扬。前人的很多方剂组织严谨、配伍巧妙，直至今天，依法使用，仍有非常良好的效果，成为临床上经常应用的方剂。但是，在使用这些方剂时，应注意到古今生活不同，社会环境、人体禀赋、饮食、居住、病因等，均有不同，需要按照中医辨证论治的原则，结合具体情况，进行加减化裁而灵活变通才能方证合宜，收获良效。他反对那种胶柱鼓瑟、原方照抄式的"有方无药"或组方时无君臣佐使之分，头痛医头，脚痛医脚式的"有药无方"。

马教授组方用药十分重视配伍，擅长应用小复方。他认为，组方的关键是配伍；药物之间的配伍并非是杂乱的拼凑，而是根据病情需要。每味药物单独使用，仅仅是体现单一的治疗作用；合理配伍之后，药物之间可起到协同作用或拮抗作用。例如他常用太子参、白术、茯苓配伍健脾益气，治疗气虚证；用熟地、山萸、山药配伍滋阴补肾，治疗肾虚证；用生地、赤芍、丹皮配伍凉血清热，治疗热入血分证；用生地、玄参、麦冬配伍养阴清热，治疗阴虚内热证；用白鲜皮、地肤子、苦参配伍清热燥湿，治疗湿热内蕴证；用柴胡、当归、白芍配伍疏肝解郁，治疗肝郁气滞证。

皮肤病上千种，五十多年来，他总结运用中医中药治疗有效者三百多种，病因复杂，治法繁多，归纳其要点有二。

（1）急性皮肤病多数以风湿热毒为直接因素，《内经》中有多处提出，如《素问·生气通天论》说："风者，百病之始也"，"汗出见湿，乃生痤痱"，"劳汗当风，寒薄为皶，郁乃痤"。《素问·汤液醪醴论》也说："夫病之始也，极微极精，必先入结于皮肤"。《素问·玉机真脏论》"身热而肤痛，为浸淫"，"风者百病之长也，今风寒客于人，使人毫毛毕直，皮肤闭而为热"。《素问·太阴阳明论》"伤于风者，上先受之"。《素问·风论》："风者善行而数变，腠理开则洒然

当代中医皮肤科临床家丛书

马绍尧

寒，闭则热而闷"，"风气与太阳俱入，行诸脉俞，散于分肉之间，与卫气相干，其道不利，故使肌肉愤膜而有疡"。上述论述与临床所见相符，当然风邪与寒、湿、热、火、毒合而为病者多，如风寒、风热、风湿、风湿热、风火毒等，如荨麻疹、湿疹、皮炎过敏性皮肤病；麻疹、风疹、手足口病的病毒性皮肤病等。"风淫于内，治之辛凉"，因此疏散风寒，辛凉解表，祛风清热化湿，泻火解毒是常用之法，麻黄汤、桂枝汤、桑菊饮、银翘散是常用之方。

湿邪是常见皮肤病又一主要因素，因季节闷热，住处潮湿，或职业关系，而涉水雨淋，正如《素问·阴阳应象大论》所说："地之湿气盛，则害人皮肤筋脉"，《素问·太阴阳明论》："伤于湿者，下先受之"。湿邪停滞，在上则面部垢浊色暗，在下则生疮，脚气糜烂流汁。湿郁则化热、生火、生燥，也有"瘀血化水"者，以致疮疡难愈，迁延日久，不能根治，真菌性、化脓性皮肤病，血管性、代谢障碍引起的疾患，多属此类，常以化湿为主，兼清热、泻火、解毒、燥湿、祛风、化瘀等法。常用萆薢渗湿汤、五苓散、三妙丸、防风通圣丸、龙胆泻肝丸等。

热毒引发皮肤更为常见，《灵枢·痈疽》中说："大热不止，热胜则肉腐"。热为火之轻，毒为火之重，热火毒致病，多数感染性皮肤病，由此而起。广义而言，病毒、细菌、支原体、油漆、汽车尾气、皮革、塑料、农药、电磁波辐射、火灾等等，均可使皮肤损容，出现热、火、毒证候，清热、泻火、解毒是多用之法，银花甘草汤、普济消毒饮、凉膈散、黄连解毒汤是常用方。

（2）慢性皮肤病，或急性失治，日久必伤及脏腑。疑难性皮肤病，多与脏腑功能失调，或内外因素合而成疾，或五脏相关，初某脏病久损及他脏或多脏均伤。辨病因分六淫、内伤、饮食劳倦或其他伤害；辨病性为八纲、气血；辨病位察脏腑及所主，另有体质禀性、天气、地理、人际等，正如《素问·阴阳应象大论》所说："邪风之至，疾如风雨，故善治者治皮毛，其次治肌肤，其次治筋脉，其次治六腑，其次治五脏。""其有邪者，渍形以为汗；其在皮者，汗而发之"；"其实者，散而泻之"，"血实者，宜决之"。

六、从肝论治银屑病

（一）中医对银屑病名的记载和认识

银屑病是一种常见的反复发作的急慢性炎症性红斑鳞屑性皮肤病。中医文献中有"干癣"、"松皮癣"、"白疕"等名称。如隋代《诸病源候论·疮痛诸侯》中说："干癣，但有匡郭，皮枯索痒，搔之白屑出是也。"明代《疮疡经验全书·癣候》中也有类似记载，如"干癣，搔则出白屑，索然凋枯，如蟹瓜路之形。"至今日本和东南亚地区，仍沿用"干癣"这个名称。

清代《医宗金鉴·外科心法要诀》中称之为"白疕"，如说："白疕之形如疹疥，色白而痒多不快，固由风邪客肌肤，亦由血燥难荣外。"清代《外科证治全书》记载类似。高等中医院校《中医外科学》（第五版）开始用中医病名"白疕"为银屑病，沿用至今。

（二）从肝论治银屑病的理论渊源

马绍尧教授早期认为银屑病初起多由风寒、风热之邪侵袭，营卫失和，气血不畅，阻于肌表，日久化热而生；有的因脾虚失其运化，湿热蕴积，外不能宣泄，内不能利导，郁阻于肌肤所致；或者风寒、风热、湿热之邪日久化热化燥，气血耗伤则生风生燥，肌肤失养，瘀阻肌表而成。也有因禀赋不足，肝肾两亏，冲任失调而发病（马绍尧主编，《实用中医皮肤病学》，1995版）。近几年由于病例增多，经验累积，学术思想有新的拓展。他认为该病是全身系统性疾病，是外伤皮肤，内伤脏腑，与五脏均有关系，尤以"肝"的关系最为密切。《内经》指出：心者，君主之官，主身之血脉，诸血皆属于心；藏神主神志。《灵枢·本神》说："任物者谓之心"。《孟子·告子上》说："心之官则思。"精神活动涉及五脏，主要归属于心。为生之本，主明则下安，主不明则十二官危。其华在面，其充在血脉。而银屑病的初发与复发与精神因素关系密切。临床证候急性则血热，稳定则血燥，病久则血瘀。

肝者，将军之官，谋略出焉，主疏泄，畅气机，主藏血。《素问·五脏生成》（王冰注）中说："肝藏血，心行之。人动则血运于诸经，血归于肝脏。"朱丹溪著《格致余论》中说："司疏泄者，肝也。"《素问·六节藏象论》中说："肝者，其华在爪，其充在筋，以生血气。"肝以血为体，以气为用，肝虚多是血虚，银屑病有血虚证；肝气郁结多由精神刺激，气机不和而成。《类证治裁》中说："肝木性升散，不受遏郁，郁则经气逆。"是本病重要的诱发因素，尤以女性患者为多，肝脏蕴热，或肝气郁久化火，所谓"气有余便是火"。《类证治裁》指出："木郁则化火"，吞酸胁痛，痿、厥、痞、失血，皆肝火冲激也。轻则为热，重则为火。张景岳在《类经》中指出："天地有五运之郁，人身有五脏之应，郁则痛，或因痛而郁。"木郁之病，其脏应肝，其主在筋爪，其伤在脾胃，在血分。银屑病在指甲皮损凹陷，急性发作，全身红斑，抓之出血，表现为心肝火旺，血热毒盛的证候。

脾胃者，仓廪之官，脾主运化，宜升则健；胃主受纳，腐熟水谷，以降为和。《素问·奇病论》中说："夫五味入口，藏于胃，脾为之行其经气。"《医宗必读》指出："谷入于胃，洒陈于六腑而气至，和调于五脏而血生，而人资之以为生者也"，《灵枢·决气》说："中焦受气取汁，变化而赤，是谓血。上焦开发，宣五谷味，充身、熏肤、泽毛。"《景岳全书》则直接说血是"生化于脾"。脾统血，《难经·四十二难》说脾"主裹血"，其意相同，指脾能包裹血在脉中流行，而不逸于脉外的功能。银屑病急性发展抓之有出血，久病血虚、血燥，皮肤肥厚、干燥、脱屑与脾有关。

肺者，相傅之官，气之本，其华在毛，其充在皮，主气而朝百脉。《素问·经脉别论》说："食气入胃，浊气归心，淫精于脉，脉气流注，经气归于肺，肺朝百脉，输精于皮毛。"张景岳在《类经·脏象类》解释说："精淫于脉，脉流于经，经脉流通，必由于气，气主于肺，故为百脉之朝会。"所谓气行则血行，气滞则血瘀。皮肤很多疾病与肺有关，银屑病也在其中。

肾者，作强之官，主蛰，封藏之本，精之处也，其华在发，其充在骨。肾藏精，主水液，主纳气，主生殖。正如《素问·上古天真论》所说："肾者主水，变五脏六腑之精而藏之。"《景岳全书》解释说："人之既生，由乎水谷之养，非精血无以立形体之基，非水谷无以成形体之壮。"《素问·水热穴论》说："肾者，胃之关也，关门不利，故聚水而从其类也。上下溢于皮肤"，聚水而生病也。《类证治裁》说："肺为气之主，肾为气之根，肺主出气，肾主纳气，阴阳相交，呼吸乃和。"所以汪绮石有"肺为五脏之天，脾为百骸之母，肾为性命之根"之说。李中梓有肾为先天之本，脾为后天之本论，胃气一败，百药难施。有胃气则生，无胃气则死。"乙癸同源论"，君火惟一，相火有二，乃肾与肝。东方之木，无虚不可补，补肾即所以补肝；北方之水，无实不可泻，泻肝即所以泻肾。故曰"肾肝同治"。由此可知，本病也有先天禀赋不足，肝肾两亏，冲任不调而发病者。女性病例，确有与月经、妊娠有关，因为女子以"肝"为先天。有不少患者与遗传有关。

银屑病虽然与五脏均有关系，但以临床主要证候和特点看，以"肝"最为密切。其一，与先天禀赋有关，《灵枢·阴阳二十五人》："木形之人，多忧劳于事"；《灵枢·本神》："肝藏血，血舍魂，肝气虚则恐，实则怒。"就临床所见，"阴虚火旺"者多，可能与遗传有关。当然，现代生活紧张，工作压力大，睡眠减少，情绪易波动，容易发火动怒，内外结合，易于发病。其二，精神受到刺激，情绪抑郁，肝气不和，以致横逆或郁结，女性患病的多；气滞郁结日久化火，或肝经蕴热，发病较快，皮疹广泛；若失眠或少眠，心神不定，以致心肝火旺，皮疹多而色红，易于出血。其三，工作紧张，日夜劳累，或疾病日久，心耗阴血，心主血，肝藏血，心肝血虚，则面白神疲，皮疹暗而脱屑多，指甲干枯，或有凹陷，灰白增厚。其四，幼时瘦弱，肺气不足，易致肝火犯肺，或称木火刑金。肺主皮毛，肺弱则卫气不固，风邪易于侵入。宋代《圣济总录》指出："风湿客于腠理，搏于气血"，"风多于湿，则为干癣"。临证所见，因感冒，上呼吸道感染，扁桃腺炎而诱发皮疹者很多，呈点滴状，出血点少，尤以儿童多见。其五，多食辛辣、牛、羊肉、酒类或药毒，伤及脾胃，或有宿疾，影响消化吸收，纳食不香或有泛恶呕吐，时有便溏或与干结相交替，口臭明显，为肝旺克脾或木不疏土。肝的疏泄，有助脾胃的运化，气机的升降；肝的气机不利，脾气当升不升，胃气当降不降，以致形成"肝脾不和"或"肝胃不和"。处方用药，多方照顾，皮疹难以消退，病情缠绵难痊愈。其六，肝与肾是子母之脏，肝肾同源，肾阴虚亏，水不涵木，肝阴不足，则肝阳偏旺，引发肝火、肝风，病情更为复杂。全身抗病能力减弱，病久或老年患者，多兼有其他疾病，皮疹难以消退。且肝肾不足者，多伴有关节炎或骨骼的实质性损害。因肾主骨。其七，肝为风木之脏，体阴而用阳，血虚则生燥生风，故《内经》说："诸风掉眩，皆属于肝"，"风客淫气"，"邪伤肝也"。《类经》加以解释"淫气者，阴阳之乱气也，表不和则风邪客之，风木生火，淫气化热，热则伤阴，精乃消亡，风邪通于肝，故必先伤肝也。然风为百病之始也，故凡病因于外而内连五脏者，皆由乎风也"。由此可见，环境的改变，季节的转换，皆可引动风邪，伤及于肝。临床所见，北方银屑病多，秋冬寒冷干燥复发的也多，皆与风邪相关。也有外风引动内风，该病与"中风"一并发病者。

根据中医理论和现代临床观察提出"从肝论治银屑病"是有充分理由的。

（三）从肝论治银屑病的辨证方药

1. 肝火旺盛血热证

常见于进行期。多呈急性发作，红斑、丘疹迅速增多，颜色鲜红，鳞屑较多，抓之疏松易脱，点状出血明显，或伴有瘙痒，夜眠不安，咽喉疼痛，大便干结，小便黄赤。舌红，尖有刺，苔薄黄，脉弦滑或数。证属肝火旺盛，血热妄行，溢于脉外。

治则：疏肝泻火，凉血清热解毒。

方药：丹栀逍遥散、犀角地黄汤、黄连解毒汤加减。

常用药物：丹皮、赤芍、生地、柴胡、黄芩、黄连、水牛角、板蓝根、白茅根、白花舌蛇草、香附。伴头痛、发热者，加葛根、桔梗；大便干结加龙藤、全瓜蒌；小便黄赤加土茯苓、车前草；皮疹瘙痒，加白鲜皮、苦参；出血点多，加生槐花、大蓟、小蓟；胃纳不香，加谷芽、麦芽、焦六曲（包煎）；夜眠不安，加首乌藤、珍珠母。

2. 肝郁气滞血瘀证

常见于稳定期。皮疹较厚，颜色由鲜红，转为暗红或紫褐，脱屑渐少，出血不明显，多伴有精神不振，心绪不安，情志抑郁，胸胁不适，或月经不调，夜眠梦多。苔薄舌紫暗或有瘀点、瘀斑，脉沉细或缓涩。证属肝郁不畅，气滞血瘀，络脉受阻。

治则：疏肝解郁，清火理气，活血化瘀。

方药：逍遥散、桃红四物汤、丹参饮加减。

常用药物：柴胡、当归、赤芍、白芍、生地、熟地、桃仁泥、杜红花、丹参、莪术、虎杖、板蓝根、土茯苓。皮肤肥厚，加夏枯草、石见穿；头部皮疹多，加川芎、白蒺藜；小腿损害多，加泽兰、落得打；月经不畅夹有血块，加益母草、王不留行；胸胁不适，加香附、枳壳；夜眠不安，加首乌藤、酸枣仁。

3. 肝阴（血）不足血燥证

常见于消退期，或病情较久的患者，皮疹消退缓慢，中心部位色素减退或色素稍沉着，四周较明显，有的融合成片，或四周浸润，鳞屑不易剥脱。或伴有消瘦乏力，月经量少色淡。苔薄舌质淡红，脉沉细。证属肝阴不足，因肝藏血，肝阴虚实质上是血虚，而致生风生燥。

治则：补肝养血，祛风润燥。

方药：四物汤、补肝汤（《医宗金鉴》）、柴胡清肝饮加减。

常用药物：熟地黄、当归、赤芍、白芍、丹皮、鸡血藤、金银花、连翘、柴胡、黄芩、白花蛇舌草、蛇莓、蛇六谷。色素减退，加茜草、旱莲草；色素沉着，加白鲜皮、仙鹤草；干燥瘙痒，加黄芪、防风、白术；月经量少，加制首乌、阿胶珠；夜眠不安，加龟板、牡蛎。

4. 肝脾失和湿热证

常见于渗出性银屑病，皮疹多见于腋下、乳房下、大腿内侧、会阴等处，红斑湿润，或有流滋，鳞屑较薄，结痂黏腻。或伴有口苦纳呆，偶有泛恶，胃胀腹满，大便溏薄，小便黄清，瘙痒甚。苔薄腻或黄腻，舌质红，脉滑数或濡数。证属肝脾失和，木不疏土，脾不健运，湿邪内生，日久化热而成。

治则：疏肝健脾，清热利湿。

方药：小柴胡汤、参苓白术散、猪苓汤（《伤寒论》）加减。

常用药物：柴胡、黄芩、金银花、党参、白术、土茯苓、猪苓、泽泻、苍术、黄柏、薏苡仁、六一散（包煎）。纳呆泛恶，加鸡内金、姜半夏、陈皮；胃胀腹满，加煨木香、砂仁壳、大腹皮；大便溏薄，加淮山药、焦扁豆、马齿苋；小便黄清，加小石韦、地肤子、玉米须；瘙痒重者，加白鲜皮、刺蒺藜、皂角刺。

5. 肝火犯肺风热证

常见于性情急躁，多言多动，易于感冒的患者。皮疹突然发作，呈点滴状，数量多，出血不明显，鳞屑较多，易于剥脱，皮肤瘙痒。常伴有怕冷发热，咽干喉痛，骨节酸楚，或有汗，或无汗，大便干结，小便黄赤。苔薄黄或薄白，舌质红，脉浮数。证属肝火旺致使肺气虚弱，易感风热之邪所致。

治则：泻肝经火，祛风清热，润肤止痒。

方药：泻青丸（《小儿药证直诀》）、桑菊饮、银翘散加减。

常用药物：龙胆草、山栀、防风、桑叶、黄菊、金银花、连翘、白鲜皮、牛蒡子、蝉衣、紫草、生甘草。怕冷无汗，加麻黄、桂枝；咽干喉痛，加桔梗、山豆根；骨节酸楚，加羌活、独活、忍冬藤；大便干结，加火麻仁、全瓜蒌；小便黄赤，加草薢、车前子、冬瓜皮。

6. 肝肾不足，冲任失调证

常见于中老年久病不愈女性患者。皮疹颜色多呈淡红或暗红，鳞屑薄而脱落，不甚瘙痒。多伴有头晕耳鸣，腰酸肢软，产后皮疹复发或加重，也有完全相反者，月经不调，带下增多。苔薄舌胖，边有齿印，舌质淡红，脉濡细或滑数，证属肾阴不充，引发肝血虚燥，肝火外发所致，或冲任虚而不调。

治则：补益肝肾，调理冲任，益肾水，清肝木。

方药：滋水清肝散（《医宗己任篇》）、二仙汤（上海中医药大学附属曙光医院）加减。

常用药物：生地、熟地、知母、黄柏、当归、仙茅、淫羊藿。头昏耳鸣，加白菊花、石决明；腰酸肢软，加炙狗脊、山萸肉；阳痿遗精，加锁阳、金锁固精丸；妊娠，加白鲜皮、苦参（不内服，只外洗）；经少带多，加益母草、墓头回。

7. 肝心火旺，热毒炽盛证

常见于红皮病型银屑病。多由于内服外搽"激素"类药物，突然停用，或急性进行期应用刺激激烈的药而引起。红斑迅速扩大，或相互融合，以致全身大部分皮肤，弥漫性潮红或呈暗红色，肿胀，脱屑很多，仅有少量正常皮肤存在，甚至毛发脱落，指（趾）甲灰暗、混浊、增厚、变形。急性期伴有寒战高热、怕冷、头痛、关节疼痛，大便干结，小便黄赤。苔黄腻或黄糙，舌质红绛，脉弦滑数。可反复发作，迁延数月。治疗有效，皮疹转暗红色斑片，脱屑渐少，伴有低热，头晕乏力，口干唇燥。苔剥舌淡红，脉细数或濡数。早期证由心肝火旺，热毒炽盛，燔灼营血，迫血妄行，流溢脉络，阻于肌肤；病久则耗气伤阴，以致气阴两亏。

治则：泻火凉血，清热解毒。

方药：清瘟败毒饮加减。

常用药物：羚羊角、鲜生地、赤芍、丹皮、黄芩、黄连、板蓝根、生石膏、金银花、连翘、蒲公英。头痛、关节痛，加升麻、野菊；大便干结，加生大黄、瓜蒌仁；小便黄赤，加滑石、车前子。（应中西医结合，内治、外治综合治疗）。

病情稳定，或病久，证候变化。

治则：益气养阴为主。

方药：四君子汤合增液汤加减。

常用药物：生黄芪、太子参、白术、茯苓、淮山药、生地、玄参、麦冬、天花粉、银花、生甘草。皮肤瘙痒者，加白鲜皮、苦参；皮疹皲裂，加当归、肥玉竹；头晕乏力，加白芍、旱莲草；口干唇燥，加金石斛、鲜芦根；关节酸痛，加鸡血藤、络石藤；或有咳嗽痰不多，加炙紫菀、炙款冬；胃纳不香，加砂仁壳、陈皮。

8. 肝虚风寒湿痹证

《素问·痹论》："风寒湿三气杂至，合而为痹也"，"筋痹不已，复感于邪，内舍于肝"，"肝痹者，夜卧则惊"。《济生方》说："皆因体虚，腠理空疏，受风寒湿气而成痹也"。银屑病患者，筋脉空虚，最易受邪。此证常见于关节炎型银屑病。多见于中老年人，先有多年皮疹，而后关节酸痛，累及大小各个关节。急性期关节红肿疼痛，先指（趾）关节明显，逐渐影响大关节，日久骨质破坏，关节强硬。少数伴有脓疱或红皮病样皮疹。苔薄舌红，脉浮滑或濡数。肝主筋脉，肝虚筋脉失荣，则风寒湿邪入络，损其关节、骨骼。也有的如尤在经著《金匮翼》所说："脏腑经络，先有蓄热，而复遇风寒湿邪客之，热为寒郁，气不得通，久之寒亦化热。"

治则：散风祛湿清热，益气活血通络。

方药：独活寄生汤加减。

常用药物：独活、熟地、当归、赤芍、川芎、秦艽、防风、茯苓、川牛膝、忍冬藤、白花蛇舌草。伴有脓疱，加黄芩、黄连、板蓝根；伴红皮病，加鲜生地、水牛角、紫草；皮肤糜烂流滋，加萆薢、土茯苓、车前草；伴有发热咽痛，加板蓝根、山豆根、白茅根；关节活动不利，加鸡血藤、虎杖、乌梢蛇；缓解期低热不退，加青蒿、桑白皮、地骨皮；头晕乏力，加枸杞子、女贞子、桑椹子；行动不便，加桂枝、桑枝。（需中西医结合综合治疗。）

9. 肝火湿热毒炽证

常见于脓疱型银屑病，多在寻常型银屑病皮损上，突起密集针头到粟米大小的浅在性脓疱，呈黄白色，表面覆有少量鳞屑，脓疱迅速扩大成片，脓疱簇集边缘，中间形成1～2cm的"脓糊"，可在数天泛发全身，脓疱破裂，糜烂渗液，以后干涸结痂。周期性发作，指（趾）甲下有脓，则甲板破裂、分离、萎缩。伴有寒战高热等全身症状。有的皮疹较少，症状较轻，呈亚急性或慢性过程，有的仅出现在手掌和足底部，称掌跖脓疱型银屑病。证属肝火湿热郁久，或感染毒邪，或因药毒刺激，合而形成湿热火毒炽盛证，因湿性黏滞，难以速除。

治则：泻火凉血清热化湿解毒。

方药：犀角地黄汤、清营汤、龙胆泻肝汤加减。

常用药物：水牛角、生地、赤芍、丹皮、玄参、金银花、连翘、龙胆草、黄芩、黄连、蒲公英、车前草。高热汗出口渴，加生石膏、粳米；糜烂渗出，加泽泻、木通；皮疹瘙痒，加白鲜皮、苦参；亚急性者，减去生地、赤芍、丹皮；慢性或局限掌跖部，减去水牛角、生地、赤芍、丹皮、黄连，加苍术、黄柏、藿香；后期或反复发作，病久耗伤阴液，则应益气养阴，凉血清热利湿，药用生黄芪、北沙参、玄参、紫草、金银花、白花蛇舌草、土茯苓、生薏苡仁、板蓝根、车前子、生甘草。（需中西医结合内外综合治疗。）

(四) 马绍尧教授学术思想分析及临证经验举隅

1. 学术分析

银屑病,中医称为"白疕",临床以红斑、鳞屑为主症,多呈反复发作之势,极难调治,其自觉症状主要为瘙痒,而瘙痒之症,每易致人心烦难忍,导致肝气郁结,郁闷不舒,而肝为风木之脏,体阴而用阳,其性则强,肝气急而易亢,临床所见该类患者大多心烦易怒,性情暴躁,反之又因精神紧张,情绪抑郁而致瘙痒加剧,夜不安寐。因此银屑病是典型的心身失调性疾病,而中医学认为:"心主神明、主血脉,肝主藏血、调畅气机",与人的精神、思维活动密切相关。白疕的发生与复发,除外感六淫之邪外,与情志变化、紧张劳累有关,而临床无论急性期的皮疹色泽鲜红,还是稳定期的皮疹紫暗,或皮肤干燥,大多存在血分热盛、血燥失荣、血循失畅之病变机制,又气与血之间有密切的联系,血液的生化运行离不开气的作用,正如《黄帝内经》记载道:"人之所有者气与血耳"。中医认为,气是一切生命活动的动力,人体各种功能活动,无不是气作用的结果,而肝主条达,调畅气机,若肝郁气滞,则气血失和,阴阳不调,或气郁化火,或气滞血瘀,久则气血亏虚,生风化燥,肌肤失于濡养,因此白疕初发或加重,多由肝火血热,心肝火炽,热毒阻于血脉,外泛肌肤而成;白疕日久,鳞屑层层,皮肤肥厚,色泽紫暗,乃热毒久盛,津液耗伤,肝郁血瘀,气血循行失畅所致,因此治疗当究病本而论治,也是中医"治病求本"的真谛。众所周知,"治病求本"是中医辨证论治的根本原则,正如《折肱漫录·医药篇》中曰:"治病必穷其本,见病治病,岂为良医!"马绍尧教授通过临床四十余年诊治经验积累,又广泛阅读了古医籍,竭尽才智,在银屑病的治疗中,提出上述"从肝论治白疕九法"的脏腑辨证方法,其较之以血分论治、以"毒"立论,更为全面地揭示了银屑病的病因病机,遣方用药愈加深入剔透。

无独有偶的是,在马绍尧教授处方用药中,无论是白疕急性期的凉血清热解毒法,还是白疕后期的祛风润燥活血法,均包含了诸多性味归经属肝木之脏的药物,而在他善用的药物中也恰恰体现了"从肝论治"的学术思想。马教授处方药对举例如下。

药对一:水牛角配生地黄——凉血解毒、滋阴泻火。二药相伍,由犀角地黄汤衍化而来,其中水牛角味苦、咸,性寒,与犀牛角性味相同,药理作用相似,故可代之;生地黄味甘、苦,性寒,二药均入心、肝、肾经。生地黄清热泻火、生津凉血力强，水牛角凉血解毒功效最佳，二药伍用，相得益彰，清热凉血、泻火解毒之力俱增，可治疗银屑病等斑疹色红，灼热痒痛诸症，且二药用量宜大，均取 30g 功效为佳。

药对二：紫草配茜草——凉血活血、解毒化斑。二药均入肝经，其中紫草专入血分，长于清血分热毒，有清热凉血、解毒化斑的作用，而茜草既能凉血止血，又能活血祛瘀，以行为要，二药伍用，凉血而不伤正，活血而不留瘀，善治银屑病皮疹色红灼热或皮疹肥厚难消。

药对三：苏木配丹参——凉血清心，行气化瘀。二药均入心肝经，丹参味苦色赤，性平而降，入走血分，既能活血化瘀，又能清心除烦，现代药理研究更示其具有扩张动脉、增加血流量、改善微循环的作用；而苏木可走可散，为理气行血之品，按治风先治血之理，其可治疗皮肤瘙痒诸症，二药参合，相互促进，可增强行气活血之力。对白疕之红斑，抓之易有露滴样出血，瘙痒不适等症具有佳效。

2. 临证经验举隅

验案 1

许某某，女性，48 岁。

初诊：2003 年 11 月 19 日。

主诉：全身皮疹瘙痒反复发作 2 年。

现病史：患者 2 年前无明显诱因下，双侧肘底部出现指甲盖大小皮疹，伴白色鳞屑，渐渐增多，涉及头皮、躯干，伴瘙痒，皮疹每呈冬重夏轻，屡治不愈，近一月症情加重，伴纳食欠馨、口干口苦、大便干结、心烦失眠。

检查：头皮、颜面、躯干、四肢密集点滴、钱币状红斑、丘疹，覆有白色蛎壳状鳞屑，刮除鳞屑可见薄膜与筛状出血点，舌质红，苔薄黄，脉弦数。

西医诊断：寻常型银屑病（进行期）。

中医诊断：白疕（肝郁血热证）。

辨证分析：肝郁化火，血热炽盛，外泛肌肤。

治则治法：疏肝清热，凉血解毒。

处方：

水牛角（先煎）30g	生地 30g	赤芍 9g	丹皮 9g
紫草 15g	茜草 15g	板蓝根 30g	白茅根 30g
柴胡 9g	黄芩 9g	白鲜皮 15g	苦参 10g

当代中医皮肤科临床家丛书

马绍尧

焦六曲（包煎）15g　半枝莲 15g　　土茯苓 30g　　　　生甘草 6g

外用青黛膏、黄连素冷霜交替外搽，每日 3～4 次，并嘱注意保暖，防止感冒，饮食忌牛、羊肉及辛辣刺激之品。

二诊：服药 14 剂后，皮疹新发不多，瘙痒亦减，但鳞屑仍厚实，大便转畅，夜寐转安，上方去白鲜皮、苦参，加丹参 30g、苏木 9g、虎杖 30g 以活血解毒。

三诊：服药 14 剂，皮疹开始消退，色泽转淡红，鳞屑亦减薄，纳便正常，夜寐亦安，上方再加鸡血藤 30g 以活血通络。

四诊：服药 28 剂，皮疹基本消退，躯干、四肢仅见淡褐色色素沉着斑，几无瘙痒，上方去水牛角、板蓝根、半枝莲，加熟地黄 15g，制黄精 15g，续进 2 周以滋阴润燥巩固治疗。

[按语] 本例肝火血热型白疕，相当于银屑病进展期。皮疹泛发，色泽鲜红，鳞屑层层，刮之有薄膜现象与露滴样出血点，痒甚心烦，口苦便干，舌质红，苔黄，脉弦数。方中水牛角、生地、赤芍、丹皮凉血解毒；柴胡、黄芩疏肝清热，配合板蓝根、白茅根、半枝莲、紫草清解热毒；茜草行气活血凉血，更以白鲜皮、苦参、土茯苓除湿止痒；再佐以焦六曲、甘草和中护胃，调和诸药，共奏疏肝清热、凉血解毒之功，终获疹退痒止之效。

验案 2

王某某，男，58 岁。

初诊：2004 年 7 月 30 日。

主诉：全身红斑鳞屑反复发作 10 年，伴脓疱 1 个月。

现病史：患者有银屑病史 10 年，皮疹自头皮开始，渐及四肢、躯干红斑、鳞屑，反复发作，伴有瘙痒，曾经"迪银片（复方氨肽素片）"等治疗，症情迁延，2004 年 7 月因感冒高热，诱发皮损，且指甲下出现脓疱，在外院急诊留观，予以先锋霉素、林可霉素抗炎，解热镇痛药等对症处理，症情未有缓解，近一周来脓疱泛发全身伴皮肤弥漫性红肿、畏寒高热、恶心纳差、心烦失眠、消瘦虚弱、小溲短赤、大便干结，由急诊送入病房。

检查：体温 39℃，脉搏 124 次/分，神清萎软，营养状况欠良，全身皮肤弥漫潮红肿胀，颜面、躯干、四肢密集粟粒状脓疱，部分融合成脓糊，指趾甲游离缘翘起，可见甲床积脓，毛发稀疏，血常规示白细胞 2.2×10^9/L，中性粒细胞 90%，舌质红绛，苔光，可见沟状回纹，脉弦数。

西医诊断：急性泛发性脓疱型银屑病。

中医诊断：白疮（脓毒炽盛证）。

辨证：心肝火炽，脓毒炽盛，气血两燔。

治法：清心泻肝，凉血解毒。

处方：

羚羊角粉（分吞）0.6g　生地30g　　丹皮12g　　　赤芍12g

白花蛇舌草30g　　　紫草15g　　　板蓝根30g　　　白茅根30g

蛇六谷（先煎）30g　蛇莓30g　　　土茯苓30g　　　玄参15g

车前子（包煎）12g　天花粉12g　　生甘草3g。

局部外搽清凉油乳剂，配合对症支持治疗及予以甲基泼尼松龙40mg/d静脉点滴综合治疗。

二诊：服药7剂，体温降至正常，新发脓疱减少，续服14剂，食欲亦增，精神好转，心烦口渴，大便干结，皮肤红肿诸症明显减轻，但仍有口干口苦，神疲乏力，动则汗出，于上方去羚羊角粉、车前子，加地骨皮15g，肥玉竹12g，天冬、麦冬各9g。

继予综合治疗，激素由静脉注射改为口服泼尼松30mg/d。

三诊：服前药14剂后，症情持续好转，颜面、躯干脓疱俱消，四肢脓疱亦干涸结痂，全身弥漫性红斑色泽变暗，舌红，无苔，脉细数。证属热毒伤阴耗气，拟益气养阴，兼清余邪。

处方：

太子参15g　　南沙参15g　　北沙参15g　　玄参15g

生地30g　　　生黄芪15g　　紫草15g　　　茜草15g

蒲公英30g　　金银花15g　　玉竹12g　　　白花蛇舌草30g

生薏苡仁30g　生甘草6g。

继予激素减量，对于干涸结痂的皮肤予以青黛膏外搽。

四诊：服上方28剂后，皮疹基本消退。躯干、肢体皮损色泽暗红，颜面皮肤近乎正常，无瘙痒等不适，纳便均调，寐安身轻。激素减至维持量。临床基本痊愈，予以出院。

[按语]　该患者属白疮心肝火炽，脓毒炽盛型，临床多呈周期性复发。皮肤嫩红，脓疱层出，伴发热，心烦口渴，溲赤便干，舌质红绛，无苔伴沟状纹舌，脉弦数。证属心肝火炽，兼感毒邪，郁火流窜，入于营血而致脓毒炽盛，气血两燔。方中羚羊角粉、紫草、白茅根、板蓝根、白花蛇舌草、蛇莓、蛇六谷大剂凉

血清热解毒；生地、赤芍、丹皮、玄参、天花粉凉血养阴，再佐以车前子、土茯苓除湿利水消肿。诸药配合，共奏清心泻肝（火），凉血解毒之功，以使体温下降，脓疱终止，皮肤红肿俱消。二诊时兼见毒热伤阴之证，则于方中加入玉竹、天冬、麦冬、地骨皮以养阴清热；三诊时鉴于舌红无苔，脉细数气阴两虚之象益甚，则改拟益气养阴，兼清余邪（热），以太子参、沙参、玄参、玉竹、生地养阴清热，生黄芪益气扶正，配以蒲公英、金银花、白花蛇舌草以解毒除邪，终使皮疹俱消而获愈。

3. 临床拓展

马绍尧教授博览古籍医典，集 40 余年临证皮肤病之治疗经验，将众多六淫致病学说、气血辨证、辨病与辨证相结合等论治方法与西医学对银屑病的病因探讨，疾病典型的心身特征性及免疫失衡等相联系，不拘一格地提出以脏腑辨证法论治银屑病，正所谓"有诸内必形于诸外"，皮肤病往往是内在疾病而致之外在表现，清末名医《血证论》作者唐容川说："业医不知脏腑，则病原莫辨，用药无方。"因为中医理论是以脏腑学说为核心的，临床上辨病因病机，分八纲、六经、三焦和卫气营血的辨证、处方用药以气味、升降浮沉和归经为依据，都要从脏腑理论出发，否则会迷失辨证方向。在他"从肝论治银屑病"学术思想的影响下，多年来我们在临床治疗中，着重以"从肝论治白疕九法"为指导，治疗观察了 495 例银屑病，取得了良好的疗效，同时对他常用的一个经验方及一个外用搽剂进行了临床与实验研究，均取得了良好的科研成果，简述如下。

（1）临床辨证论治疗效观察：自 1995 年至 2003 年我们通过专科门诊及住院病人临床疗效观察，统计银屑病患者 495 例，其中寻常型 450 例，红皮病型 25 例，掌跖脓疱型 20 例，寻常型中 335 例属进行期，115 例为稳定期患者，辨证从肝论治，主要分肝火血热证、肝郁血瘀证、心肝火炽证及肝胆湿热证，遣方用药突出泻肝火、清湿热、凉血解毒、活血化瘀的处方原则，以犀角地黄汤、清营汤、清瘟败毒饮、龙胆泻肝汤、丹栀逍遥散、桃红四物汤、柴胡疏肝饮等为主方，因人、因时、因病、因证灵活加减治疗，连续 3 个月为一疗程，结果显示：肝火血热证（进行期）335 例，临床治愈 95 例（占 28.36%），显效 105 例（占 31.34%），有效 125 例（占 37.31%），无效 10 例（占 2.99%），有效率 97.01%；肝郁血瘀证（稳定期）115 例，临床痊愈 35 例（占 30.43%），显效 42 例（占 36.5%），有效 30 例（占 26.09%），无效 8 例（占 6.96%），有效率 93.04%；心肝火炽证 25 例，显效 15 例（占 60%），有效 7 例（占 28%），无效 3

例（占12%），有效率88%；肝胆湿热证20例，显效12例（占60%），有效6例（占30%），无效2例（占10%），有效率90%。该临床疗效观察较之以往仅以"血分论治"、"解毒学说"提高了将近10个百分点，究其原因可能与脏腑辨证全方位、多层次、多靶点选方用药有关，业恰恰与西医学对银屑病发病机制学说为"神经—内分泌—免疫系统"失衡相吻合，整个治疗理念体现了调节"神经（心肝）—内分泌（肾）—免疫（脾肾）系统功能"的宗旨，并由此体会：白疕急性发病或进展起患者，病性多为实证热证，由肝火血热，心肝火炽，泛发肌肤而成，治宜凉血清心平肝、清热解毒，药用水牛角、生地、赤芍、紫草、大青叶、白花蛇舌草等；白疕日久，皮损肥厚难消，脱屑层层，由热毒之邪久盛体内，肝郁血瘀，耗伤津液，致血液黏稠，循行失畅，瘀血阻滞，肌肤失于濡养而致，治宜活血通络、柔肝养阴、润燥止痒，药用丹参、三棱、莪术、当归、首乌、川芎等，与此同时，导师在处方用药中，顾及苦寒清热及活血逐瘀类药多有伤及脾胃之弊，则无论在血热、血瘀、血燥任何阶段，皆以护胃为先，常加入木香、葛根、煅瓦楞、陈皮、六曲之品。

（2）解毒化瘀汤临床和实验研究

①复方组成：柴胡、黄芩、板蓝根、白花蛇舌草、生地、丹皮、丹参、土茯苓、苦参等。

②方义：该方以柴胡、黄芩疏肝清热、调畅气机为君；臣以生地、丹皮、丹参凉血护阴、活血散瘀，使气血循行有序，得以逐邪外出；再佐以板蓝根、白花蛇舌草大剂清解热毒；更配合土茯苓、苦参除湿止痒、利水消肿。诸药合参，使热毒得以清解，血瘀得以化除，皮疹得以消退。

③研究运用：我们于1998～2002年应用解毒化瘀汤对50例寻常型银屑病进行了临床治疗观察，同时为探讨其可能的作用机制与途径，又进行了解毒化瘀汤对小鼠尾部颗粒细胞形成影响的实验研究。临床观察采用随机对照方法，治疗组50例，采用解毒化瘀汤内服，对照组30例，选用复方青黛丸内服，均为3个月一个疗程判定疗效。动物按人和动物间体重折算等效剂量的20倍进行浓缩，分别给予解毒化瘀汤0.4ml及复方青黛丸0.05g，每日一次喂服，连续20天。实验结果显示：临床观察治疗组基本治愈21例，显效13例，有效11例，无效5例，基本治愈率为42%，总有效率为90%；对照组基本治愈5例，显效8例，有效10例，无效7例，基本治愈率为16.67%，总有效率为77.67%。两组比较基本治愈率有差异（$X^2 = 4.39$，$P < 0.05$）。动物实验显示解毒化瘀汤组鼠尾表皮每100个

鳞片中颗粒层形成数为 8.67±5.88（个），显著多于复方青黛丸组每 100 个鳞片中颗粒层形成数 3.6±2.5（个），统计学比较有差异（$t=4.95$，$P<0.001$）。由此证实解毒化瘀汤治疗寻常型银屑病取得 90% 的临床疗效，促使皮疹消退，可能与其通过调节自身免疫功能，抑制表皮细胞过度增殖，使角化不全的细胞转变为完全角化的作用机制有关。

（3）青叶霜外用治疗银屑病皮损的实验研究：青叶霜亦是马绍尧教授于九十年代初研制的一个治疗白疕的纯中药搽剂，曾于 1993 年赴英国伦敦诊病之际，用于银屑病患者局部治疗，临床观察具有止痒润肤，减少鳞屑，促进皮疹缓解的作用，嗣后运用于本科银屑病专病门诊及住院患者数十年，取得了较为满意的临床疗效，深受患者的喜爱。在此基础上，我们于 2002 年进行了该制剂的动物实验研究，以探讨青叶霜外用对银屑病皮损微观结构的影响及可能作用机制。

①组成：大青叶、黄柏、土大黄、莪术等。

②方义：全方以大青叶为君，清热解毒，黄柏、土大黄为臣，燥湿杀虫止痒，莪术、丹参等佐以凉血活血、化瘀通络，诸药合用，共奏清热解毒、燥湿止痒、活血化瘀之效，使气血畅达，热毒祛除，瘙痒得解，皮疹渐消。

③研究运用：我们于 2002 年进行了大青叶霜治疗银屑病动物模型的实验研究，采用昆明小鼠 80 只（雌性），随机分为 4 组，分别为西药组（维甲酸脂组），中药组（青叶霜组），对照组（单纯霜组）及正常组（不涂药组），每组为 20 只，且对其中 60 只按文献造模。各用药组均为每天涂药 2 次，共 18 天。结果表明，青叶霜组和维甲酸脂组小鼠尾部表皮颗粒细胞计数明显增加，且胞浆内充满粗大，深嗜碱性、HE 染色呈深蓝色透明的角质颗粒，而单纯霜组仅个别鳞片表皮出现颗粒细胞。各组小鼠尾部表皮颗粒细胞计数分别为：正常组 7.58±1.12，对照组 8.11±1.57，中药组 13.42±2.69，西药组 17.26±1.20。青叶霜组和维甲酸脂组疗效明显优于单纯霜组和空白对照组（$P<0.05$），而单纯霜组与空白对照组治疗前后无显著性差异（$P<0.05$）。由此提示大青叶霜外用治疗银屑病具有促使皮疹消退，红斑变淡，鳞屑减少的作用，其作用机制可能是通过抑制表皮细胞增殖过度，诱导角化不全与角化过度成为正常角化，从而使临床所见红斑、鳞屑等皮损得以消退。

4. 结语

马绍尧教授从事中医皮肤科临床近五十年，以辨证治疗皮肤病见长，尤对顽固难愈性湿疹、银屑病等皮肤病治疗具有颇深的造诣，通过长期临床实践总结，尤其是跨入21世纪以来他翻阅了大量古医籍,《内经》、《伤寒论》、《金匮要略》、《温病条辨》等经典著作,悟出了以内治外、脏腑辨证论治皮肤病的真谛,提出了"从肝论治银屑病"的理论,并由此形成了临床验之有效的复方与中药院内制剂,造福于无以计数的银屑病患者,同时这种治疗理念也与中西医学者逐渐认识到精神因素在银屑病发病过程中的重要作用相吻合,目前具有中医特色的心理干预疗法也渐渐被广泛采用。中医认为肝主情志,肝气调达则精神愉悦、气机顺畅,诸病不生;一旦弗郁则病生焉。临床发现除了给予银屑病一定心理干预之外,给予疏肝解郁的汤药治疗多可收到相当疗效。"从肝论治白疕九法"也是对中医药治疗银屑病方法的有益探索,中医药辨证论治慢性复发性皮肤病具有不可低估的疗效与潜在优势。

七、从脾论治湿疹

(一)《实用中医皮肤病学》中关于湿疹的记述

马老师早期关于湿疹的认识是继承先贤经验基础上,融合入西医学关于湿疹的认识而形成。在其1995年出版的皮肤病专著《实用中医皮肤病学》中关于湿疹的病因提出:"湿疹的病因复杂,外感六淫,气候变化(寒冷、炎热、暴风、雨淋),生活环境改变(接触羽毛、花粉、肥皂、化妆品),内伤七情,过分劳累,精神紧张,情绪变化,内部病灶,代谢障碍,内分泌失调,饮食炙煿、鱼虾海鲜、牛肉、奶糖,内服外用药失当,均可致病。总因禀性过敏,风湿热之邪客于肌肤而成,或因脾胃虚弱、运化失调,加之素质、遗传因素所致。"

其中关于湿疹病机的记载是以风、湿、热邪侵袭为主要病机,结合素体禀性不耐而成。如急性者,以湿热为主,常挟有风邪;亚急性者,风邪渐去,湿热未清,留于肌肤;慢性者,因久病伤阴,湿热蕴积所致。而对小儿异位性湿疹(特应性皮炎)的记述是"禀性过敏,内有胎火湿热蕴积,蕴阻肌肤所致,或因脾胃不和,湿热内生而成"。当时马老师是将湿疹分为"血热证,湿热证,血燥证"三型,以八纲辨证为体,从外邪入手,集中于祛除"风"、"湿"、"热"三邪。对脾胃虚弱、湿浊内生与疾病发生的关系虽有提及,但未能深入研究湿疹的病因病机与脏腑之间的关系。

(二)临床实践中的观察

"毒"在中医学里有多种概念,历代医家的论述也有所不同。马老师认为,

"毒"有多种含义：一是指"邪之甚者"。古代文献中往往将某些致病力强，引起的病证较为急重，甚至能互相传染而造成流行的致病因素称之为"毒"。如以六淫命名者，有"风毒"、"寒毒"、"暑毒"、"湿毒"、"燥毒"、"火毒"等，其与一般的六淫之邪无本质上的区别，只是致病力较强而已。二是吴鞠通提出的可引起疫病流行的"戾气"，又名"毒气"、"疫毒"，则是指不论老幼，均可传染并造成流行的致病因子，这类致病因子类似于禽流感和甲型 H1N1 流感病毒等传染病的病原体。三是指"邪中寓毒"。即指此类邪是自然界中的一种特异性致病因子。如外科范围内的"虫毒"、"光毒""药毒"等。所以，从皮肤病角度来说，"毒"是指邪中寓毒或邪之甚者，可称为"邪毒"或"毒邪"。

马老师在长期临床实践中，发现湿疹等过敏性疾病患者逐年增多。他在细究其发病原因后，发现自然环境的变迁、饮食结构和生活居住条件的变化等诸多因素可导致毒邪在体内积聚而诱发疾病。

食：从前是"一方水土养一方人"，现在随着社会流动性增加导致不同地域的人员交流频繁，口味逐步多样化。以上海为例，原先以"甜鲜浓油赤酱"为特色，并不喜好辛辣，但近年来本地口味明显加重，辛辣刺激性食物渐成为主流，而嗜食辛辣可致体内热毒逐步积聚。另外异地的水果、蔬菜等进入寻常百姓家，虽然丰富了人们的餐桌，却导致过敏性疾病的增加。更有各类保健品、减肥药品、食品添加剂、蔬菜水果上的农药残留及肉食用家禽、家畜的抗生素、激素等充斥于日常生活中，必然导致敏感人数逐步增多。

衣：传承千年的棉、麻衣料因化工产业发展出现了变化，大量化学新合成物不断产生，石油化工合成的人工纤维材质变成了衣料，尿不湿、月经带等日常用品也是由人工材料制成。香水、化妆品、染发、烫发的普及，使接触性致敏原变得越来越复杂。

住：含有甲醛、二甲苯等挥发性物质的装潢材料的运用，使得乔迁新居的人们身边有了"隐形杀手"。宠物带来的不仅是安慰，还有动物羽毛、皮屑的烦恼；繁盛花草虽然赏心悦目，但花粉和草籽却是典型的致敏原；家中美丽的地毯、久置的空调，隐藏着大量吸入性致敏原—尘螨；饭店用的消毒毛巾、病毒病流行时喷洒的消毒水和常用的洗手液，改善清洁卫生同时，增加了致敏危险。

行：汽车的普及使得汽车尾气大量排放，烷烃类物质燃烧后的废气经光化学反应分解后，会形成的致敏性细小颗粒。玻璃幕墙大楼导致的光污染和空气污染是路上行人挥之不去的"毒"源。

自然界：由于温室气体的大量排放，气候持续变暖，导致大热、暴寒、大雨、干旱、地震等灾害性天气气候出现的机会越来越频繁。并且由于臭氧层的破坏，日光中紫外线明显增强，日光性过敏也日趋增多。

广义而言，病毒、细菌、支原体、油漆、汽车尾气、皮革、塑料、农药、电磁波辐射等等诸多致病因素，均可使皮肤损容，出现湿、热、火、毒证候。故马教授将这类异常致病因素统归之为"湿毒"或"火毒"。食辛辣、牛羊肉、火锅、酒、芒果、荔枝、海鲜、蟹，甚至面包、牛奶、豆类等入内聚而成"毒邪"，加之城市生活的快节奏和工作竞争压力增大，导致夜寐不安，运动减少而使精神持续处于焦虑状态，情绪暴躁而易怒过分劳累，精神紧张，情志不遂，气郁化火致病。

人体疾病多由感受外邪而成，但疾病的发生还必须具备一定的内在因素。这就是正气的虚弱，即所谓"邪之所凑，其气必虚"。张仲景《金匮要略》说："四季脾旺不受邪"，指的是春、夏、秋、冬四季分别对应于肝、心、肺、肾四脏，而脾对应长夏，分旺四季。脾胃健运则四脏气旺，不为外邪所侮，所以不会造成外感病变。李东垣在《脾胃论》指出："脾全借胃土平和，则有所受而生荣，周身四脏皆旺，十二神守职，皮毛固密，筋骨柔和，九窍通利，外邪不能侮也。"从湿疹的病因来看，外感风湿热毒之邪等致病因素众人皆受，但只使部分人患病，必定还与体质因素的变化有关。临床湿疹患者较多表现为内湿、内火之证，涕多、痰多、便多，并伴发鼻炎、哮喘、肠炎等疾病。归结临床所见，湿疹乃因先天禀赋不耐，遗传素质敏感，脾胃虚弱，中焦不健，不能运化水谷，以致湿浊内生，与上述邪毒相合而发病。

（三）经典的启发

新世纪以来，马教授研读了《内经》、《伤寒论》、《金匮要略》、《诸病源候论》、《素问病机原病式》（刘完素著）、《脏腑标本虚实寒热用药式》（张元素著）、《脾胃论》（李东垣著）等，运用脏腑学说治疗皮肤病，形成了从"脾"论治湿疹的学术经验。

《素问·灵兰秘典论》说："脾胃者，仓廪之官，五味出焉。大肠者，传导之官，变化出焉。小肠者，受盛之官，化物出焉。三焦者，决渎之官，水道出焉。膀胱者，州都之官，津液藏焉，气化则能出矣。"《素问·六节脏象论》说："心者，其华在面；肺者，其华在毛，其充在皮；肾者，其华在发，其充在骨……脾胃、小肠、大肠、三焦、膀胱者，仓廪之本，营之居也，名曰器，能化糟粕，转味而入出者也，其华在唇四白，其充在肌，其味甘，其色黄，此至阴之类，通于土气。"说明了五脏在机体内的主要功能及外候所在。《素问·玉机真脏论》指出："五藏者皆禀气于胃，胃者五脏之本也"，《素问·太阴阳明论》"脾藏者常著胃土之精也。土者，生万物而法天地。"凸现出脾胃在维持人体脏腑功能方面的重要性。

马教授强调湿疹发病关键在于"湿"，是该病演变过程中之主要病理因素。"中央生湿，湿生土，脾主口。"脾为后天之本，其性属土，喜燥而恶湿。脾健则水谷得以运化，脾弱则湿浊内生，水液运化失常而生湿。人体正常的水液运化皆要依赖于脾的正常运行，如若脾失于健运，水谷不消，则痰湿内生，而脾主肌肉，湿邪久蕴而化热，内热则脾气温，脾气温则肌肉生热，湿热相搏，复感外邪，蕴阻肌肤，乃生诸症。

（四）脾胃的功能

《内经》提出胃主受纳，脾主运化，饮食水谷，经脾胃运化后，升清降浊，输布水谷精微于肺乃至全身，是为气血生化之源、后天之本。

脾胃为后天之本，纳五谷，化精微，为众体之母，母者，凡五脏、六腑、百骸、九窍皆受其气而养之。人以水谷为本，脾胃是仓廪之官，胃主受纳，脾主运化。人体饮食的纳、化及营养精微的输布是靠脾和胃共同来完成的。《素问·经脉别论》说："饮入于胃，游溢精气，上输于脾，脾气散精，上归于肺，通调水道，下输膀胱，水精四布，五经并行。"又说："食气入胃，散精于肝，淫气于筋。食气入胃，浊气归心，淫精于脉，脉气流经，经气归于肺，肺朝百脉，输精于皮毛。毛脉合精，行气于腑，腑精神明，留于四脏。"水谷精微是人体生命活动的物质基础，五脏六腑、四肢百骸皆赖之濡养。《素问·平人气象论》说："平人之常气禀于胃；胃者，平人之常气也。人无胃气曰逆，逆者死……脉无胃气亦死。"《景岳全书》说："人之既生，由于水谷之养。非精血无以立形体之基，无水谷无以成形体之壮，精血之司在命门，水谷之司在脾胃，故命门得先天之气，脾胃得后天之气，是以水谷之海，本赖先天为主，而精血之海，又必赖后天之资。故人之自生至老，凡先天之有不足者，但得后天培养之力，则补天之功，亦可居其强半。"所以李中梓在《医宗必读》中指出"谷入于胃，洒陈于六腑而气至，和调于五脏而血生，而人资之以为生者也。"所以称脾为后天之本。

气血在人体生命活动中具有重要的作用，而脾胃是气血生化的源泉。人体之气，有元气、宗气、营气、卫气等，其生化均与脾胃有密切的关系。元气是人体生命活动的原动力，主要由先天之精化生而来，但人出生之后，又赖水谷精微不断的滋养和补充，《灵枢·刺节真邪》明确指出"真气者，所受于天，与谷气并而充身者也"；宗气积于胸中，出于喉咙，贯心脉而行呼吸，是由肺吸入的清气与脾胃运化来的水谷之气结合而成；营气和调于五脏，洒陈于六腑，运行于脉中，系水谷之精气所化生；卫气温分肉、充皮肤、肥腠理而司开合，化生于水谷之悍气。气的生成，与脾胃的受纳与运化功能有密切关系。李东垣说："元气、谷气、营气、清气、卫气、生发清阳之气，此六者皆饮食入胃，谷气上行，胃气之异名，其实一也。"人体的血液，内至五脏六腑，外达皮肉筋骨，营养滋润周身，而化生血液的基本物质也来源于脾胃运化的水谷精微。《灵枢·决气》说："中焦受气取汁，变化而赤是谓血。"《灵枢·营卫生会》说："此所受气者，泌糟粕，蒸津液，化其精微，上注肺脉，乃化而为血，以养生身，莫贵于此。"所以薛立斋说："脾胃为气血之本"。

人体气机活动的基本形式是升降出入。脾胃在三焦中位属中焦，是人体气机升降出入的枢纽。胃主受纳，脾主运化；胃气主降，脾气主升，饮食入胃，胃降则糟粕得以下行，脾升则精气才能输布。若胃的受纳与和降功能失常，则出现呕恶、纳呆、泛酸等症状；脾的运化与升清功能障碍，则可见眩晕、腹胀、泄泻等症状。人体脏腑，肝肾居于下焦，肝气升发，肾水升腾；心肺位于上焦，心火下交、肺气肃降。脾胃居于中州，通达上下，升清而降浊，对整体的气机升降有至关重要的影响，是人体升降运动的枢纽。黄元御《四诊心源》说："脾升则肝肾主升，故水木不郁。胃降则心肺亦降，故金水不滞，火降则水不下寒，水升则火不上热，平人下清而土温者，以中气之善运也。"故谓脾胃为气机升降之枢纽。

由此可见，无论是气血的生成，脏腑的濡养，乃至气机的升降出入均与脾胃有着密切关联。而脾胃有病，势必影响其他脏腑的正常功能。

（五）以脾为核心阐述湿疹的发病机制

马老师从整体观出发，提出湿疹的发生除了感受外邪，更是与心、肺、脾三脏功能失调有关，尤其是与脾失健运关系密切。

心居胸中，为君主之官，主神明、主血脉，有系上通于肺，下连于脾肾，五脏之系皆通于心，且与小肠相表里。湿疮的急性发作与热毒心火有关。《素问·

至真要大论》曰："诸痛痒疮，皆属于心（火）"。湿疮的心火亢盛，可由六淫内侵，化热引动，或进食辛辣温热之品抑或五志过极，气郁化火引致，刘完素说"六气皆从火化"、"五志过极皆为热甚"。无论是何种原因导致的心火内炽，皆可泛于肌肤，则皮肤焮红赤烂，肿胀痒痛；心神受扰，则表现为心烦意躁，辗转难眠；心火独亢，移热于小肠则小便短赤。

脾为后天之本，开窍于口，在液为唾，其性属土，喜燥而恶湿，主肌肉、司运化。《素问·至真要大论》曰"诸湿肿满，皆属于脾"，人体正常的水液运化皆要依赖于脾脏的正常运行，如若脾胃失于健运，水谷不消，则痰湿内生，而脾主肌肉，湿邪久蕴而化热，内热则脾气温，脾气温则肌肉生热，湿热相搏。脾湿内阻，运化水液功能受限，可见肿胀之症。

肺主气，司呼吸，开窍于鼻，外候于皮毛，在液为涕，主宣发肃降，调节全身气机，与大肠相表里。肺为华盖，外邪侵入，首先犯肺。湿疹病在外表，风湿热邪侵袭，蕴阻肌肤，肺外合皮毛，肺卫不固则腠理不密，则更易为外邪所乘。肺卫被遏，失于宣肃，致使大肠传导功能失常，则大便干结或溏薄。气化无常，影响水液正常代谢，以致水液内停，生湿化热。

人体正常水液的代谢有赖于心（肾）阳的温煦推动，脾气的运化升腾及肺气的宣发肃降功能协调，若有异常，必互相影响。心肺上焦积热可下传之中焦脾土，火毒湿邪不得发散，蕴积肌肤，或由脾胃伏火合湿热之邪，引动心火，灼伤肺金，亦可由肺卫受遏，郁而化火，引动心火脾湿，合于外邪而成。而脾胃居于中焦，为气机水液出入代谢的中枢要道，所以湿疹的发病与心、肺、脾三脏有关，更是和脾密切相关。风湿热诸邪蕴积而发疹，均内联于脾，盖因脾气虚弱，运化失调，湿浊内生所致。

心、肺、脾内蕴之湿火与风、湿、热外邪相合，热为阳邪，易使皮肤发红斑、丘疹，色红，热胜则皮碎，见破溃糜烂；若挟湿邪，见滋水淋漓，湿为重浊黏腻之邪，难以化解，故皮损缠绵不愈，经常反复；若挟风邪，风性善行而数变，故皮损泛发而弥散，风胜则痒，故剧痒难眠。风湿热之邪浸淫肌肤，热毒炽盛者，则表现为湿热浸淫的急性症状，临床可见皮肤糜烂成片，心烦意乱，面红口渴，口舌生疮，便干溲赤，舌红绛、尖起刺，脉数等。若病情迁延，热邪渐去或热象不显，湿毒蕴阻者，则表现为丘疹、结痂、脱屑，疹色淡红，伴有腹胀、纳呆、泛酸、口苦或甜，便稀不爽，或干结不畅，小便短赤或清长，苔薄黄或黄腻，舌质淡红，脉濡滑等亚急性的临床症状。

急性湿疹，常因脾失健运，内生湿热，或外受风邪，寒湿滞脾，郁久化热。加之过食辛辣肥甘，酗酒海鲜，眠少生火，风湿热毒蕴积肌肤之间，泛发全身。亚急性者，常因脾气虚弱，湿浊内生，湿性黏滞，留于肌肤所致。风邪易去，火毒易清，惟湿邪重浊缠绵，再遇外邪，又会急性发作。年老体弱，脾阳不足，累及于肾，再贪凉饮冷，以致脾肾两虚，阴血生化乏源，或湿疹反复发作，阴血亏损，湿邪燥化，肌肤失养，形成慢性湿疹，更加难以痊愈。小儿患者，常因先天体弱，脾气不健，胃失和降，水谷难化，反成湿浊，聚而成痰犯肺，除发湿疹外，多伴有咳痰喘鸣，若湿从火化，可引发肝胆湿热下注，引起脐窝和阴部湿疹。病久体弱，统血乏力，血液不能循经营运，溢于脉外，阻于络道，溢于肌肤，多见于静脉曲张性湿疹。总之，不论何种类型，均可因邪致虚，导致"肺脾气虚"、"心脾血亏"和"脾肾阳虚"的证候。

所以，湿疹是一种以脾气虚弱为本，风湿热毒蕴阻肌肤为标，虚实夹杂的疾病。治疗当以健脾益气，清热利湿贯穿始终，并因疾病所处的阶段不同、部位不同、诱发因素不同，审视邪实正虚变化情况，治疗中扶正祛邪也有所侧重。

（六）辨证特色

1. 皮疹辨证

马教授一贯强调皮肤病的辨证，辨全身症状，更注意皮肤损害、发病部位。如他指出红斑就需详加辨析，压之褪色的多属血分之热，压之不褪色的多为血瘀。红而色紫的为热毒炽盛，红斑稀疏的为热轻，密集的为热重；白斑多因气滞或血虚。皮肤病凡发于人体上部者，多因风温、风热引起；发于人体中部者，多因气郁、火郁所致；凡发于人体下部者，多因湿热、寒湿引起。再如发于鼻部者，每与肺经有关，而发于胁肋部者，常与肝经有关。诸如此类，不但是皮肤病辨证不同于其他科辨证的所在，更是处方用药的重要根据。

2. 舌苔辨证

在苔、脉辨证时更为注重舌苔的变化，主要是观察舌质、舌苔和舌体形态三个方面的变化。舌为心之苗，苔为胃之根，脏腑气血之虚实，病邪深浅，津液盈亏，均在舌质和舌苔上表现出来。如舌质红，多属热证；慢性病见之则多属阴虚；红而起刺者属热极；红而干燥的属热盛而津液不足，舌绛为邪热入于营分。舌质淡而白者，一般为气血两虚；淡白而胖，多属阳虚；舌淡胖而舌边伴有齿痕，多属脾气虚。舌光如镜、舌质红绛为病久阴伤胃虚。青紫舌，多属瘀血。白苔，见于兼有表证或属脾胃有湿；黄苔多为邪热内蕴；腻苔，多为湿重，白腻为寒湿，黄腻为湿热。在望舌苔时，需注意因服药或由饮食而染色的假苔，尤其是舌苔与病症不相符合的情况下，更要注意询问，如原为薄白苔，食橘子糖后，每染成黄苔，食橄榄后，能染成黑苔，但刮之即去，均应加以辨别。

3. 脉象辨证

脉象是与全身脏腑气血等有密切的关系，皮肤病辨证时虽有局部皮损可以进行辨证，但如果不切脉，就没有办法详细了解病情的变化。除了要辨明浮、沉、迟、数、滑、涩、大、小临床常见的八个脉象，一般来说，浮、数、滑、大为阳脉，多为属热、属实、属阳；沉、迟、涩、小为阴脉，多为属寒、属虚、属阴。还须辨明有力与无力，有余与不足。邪盛的时候，应该见有余之脉；邪去正衰之际，应该见不足之脉。如虚、弱、细、缓等脉，则为气血衰弱；如实、洪、弦、紧等脉，则为邪盛气滞。而在湿疹患者中，一般滑脉多属痰实，濡脉多为湿阻，数脉为热邪蕴里，弦数为肝火横逆，濡细数则为阴虚内热等。

（七）施治要点

1. 方证思想

证、治、方、药结合是中医学对于疾病诊断和治疗的传统认识，张仲景的《伤寒论》第16条："太阳病三日，已发汗，若吐，若下，若温针，仍不解者，此为坏病，桂枝不中与之也。观其脉证，知犯何逆，随证治之。"马教授认为《伤寒论》这句话后十二个字不仅为诊疗外感疾病提出了辨证纲领和治疗方法，同时也给中医临床各科提供了辨证和治疗的一般规律，是辨证论治的精髓。主要是指在疾病的治疗与发展过程中：①必须随时注意观察；疾病的脉与证的变化。②必须随时注意不同治法引起的不同证候。③必须注意随时根据证的不同特点，采用不同的治疗方法。

马教授以往治疗湿疹大多从风、湿、热、火、毒论治，病因病机强调以火毒为主，辨证施治一般以清热解毒等为多。毒盛则清营凉血，内侵脏腑施以补益。而在从脾论治湿疹的学术思想指导下，其治疗方法也随之发生了变化，以健脾益气，清热利湿贯穿始终。并根据邪正消长变化，扶正祛邪有所侧重。强调《伤寒论》证、治、方、药相合的方证辨治，祛邪以清热法、祛湿法为先，补脾以健运为要，形成了较为完备的湿疹辨证治疗体系。

（1）重视清热解毒："六气皆能化火"。风寒湿燥，皆易化火、化热，而暑是特令时节之"热"，五气之外还有一个"火"字。《素问·至真要大论》中病机十九条，属火热的记载多达九条。刘河间说："五运六气有所更，世态居民有所变，天以常火，人以常动，动则属阳，静则属阴"。由于自然环境的变化乃至人们饮食结构和生活居住条件的变化发生了有利于火热致病的变化，内有积热之人，更易感受外邪，即便是感受寒邪，也多呈外寒内热，且易化热入里。火热致病的广泛性更甚以往，因此清热解毒是治疗大法。

湿疹主要外因是风、湿、热之邪为患。《内经》中有多处提出，如《素问·生气通天论》说："风者，百病之始也"，"汗出见湿，乃生痤痱。"《素问·汤液醪醴论》也说："夫病之始也，极微极精，必先入结于皮肤。"《素问·玉机真脏论》"身热而肤痛，为浸淫"，"风者百病之长也，今风寒客于人，使人毫毛毕直，皮肤闭而为热"。《素问·太阴阳明论》"伤于风者，上先受之"。《素问·风论》："风者善行而数变，腠理开则洒然寒，闭则热而闷"，"风气与太阳俱入，行诸脉俞，散于分肉之间，与卫气相干，其道不利，故使肌肉愤膜而有疡"。风邪多与其他病邪合而为病，湿疹患者则多与湿、热、火、毒合而为病，如风湿热、风火毒等。"风淫于内，治之辛凉"，因此辛凉解表，祛风清热化湿是常用之法，辛凉解表之剂桑菊饮、银翘散是常用之方。而热邪入里，传变迅速，变证多端，因此在宣散风热的同时，更要注意清解热毒以截断其病势发展，驱除热毒。

在中医皮肤科范围内，热毒引发皮肤病很常见。《灵枢·痈疽》中说："大热不止，热胜则肉腐"。热为火之轻，毒为火之甚。与火、热相关的"毒"的临床表象主要是以下两种：一是指火热炽盛，泛发全身者，"火毒"、"热毒"之类。如皮肤病中见到此种病证，不仅病情较重，而且其邪还可进一步深入营血分而发生脏器衰竭等危象，如泛发性湿疹急遽发展衍变成红皮病者。其临床表现有身热炽盛、口苦而渴、心烦、尿红赤、苔黄燥、脉滑数或弦数等。二是指火热壅盛，积聚局部者，也可称为"火毒"、"热毒"。其临床主要特点为有局部红、肿、热、痛，甚至破溃、糜烂。凡属"火毒"、"热毒"之证，在治疗时，当用"解毒"之法。如《内经》所云："治温以清，治热以寒"，"热者寒之、温者清之"。"火毒"和"热毒"的用药主要还是清热解毒之品，即属苦寒泻火之剂。此外还有攻下泄毒、清营凉血解毒、清化解毒等法，通过不同的祛邪方法来清解、清除、清化"火毒"或"热毒"。银花甘草汤、普济消毒饮、凉膈散、黄连解毒汤是常用方。

马老师提醒在运用清热解毒法应注意以下几点：①根据病人的热势轻重及体

质强弱，投以适当的药量。寒凉之品用之过重，有恋邪不解，损伤脾胃之弊。②清热解毒当中邪即止。"大毒治病，十去其六，常毒治病，十去其七，小毒治病，十去其八，无毒治病，十去其九，谷肉果菜，食养尽之，无使过之，伤其正也。"（《素问·五常政大论》）。同时辨别其虚实、寒热，避免用药失误，贻误病情。用药应"勿伐天和，勿伐无过。"③热证病因较多，病机复杂，因此务必审证求因。《医学心悟》说："实郁之热，以攻而用，蕴闭之热，以利而用，阴虚血燥，以补而用。风寒闭火，散而清之，伤食积热，消而清之"。

（2）强调祛湿为先：不论内湿、外湿都可以伤及脾胃。湿邪由经络入脏腑，或由饮食入脾胃，均影响脾胃升降功能，破坏脾胃的燥湿平衡。久之则影响脾胃阴阳之协调，或伤脾阳而食入不化、大便溏薄，或伤胃气而食纳不振、不知饥饿、恶心呕吐。因湿为阴邪，易伤阳气之故，祛湿首先必理中焦，和脾胃，调升降。

湿性阴浊黏腻，有质无形，不仅影响中焦脾胃，且常弥漫三焦，影响上焦心肺，下焦肝肾。《内经》云："三焦者，决渎之官，水道出焉"。三焦为水谷之道路，主持水液的升降出入和通调排泄。如果三焦为湿邪弥漫，气机阻滞，湿郁上焦，则肺气不能通调、肃降，腠理失和失司，寒热起伏，汗出不畅，咳嗽、气喘、痰多、胸闷。湿郁中焦，脾胃无以纳化，清浊升降失司，燥湿不能平衡，则脘腹痞闷，恶心呕吐，食纳不馨，大便不调。湿郁下焦，则肾不主开合，膀胱排泄不利，则小便不利，四肢浮肿，腰膝困重。

（3）治疗湿邪，必须分利三焦：在上焦以芳化宣透，肺气调则湿自化，可用藿香、佩兰、葛根等。在中焦以苦温燥湿，脾胃中焦得治，则湿亦自化，可用苍术、半夏、厚朴、砂仁等。湿在下焦，以淡渗利湿，"通阳不在温，而在利小便"，可用猪苓、泽泻、薏苡仁等。临床分利三焦，常以三组药物同用，根据病情有所侧重。寒湿病证多伤阳气，宜用温化寒湿，注意益气健脾；湿热证者多伤阴液，表现热证，宜用清利湿热，兼顾养阴润胃。只有辨出湿病的表里、寒热、虚实及上中下三焦的病位分布，兼夹病邪的不同，才能正确地治疗。

结合湿疹患者的情况，湿热交阻者较多，清利湿热为其主则。临床可见头重身痛，发热，汗出，胸腹痞满，呕恶纳呆，大便溏薄或泻而不爽，口渴不欲饮，小便短少或赤涩，舌苔白腻或脉濡数。有偏湿、偏热的不同。偏湿者虽渴不多饮，发热不高，苔白腻，脉不数；偏热者，见口渴引饮，发热较高，苔黄腻，脉数。热甚于湿，宜苦寒清热为主，如黄芩、黄连、山栀。其代表方剂有连朴饮、三仁汤等。湿甚于热，当以苦温燥湿为主，如苍术、陈皮、半夏等。其代表方剂有平胃散、二陈汤等。二者均必配以淡渗，如猪苓、薏苡仁、砂仁等。

（4）补脾以健运为要：风、湿、热外邪虽然是湿疹常见致病外邪，但脾失健运才是其内在主要病机，补脾法需要贯穿湿疹治疗的始终。通过长期临床实践，马教授提出了补脾在于健运的治疗观点，在湿疹的治疗上，尤其是在脾气失健征象较为突出的儿童素质性湿疹（特应性皮炎）治疗上体现得更为明显。马教授补脾在于健运的治疗观点，是从湿疹的主要病因病理特点及相关体质特点提出的。

钱乙在《小儿药证直诀》中提出"脾主困"，方用益黄散，以陈皮、丁香（木香），青皮理气助运为主，加炮诃子暖胃，甘草和中。叶天士认为"脾宜升则健，胃宜降则和"。

"脾得运则健"，"运"者，有动、转、行之义，有运动不息的意思。运是脾的基本生理功能。有运则有化，运者运其精微，化者化其水谷。运化水谷精微以敷布全身。因此马教授认为，欲补脾者，健运为要，即采用运脾法使脾的运化功能恢复正常而达到补脾的目的。

人体是一个不断运动变化、除旧布新的有机整体。脾胃位居中焦，为机体升降出入的枢纽。水谷入胃，通过脾的运化，分清泌浊，将浊气排出体外，清气散布全身。运化失健是脾的主要病机。若脾气健运，即使是风、湿、热之邪内侵，脾能分清泌浊，将所中之"毒"邪排出体外，则可安然无恙；反之若脾气运化受损，则邪毒不能及时排出体外，稽留于内，为患日甚，久必发而为病。导致运化失健的原因主要是先天禀赋不足或后天失于调养。如饮食过量与不足而后伤脾、失于调摄等，当然还有环境改变、气候、精神影响等。

小儿脾胃功能更易损伤，其主要特点就有"脾常不足"的说法。"脾常不足"主要有两方面的涵义：一是指小儿出生后，五脏六腑成而未全，全而未壮，脾胃发育未全，功能未健；二是儿童处于生长发育阶段，脾胃可获取的营养精微，不仅要维持机体的正常生理活动，而且还要供养身体的生长发育需求。因此小儿比成人对营养物质的需求更多。所以小儿湿疹更要注意运化健脾。

运脾法属于汗、和、下、消、吐、清、温、补八法中的和法。具有补中寓消，消中有补，补不碍滞，消不伤正之功用。运脾的作用在于解除脾困，舒展脾气，恢复脾运，达到脾升胃降，脾健胃纳的正常生化之目的。

马教授在运脾药的应用中，喜用苍术、白术。苍术味微苦、芳香悦胃，功能醒脾助运、行气宽中、疏化水湿，正合脾之习性。黄元御云："白术守而不走，苍术走而不守，故白术善补，苍术善行。其消食纳谷，止呕止泻亦同白术，而泄水开郁，苍术独长。"张隐庵也指出："凡欲补脾用白术；凡欲运脾，则用苍术。欲补运相兼，则相兼而用"。苍术、白术为运脾健脾之主药，与其他药物配伍，治疗脾虚湿蕴型湿疹取得了较为满意的疗效。有人对苍术心存顾虑，认为辛味刚燥，久用有劫阴之弊，而马老师赞同叶叶天士之说："脾为柔脏，惟刚药可宜阳泄浊。"通过临床观察至今，并未发现因使用苍术而伤阴耗液者。

其他如枳壳和大腹皮（子）、木香和砂仁也是常用运脾之药。枳壳味辛、苦，性微寒，功能破气消积，利膈宽中，通利大小便，善治上中焦之气滞。大腹子味辛、苦、温，质体沉重，辛苦降下，善行有形之积滞，以消积、利水。大腹皮味辛、微温，质体轻浮，辛温行散、专行无形之滞气而理气宽中，利水消肿。如此配伍，枳壳性寒，善治上中焦之滞，大腹子或皮性温，善治中下焦之气滞。寒温并用，上下均消，能相互促进，达到行气消滞，利水退肿的功效。适用于腹大如鼓或湿热交阻的患者，可行气消滞，利水退肿，去滞除满。木香辛温，芳香能升降诸气，善于泄肺气、疏肝气、和脾气，故为宣通上下，畅调三焦气机的要药；砂仁辛散温通，芳香醒脾和胃，行气止痛，温脾止泻，理气安胎；扁豆甘温和缓，补脾和胃而不滞腻，清暑化湿而不燥烈。三药配伍，健脾理气，醒脾开胃，和中止泻。

2. 验方解读

马老师依据从脾论治湿疹辨治方法，结合《伤寒论》病、证、方、药结合的方证辨证方法，总结数十年的临床实践经验，逐步完善形成了目前治疗湿疹的3个组方。

（1）皮肤1号方

组成：生地，牡丹皮，土茯苓，白鲜皮，淮山药，黄芩，生甘草。

功效：清热凉血、利湿解毒。

主治：符合湿热浸淫证的急性湿疹。

（2）皮肤5号方

组成：苍术，黄柏，猪苓，车前草，生薏苡仁，厚朴，生甘草。

功效：健脾渗湿、理气消滞。

主治：符合脾虚湿蕴证的亚急性湿疹。

（3）皮肤2号方

组成：桑叶，牛蒡子，金银花，黄芩，生薏苡仁，白鲜皮，生甘草。

功效：疏风宣肺、健脾化湿。

主治：符合湿热浸淫或脾虚湿蕴证的特应性皮炎患儿。

（4）加减：腹胀腹痛者，加枳壳、大腹皮；便溏泄泻者，加木香、砂仁、扁豆；大便干结者，加枳实、瓜蒌子。治疗湿疹组方符合方证辨证思路，较之单方治疗湿疹具有更广阔的适用性，更兼顾了临床运用简便性和可操作性，有利于临床推广。临床应用疗效良好，但目前尚缺乏详细的观察资料和数据。

3. 强调辨证灵活性

马教授虽立有治湿疹组方，但特别强调辨证灵活性。或以方证治之，或以病分证，使辨证更为准确，并根据临床实际情况应时、应地、应人而变，符合临床实际。如 2009 年的三伏天，日全食后连续 21 天不见太阳，空气湿度持续达到 80% 以上。虽是伏天酷暑之时，但有"黄梅天"的气候特征，湿邪弥漫，致使湿疹患者频繁发作，当即马教授应令而辨证，以分利三焦之法祛除湿邪已达全功。更有当年 11 月初暴冷，实属几十年未见，气候骤变导致感冒频发，因风寒外感引动内邪致使湿疹患者发作又有增多，遂于组方中加入疏风解表之药，根据患者外候表现或疏风，或清解，迅速控制了病情的发展。

马教授辨治湿疹局部证候与全身证候有效结合。湿疹的病位在表，主要于脾相关，急性发作时突出表现为湿热之象明显，以实证为主，脾虚虽有但非主要矛盾，而相对缓解期则表现为脾虚湿胜，正虚邪恋之证，脾虚之证尽现，治则可为"急性发作时治实以祛邪，平时治虚以健脾"。随证加减，扶正祛邪适时调整。在局部表象与全身证候不符时的处理上，更要兼顾中医皮肤科的特殊性。局部皮肤损害仍存在，全身的征象已不明显。湿疹急性发作证见湿热浸淫时，在采用清利湿热方法治疗后，湿热证的全身症状口苦黏腻、尿赤等症状已消失，但皮疹色泽仍然嫩红，局部渗出明显，说明湿疹的局部湿热征象未愈，此时若因为全身症状消失而停药，则会使病邪留恋，致使疾病迁延。故在临床用药时要坚持方证结合的辨证思想，抓住主要病机，并根据时节、地域、体质的不同，"随证治之"，才能治愈疾病。其辨证充分体现出中医辨证的灵活性和多样性，是中医精华之所在。

（八）注意日常调护和预防

马老师在临床诊病过程中，注重预防调护。如"吃饭一分毒，吃菜两分毒，吃药三分毒"，是告诉患者必须调节饮食，注意饮食禁忌。还有一句禁食顺口溜："牛肉、羊肉、火锅、酒、芒果、荔枝、大闸蟹"，形象地说明了常见的忌食种类。辛辣发物、黏滑肥甘、醇酒等均在所忌之列。辛辣之味，助火热而伤胃阴；黏滑肥甘，不易消化，耗伤脾胃之气，亦有留湿助热之弊；酒为水谷之精，其气剽悍，入于胃中则胃胀，助火留湿，耗伤胃阴。食物宜温食，避免可能致敏的食物种类。此外还需注意进食习惯和规律。要尽量避免饥饱不节。《素问·痹论》说："饮食自倍，肠胃乃伤。"每餐宜少，尤以晚餐最需控制，以减轻脾胃负担。同时积极配合药物治疗，才能取得满意的疗效。

湿疹病人还需注意生活节奏的控制和摄养，马老师嘱咐患者"睡足八小时，工作不超外。心情要愉快，饮食多样菜。运动应适度，上网多体坏。"将患者生活调摄的重点放在精神、饮食、生活习惯的诸多方面，主要目的有两个方面：一是使脾旺而不受邪，调节饮食，健脾和胃，保持脾胃之气充盛不损。二是调摄精神情志，使心情舒畅，并注意充足睡眠，戒除不良的"上网熬夜"习惯。以不使肝气郁滞或升发太过，或因夜寐不安，耗伤阴血。同时还需注意避免冒雨涉水，睡卧湿地，注意生活环境保持干燥，以防外湿。并要因地制宜，根据不同的地理环境，指导调养。如江浙沪地区地势低下，气候温暖潮湿，病多湿邪或湿热为患，在饮食方面宜用清淡、芳香之品以化湿。同时鼓励病人积极开展适量的锻炼，以求增强抗病防病之能。

（九）既往疗效统计及开展临床研究意义

我科既往总结马老师临床诊治湿疹经验，根据不同阶段湿疹的特点，采用辨证论治，内外结合、循序渐进、全面系统的治疗方案，形成了院内自制制剂及协定处方临证施治方法，取得了良好的疗效。中医辨证论治系统性全身疗法与局部熏洗、外敷疗法相结合，拥有自制制剂"除湿止痒合剂"和针对不同阶段湿疹治疗的三套协定处方及外洗方、三黄洗剂、黄连霜等纯中药制剂，临床观察辨证治疗湿疹临床痊愈率43.02%，总有效率92.83%。特别在急性湿疹的治疗上，提出"风、湿、热三邪俱清，心、肺、脾三脏共调"之"清肺泻心，除湿健脾"的治疗理念，以"皮肤1号方"成方的自制制剂"除湿止痒合剂"经临床观察治疗湿疹临床有效率达84%，尤在减少急性期皮损渗出，肿胀方面疗效显著。实验观察了除湿止痒合剂对变应接触性皮炎小鼠模型血清中 IL-4、INF-γ 的变化影响，发现其对变应接触性皮炎小鼠模型血清中 IL-4 有明显抑制作用，提示该药对 Th2 表达具有抑制作用，从而可能对湿疹 Th1/Th2 失衡状态具有调节作用。并有全国第三批老中医药学术经验继承人总结了马老师的"凉血清热利湿法、健脾燥湿清热法、养血祛风润燥法、疏风清热利湿法、养阴清热除湿法、清热解毒利湿法、清利肝胆湿热法、活血解毒利湿法"湿疹辨治八法等经验。

（十）从脾论治湿疹临床疗效评价的探讨

在既往工作基础上，以"方从证治，证从因起"观念为指导，开展了马绍尧老师从脾论治湿疹学术思想的经验总结和临床研究。结合中医传统理论，对马老师40多年中医辨证治疗湿疹的临床经验回顾和总结，归纳从脾论治湿疹学术特色和施治要点，并对湿疹组方治疗的患者进行临床观察，以生活质量评价与中医证候、临床实验室客观指标相结合，综合评价湿疹组方治疗湿疹的疗效，系统总结及完善临床方案，冀望将从脾论治湿疹的学术经验和临床验证结果相互对应，融会贯通，完成能指导临床治疗的完善、合理、严谨、具有可操作性的"从脾论治"湿疹的中医诊疗方案。

长期以来疾病治疗效果的好坏主要由医生或专家根据客观指标：症状、体征消失、病理改变复原等来进行评价，有一定的局限性。近年来，随着医学模式由单纯生物医学模式向生物－心理－社会医学模式转变及健康观点的转变，生活质量越来越被人们所重视。生命质量研究的兴起，使病人主观评价的生活质量倍受关注，在一些发达国家（如美国）已将生活质量评价作为疗效考察的必须指标。生活质量已成为评价疗效的一项依据。

生活质量，即 Quality of Life（QOL），按照世界卫生组织的定义，与健康有关的生活质量是指不同文化和价值体系的个体与他们的目标、期望、标准以及所关心的事情有关的生活状况体验。生活质量一词作为一个专门的术语并引出广阔的研究领域始于 20 世纪 30 年代的美国，最先是作为一个社会学指标来使用，为更全面地反映社会发展水平和人民生活好坏，开始了社会学指标体系的研究。20 世纪五六十年代是生活质量研究的成熟期，70 年代末医学领域广泛开展了生活质量的研究工作，并逐渐形成一个研究热潮。

皮肤病生活质量指数（DLQI）是为方便皮肤科医师深入了解皮肤疾患对患者生活质量影响的方式和程度，制定更有利于患者的综合治疗方案而设计。最初，Finlay 等对 200 多例因不同疾病就诊于皮肤科门诊的患者进行了调查，总结出适合于 16 岁以上成人回答的自测简化量表。DLQI 仅 10 个问题，研究内容主要是皮肤病带给患者多方面的影响，包括生理（如瘙痒、刺痛）、心理（如缺乏自信、沮丧）、社会活动、人际交往及职业限制、家庭（如限制其照顾家人、性生活）、治疗（时间、不良反应及经济负担）等6方面。每个问题都采用了4级计分法（0、1、2、3），适用于对湿疹、银屑病等多种皮肤病对患者的影响及药物疗效进行评价。此表自1992年来，已被多个国家翻译并应用。De Tiedra AG等分析了皮肤科常用的几种量表后，认为DLQI量表可用于国际间的皮肤病评价，但使用前需对其进行相应的文化调适，制成适合不同文化背景下的DLQI量表。Holness用是否影响睡眠代替性生活的问题，更适合我国国情。Badia对局部外用皮质类固醇治疗的237例中度湿疹和银屑病患者进行了西班牙译本的DLQI量表的信度、效度和可行性研究。发现重测信度组内相关系数（intra – class correlation coefficient，ICC）均超过了0.7（湿疹为0.77、银屑病为0.90），内部一致性系数α值为0.3。用DLQI量表分别对湿疹，银屑病患者及正常人进行测量，发现湿疹（4.14）与银屑病（4.51）之间DLQI量表分值差异无显著性，而患者与健康群体（0.27）比较有统计学意义（$P < 0.01$），DLQI量表与临床病情测量指标呈相关性（$r = 0.26$，$P < 0.001$），且病情越重者，DLQI量表得分越高。

早在几千年前的中医药理论体系中生活质量主要内容就有体现，生活质量的内涵和特点与中医学的健康观有许多共同之处。中医学强调整体观念、天人相应，认为人是自然的产物，生息于天地之间，把人作为一个整体放在自然与社会环境这样一个体系中去认识。并且认为人体本身与自然、社会处于相对平衡之中，当这种动态平衡因某种原因受到破坏时，人体就会发病。中医诊疗疾病的根本目的是从整体上对机体状态进行调整，使之恢复原来的动态平衡，从而解除病人的痛苦与不适，提高患者的生活质量，而且在诊治疾病过程中注意患者的主观感受，即患者的各种痛苦和不适，注重考察自然、社会对人体的影响，这便是中医整体观念、天人相应的重要含义之一。它与现代生活质量采用多维自主评价（从生理、心理、社会等多个方面），由患者填表来评价自己的主观感受的方法不谋而合。因此，引入生活质量于中医药临床疗效评价中是可行的。

同时西医学认为，湿疹的局部病理变化主要是Ⅳ型变态反应，由致敏T淋巴细胞介导，是由多种内外因素引起的一种具有明显渗出倾向的皮肤炎症反应。目前许多研究已经证实，免疫异常是湿疹发病的关键环节，湿疹皮炎的变态反应过程中存在着Th1/Th2细胞功能的失衡，Th1细胞和Th2细胞通过各自分泌的细胞因子控制着该反应的严重程度和持续时间。目前的研究表明：Th1/Th2的动态平衡在接触过敏的发生发展中起重要作用。因此Th亚群功能失衡引起的细胞因子分泌紊乱在接触过敏的炎症发生发展中的作用也引起人们的注目。人类疾病中存在类似小鼠的 Th1 和 Th2 细胞。Th1 细胞分泌白细胞介素（IL）－2，γ－干扰素（IFN－γ）和 β 肿瘤坏死因子（TNF－β），Th2 细胞分泌 IL－4、IL－5、IL－6、IL－10 和 IL－13。前一类细胞因子称为 Th1 型细胞因子，后一类细胞因子称为 Th2 型细胞因子。

国内外研究表明，特应性皮炎患者存在免疫功能异常。主要表现为 T 淋巴细胞亚群比例失衡及其分泌的细胞因子水平异常。患者体内存在 Th1/Th2 细胞亚群失调，Th2 细胞亚群占优势，而 Th1 亚群细胞相对功能降低。发病早期以 IgE 介导的 I 型变态反应为主，后期主要表现为 Ⅳ 型变态反应的临床和组织病理改变。在此过程中 IgE 和 Th2 细胞及其细胞因子起着重要的免疫调节作用。所以检测细胞因子对变态反应的研究和临床方面都有重要的意义。临床上测定细胞因子的变化可间接反应 Th 细胞亚群的变化，用于判断机体的免疫平衡状态，对疾病的发生、发展及治疗起积极的指导作用。

IL－13 作为 Th2 型细胞因子，促进 B 细胞分泌，诱导嗜酸性粒细胞，延长嗜酸性粒细胞的存活，有利于形成 Th2 应答。IL－13 诱导变态反应的作用主要是在于它能诱导 B 细胞合成 IgE。IL－13 对嗜酸性粒细胞的作用也是上调作用。IL－13 能上调嗜酸性粒细胞趋化因子（eotaxin）的合成，其作用比其他 Th2 细胞因子更强一些。而 eotaxin 能激活嗜酸性粒细胞并诱导其在炎症部位的聚集。这是 IL－13 参与变态反应的又一途径。在人体中 IL－4 能促使未成熟 T 细胞发育成 Th2 细胞，能产生许多变态反应中必需的细胞因子，它的活化是变态反应的标志。IL－4 通过诱导 Th2 细胞的产生而成为变态反应的发生基础，IL－13 主要参与调节变态反应的程度。

IL－12 是 Th1 细胞的调节因子免疫反应的决定因素。当 IL－12 不足时 Th1 反应低下，而 Th2 反应增强。能促进 Th0 细胞分化为 Th1 细胞，诱导分化后的 Th1 细胞产生大量的 IFN－γ，抑制 Th2 型免疫应答，加强 Th1 型免疫反应，IFN－γ 又可反过来加强 IL－12 的作用，从而形成一个正反馈调节。并可抑制 IL－4，IL－5 和 IL－13 等 Th2 型细胞因子的分泌，可使小鼠血清中变应原特异性 IgE 水平显著降低，有效抑制机体对变应原的超敏反应及抑制嗜酸粒细胞（EOS）浸润，从而达到抑制炎症反应的目的。

本试验在以往临床与实验工作基础上，调整临床观察切入点，以"方从证治，证从因起"观念为指导，开展针对马老师的从脾论治湿疹临床辨证体系的临床研究，融合目前科学、公认的疗效评价方法，将生活质量评价与中医证候评价、临床实验室客观指标相结合，不断总结逐步形成较完善而准确的规范化中医药评价和试验标准，并整理出符合临床实践的、具有指导性的诊疗方案。

1. 从脾论治湿疹组方临床疗效分析

所谓"病不辨则无以治，证不辨则无以痊"，马老师依据中医辨证论治理论，总结临床经验，形成从脾论治湿疹组方，经临床应用取得了良好疗效，能减少皮损渗出、促使皮疹消退、改善自觉症状以及缩短病程、减少复发等。

通过本次临床试验，可见从脾论治湿疹组方治疗湿疹确实疗效显著。病、证、方、药结合的方证辨治方法形成的治疗湿疹方法，既能简化临床辨证流程，又能显著提高疗效。通过与消风止痒颗粒的比较观察发现，在总体疗效上优于消风止痒颗粒之类的中成药，除了在改善瘙痒程度方面两者无显著性差异外，在各个单项疗效方面如减少皮损面积，改善皮损形态等均明显优于消风止痒颗粒。同时在缓解中医证候和提高患者的生活质量指数方面，更是远优于消风止痒颗粒，充分体现了从脾论治湿疹组方的多方位疗效。

消风止痒颗粒组方兼顾"祛风"和"活血"，用防风、蝉蜕、荆芥、地骨皮、亚麻子等祛风止痒药为主药，配以当归、地黄等活血凉血之品，再以苍术、木通、石膏清热利湿，有祛风活血之功效，专治荨麻疹、湿疹等瘙痒性皮肤病，故能迅速改善瘙痒，所以在改善瘙痒程度方面两者不相上下。

而从脾论治湿疹组方为治疗湿疹之专方，以除湿健脾为纲，根据不同人群，综合运用清热泻火、祛风宣肺之法立方，不但能清热除湿、祛风止痒，明显缓解瘙痒症状，改善局部皮损，还能通过调节内脏功能，使脏腑协调互用，由内及外，在全身证候改善的同时，也促使皮损面积、皮损形态等局部表现趋向缓解。在中医证候改善方面，中药组方突出表现在能显著缓解"身重肢困"分项上，凸显了健运脾土、化湿解困之功效，从而更加证实了从"脾"论治湿疹的辨证精神，以利湿除满，脾胃健运，湿热得化，气机升降有节，清阳得升，气血畅达。故"身重肢困"证候能够得到明显改善，方证相合，湿疮浸淫亦能逐渐痊愈。在提高患者的生活质量指数方面，改善单项如"朋友或亲戚关系"、"睡眠状态"、"治疗所花费的时间、不良反应及经济负担"的记分情况要优于消风止痒颗粒，显现出中药汤剂组方质优价廉，疗效全面，注重全身状态改善，对患者身心状态的调整有良好积极的影响。

同时需要指出的是，临床可见因邪恋阻络，气血瘀滞或久病累及肝肾，致使气血亏虚，肌肤失于濡养而表现为慢性湿疹，中医辨证为血虚风燥证者。因其病情更趋缠绵难愈，反复迁延，治疗周期较长，本次临床试验因时间所限，未列入观察。马老师临床治疗此类患者时，多在从脾论治湿疹组方基础上从肝、肾入手，酌加养血润燥祛风之法治之，亦多显效。

2. 从脾论治湿疹组方治疗湿疹作用机制探讨

西医学认为湿疹发病因素复杂而多样，其发生可能和个体过敏素质有关。此外，湿疹的发生还可能与神经功能障碍、内分泌失调、免疫功能失调等有一定的关系。

湿疹的局部病理变化是迟发型变态反应。在迟发型变态反应（DTH）的效应相中，存在着双相反应。其中早期反应发生主要由抗原特异性结合因子致敏的局部组织肥大细胞在再次接触抗原后，释放 5 - 羟色胺（5 - HT）等血管活性物质所引起，而后期反应是由 T 淋巴细胞释放的淋巴因子所介导。在迟发相反应时，皮肤中嗜酸性粒细胞和中性粒细胞聚集，CD_4^+T 细胞和嗜碱性粒细胞在局部浸润，抗原递呈细胞在起动和控制变态反应性炎症中至关重要。树突状细胞和皮肤朗格汉斯细胞通过 MHC - Ⅱ，将抗原呈递至 CD_4^+Th2 细胞，Th2 型细胞释放一系列细胞因子从而诱导变态反应产生，如 IL - 4、IL - 5、IL - 9、IL - 13 均对慢性变态反应性炎症的产生有广泛影响。以上诸多炎症因子的集中参与，形成了一系列的病理变化。而由这些病理变化形成的局部症状，符合中医辨证中湿热证的表现。对中医证候的病理机制与相关炎症因子之间联系的研究，可能是解决如何阐明中医疗效机制这一难题的关键之一。

研究表明 Th1/Th2 失衡是变态反应性疾病发病中的一个重要环节，或始动因素。二者之间相互调节，相互制约处于动态平衡，维持机体正常的细胞免疫和体液免疫。当机体受到外界抗原刺激时，上述平衡被打破。Th1 和 Th2 细胞中某一亚群功能亢进，另一亚群功能将降低，引起异常免疫应答，导致发病。调节 Th1/Th2 细胞之间的平衡已成为湿疹皮炎免疫治疗研究的热点之一。本试验选取具有代表性的 IL - 12、IL - 13 作为检测指标，以观察湿疹组方对相关细胞因子的影响，将有助于进一步发掘其作用环节，以便深层次开发利用。

在本试验中，治疗组患者治疗前外周血中 IL - 13 水平升高，同时 IL - 12 水平降低，IL - 13/IL - 12 比值也相应升高，表明湿疹患者确实存在 Th1/Th2 失衡、Th2 细胞活化亢进的现象。经治疗后患者外周血中 IL - 13 水平下降，同时 IL - 12 水平升高，IL - 13/IL - 12 比值也相应降低，提示本药具有抑制 Th2 细胞亚群优势反应，提高 Th1 细胞亚群作用，从而促进 Th 细胞亚群免疫恢复平衡的作用。总之，通过本试验，提示中药组方可能通过抑制 IL-13 为代表的 Th2 细胞活化，一定程度上促进 IL-12 为代表的 Th1 细胞趋化，而使 Th1/Th2 失衡得到部分纠正，从而控制免疫炎症程度，减缓湿疹皮炎的发作。

马绍尧教授从脾论治湿疹的辨治经验要点是以《伤寒论》证、治、方、药相合的方证辨治为指导，健脾益气、清热利湿贯穿始终，祛邪以清热祛湿为先，补脾以健运为要，并依此归纳出从脾论治湿疹组方。从"脾"论治湿疹，内外结合，标本兼顾，充分体现了中医药的治疗优势，而这种从整体出发，通过调整全身脏腑功能以改善局部皮损的治疗理念，也恰与西医学目前所倡导的调节全身免疫功能、调整细胞因子的表达来治疗湿疹的理论相吻合。临床验证从脾论治湿疹组方确有疗效，能明显改善皮肤损害，迅速缓解临床症状，对患者生活质量指数及中医相关证候均有明显改善，并发现其对相关细胞因子 IL-12、IL-13 具有调节作用，从而能一定程度上纠正湿疹患者 Th1/Th2 失衡状态，控制湿疹炎症反应。

八、从肾论治脱发

脱发是常见病，多发病，种类繁多，但主要为两类：斑秃、全秃、普秃和"脂脱"。目前仍是困扰医生和患者的大问题。由于社会的进步，生活条件的改善，环境污染，工作压力大，心理不平衡等诸多因素的影响，病人成倍增加。马老师根据中医文献记载和四十多年的临床经验，提出以脏腑学说为指导，治疗"脱发"等皮肤科疑难杂症，开拓了思路，深化了中医理论在皮肤科中的应用，提高了疗效，从肾论治脱发是其重要内容。

（一）学术观点

脱发中医文献早有记载，但没有系统的论述。如隋代《诸病源候论》说："人有风邪在于头，有偏虚处，则发脱落，肌肉枯死，或如钱大，或如指大"，"发不生，亦不痒，故谓之鬼舐头"。其病因为"血气衰弱，经脉虚细，不能荣调，故须发脱落。"明代《外科正宗》用神应养真丹内服培其本，海艾汤外洗治其标。王洪绪著《外科全生集》谓"头上渐生秃斑，久则运开，干枯作痒，由阴虚热盛"，"气血不潮而成"。清代《外科证治全书》："发为血之余，肾主发，脾主血，发落宜补脾肾"，"弦细弱，皮毛枯槁，头发脱落，黄芪建中汤主之"。

马老师早期曾辨证分血虚风燥证、湿热蕴积证、气滞血瘀证、肝肾不足证四个类型治疗。认为"血虚不能滋养肌肤,毛发失去营养而脱落;情绪紧张,过分劳累,心脾受伤,生化乏源,毛发失养所致;肝藏血,发为血之余,肾主骨,其荣在发,肝肾不足而脱发。或脏腑湿热内蕴夹外邪郁于肌肤,以致营卫失和,脉络瘀阻,发失所养而成"(马绍尧主编《实用中医皮肤病学》1995版)。近年来,随着脱发患者增多,临床经验更加丰富,学术思想逐渐形成。他认为:"脱发"病因复杂,是全身系统性疾病,与外邪、饮食、情绪、遗传等均有关系,尤与"肾"最为密切,亦可累及其他脏腑。《素问·六节脏象论》:"肾者,主蛰,封藏之本,精之处也,其华在发",《素问·上古天真论》:"女子七岁,肾气盛,齿更,发长""四七,筋骨坚,发长极","五七,阴阳脉衰,面始焦,发始堕",男子"八岁,肾气实,发长","五八,肾气衰,发堕","六八,阳气衰竭于上,面焦,发鬓颁白","八八则齿发去"。说明肾精的盛衰和毛发的生长和脱落密切相关。《灵枢·本神》:"生之来,谓之精",《素问·上古天真论》:"肾者,主水,受五脏六腑之精而藏之"。说明肾精有来自先天,受之于父母,后天之精来自五脏六腑。如《素问·经脉别论》所说:"食气入胃,散精于肝","浊气归心","经气归于肺,肺朝百脉,输精于皮毛;毛脉合精,行气于府,府精神明,留于四脏","饮入于胃,游溢精气,上输于脾,脾气散精,上归于肺,通调水道,下输膀胱,水精四布,五经并行,合于四时五脏,阴阳揆度,以为常也。"

《景岳全书·脾胃》中则讲得更清楚,如"人之始生,本乎精血之源;人之既生,由乎水谷之养。非精血无以立形体之基,非水谷无以成形体之壮,精血之司在命门(肾),水谷之司在脾胃。故命门(肾)得先天之气,脾胃得后天之气也。是以水谷之海本赖先天为之主,而精血之海又必赖后天为之资。"所以李中梓有"肾为先天之本,脾为后天之本"的说法。《类证治裁》说"肺为气之主,肾为气之根肺主出气,肾主纳气,阴阳相交,呼吸乃和。"汪绮石说"肺为五脏之天,脾为百骸之母,肾为生命之根"。"肺主皮毛",也靠肾精的滋养。肾与肺关系紧密,《灵枢·本输》有"肾合膀胱者;津液之府也。少阳属肾,肾上连肺,故将两藏。"

"发为血之余",血乃"中焦受气取汁,变化而赤"所成。《灵枢·决气》、《灵枢·营卫生会》:"中焦亦并胃中","此所受气者,泌糟粕,蒸津液,化其精微,上注于肺脉,乃化而为血"。命门(肾)真火可生土,即肾精增进脾的运化。而且肾藏精,肝藏血,精血可相互滋生,即"肝肾同源"。肾主骨,骨生髓,髓生血。肾为阴阳之本,心主血,肝藏血,脾统血。肺主气,均由肾之阴阳调节,使气血正常运行。

"脱发"确切病因不明，但临床观察看，一般斑秃，钱币大小，少于三处者，多与精神紧张，睡眠不足有关，属肾阴亏虚。柯韵伯云："肾虚不能藏精，坎宫之火无所附而妄行，下无以奉春生之会，上绝肺金之化源"，"精者属癸，阴水也，静而不走，为肾之体；溺者属壬，阳水也，动而不居，为肾之用。是以肾主五液，若阴水不守，则真水不足；阳水不流，则邪水逆行。"一般调节生活、学习工作节奏，睡眠充足，保证营养即可痊愈。若产后出血过多或劳累过度，先血亏，后脾伤，再累及于肾，脱发处增至三个以上，或引起"全秃"，应心脾肾同治。罗东逸说："夫心藏神，其用为思；脾藏智，其出为意。是神智思意，火土合德者也。心从经营之久而伤，脾以思虑之郁而伤，则母病必传之诸子，子又能令母虚"，脾阳不运，精水不足，则心肾不交，此即思虑，劳伤，损及脾肾之证。应坚持治疗，效果仍可，但易复发。必须注意日常生活方式，不耐劳累，防治并行。严重者，病延日久，或治疗失当，或先天禀赋虚弱，肾精不充，或有遗传因素，以致全身毛发脱光者，谓之"普秃"。五脏均伤，应调心、疏肝、健脾、益肺、补肾、填精、和胃等。应遵张仲景所说："观其脉证，知犯何逆，随证治之。"坚持调治，日久亦见成效，治愈者，亦非个别，先天发育不全者，则应当除外。也有因其他疾病引起脱发者，应结合原发疾病配合治疗，方能收到较好效果。

脂溢性脱发多见于男性，又称男性脱发，日益增多，具有年轻化趋势。杨勤萍文章指出：上海的成年人中有四分之一男性受到"脱发"的困扰。其中20～35岁最多，小的只有十七岁，60%在25岁之前脱发，80%在30岁前脱发。对880名患者进行调查，不少有遗传史，而心理因素、工作压力、长期紧张、睡眠不足、焦虑、疲劳也是重要原因，网络游戏也成为青少年脱发的重要因素。过度紧张引起自主神经功能紊乱，皮肤血管收缩功能失调，头皮局部血液供应减少，毛囊营养不良而致脱发。最新研究证明，双氢睾酮会使毛囊逐渐萎缩，使毛发变细、短小而脱落。因此双氢睾酮水平的增高或效应增强是男性脱发的重要原因。这和中医"肾"的功能可以联系起来考虑为肾的阴阳平衡功能失调。"脂脱"临床辨证虚证较少，实证较多，也有虚实夹杂者。常见有肾虚湿热证，先由过食膏粱厚味，辛辣海鲜，火锅醇酒，脾胃受伤，运化失常，湿浊内生，日久化热，累及于肾；肾虚血燥证，先由外毒侵袭，如染发、洗发液、电吹风等，风热毒蕴积肌肤，耗津伤血，血不养发，而脱落，又心焦恐惧，而致肾精亏虚；肾虚血瘀证，工作压力过重，日夜操劳者，或心理要求过高，难以实现，郁郁不欢者，肝气疏泄不畅，日久气滞血流缓慢或受阻而血瘀，与肾阳不足相关。葛正义研究发现，脂脱患者全血和血浆黏度高，可能与红细胞变形能力降低有关。

（二）证治经验

1. 斑秃、全秃、普秃

（1）肾阴亏虚证：多由精神紧张，过分劳累，睡眠不足，意外创伤，心理恐惧所引起。常见于儿童、青少年或中年劳累者。主要发现为头发在不知不觉中成片脱落，枕巾上也找不到脱的毛发，以致引起患者恐惧紧张，而加重病情。呈圆形，椭圆形，指甲到钱币大小，一处或数处，可逐渐增多，扩大。伴有头、目眩、耳鸣、口干欲饮，腰酸肢软，五心烦热，神疲乏力，苔少舌红，脉沉细数等症状，此为肾阴不足，精血失养。治宜滋阴补肾为主，方用六味地黄丸加减。本方为钱乙从《金匮要略》金匮肾气丸中减去附子、桂枝而成。方中以地黄甘寒之性，制成熟地味温，乃精不足者，补之以味，大补肾阴，填精补髓，壮水之主。山药甘平补癸水之上源，茯苓淡渗导上源之壬水，山茱萸酸温收少阴之火，丹皮辛寒清少阴之热，泽泻为使。不少学者皆以为"三补"，"三泻"，其实看其用量可知，以补为主。因肾阴不足，易致虚火上炎，故以泽泻清虚热，以制地黄之滋腻；丹皮泻肝火，以制山萸肉之温；茯苓渗湿以助山药之健运。相互搭配，可谓中药处方之典范。

如治郭某，女，7岁。

初诊：2008年9月15日。

主诉：脱发一月余。

现病史：患儿小学读书，功课较多，未上过幼儿园，没有写字、外文、音乐、绘画等基础。入学后学习跟不上，父母和孩子负担很重，不开夜车，完不成作业，其父亲常过分训斥，母亲埋怨，小孩精神紧张，受惊恐，夜间常做噩梦而喊叫。近来喊头痛无力，不思饮食，大便干结，口干咽痛。

检查：头顶和枕部三处钱币大小圆形脱发斑片边界清楚，舌红苔薄，脉沉细数。

辨证：精神紧张，耗伤阴液，恐则伤肾，忧则伤脾。

治则：补肾滋阴，健脾和胃。

方药：六味地黄丸合四君子汤加减。

生地 12g	山萸肉 6g	山药 12g	茯苓 12g
丹皮 6g	太子参 12g	焦白术 9g	陈皮 9g
煨木香 6g	六神曲 9g	炙甘草 3g	

7剂。

建议和老师协商减少作业量，父母应多表扬，使其逐步跟上，不能操之过急，保证营养、睡眠，适当参加其他活动。

二诊（10月13日）：前方服一月余，头发已生长。其他症状均减轻。检查：全部毳毛长出，部分生出正常毛发，舌红苔薄，脉细。肾阴渐充，脾阳亦复，再拟前法。前方加谷芽、麦芽各15g，熟薏苡仁15g，焦山楂9g，再服一月痊愈。

[**按语**] 钱仲阳云：小儿脏腑柔弱，全而未壮，血气未实，极易受损，此儿即是实例。肾为先天，脾为后天，精血相互资生，胃气受纳，精神调理，生活如常，医患互动，均很重要。

（2）肝肾阴虚证：多见有外邪侵袭，如染发、烫发、日晒、装潢污染等，渐伤脏腑，后经突发事件，精神创伤，怒而伤肝，恐则伤肾，忧郁疲劳，久之耗津，损液，精血不足所致。主要为脱发范围较大，数目在3个以上，逐渐扩大，或一半以上毛发脱光，全身症状明显，伴有头昏眼花，两目干涩，面部潮红，咽干唇燥，失眠多梦，耳鸣健忘，两胁疼痛，腰膝酸软，男子遗精，女性经少，苔薄舌红，脉象细数。此肾阴不足，肝脉失养，肝阳偏亢，虚火上扰。肝开窍于目，故眼花干涩，津不上润则咽干唇燥；肝肾阴亏，心肝火旺，故耳鸣健忘，失眠多梦，扰动精室则遗精，血亏则经少，面部潮红，五心烦热，舌红脉细数，均为阴虚内热之象。治宜滋补肝肾，益精填髓，方用左归丸合七宝美髯丹加减。左归丸之用，正如张景岳所说："真阴肾水不足，不能滋养荣卫，渐至衰弱，或虚热往来，自汗盗汗，或神不守舍，血不归原，或虚损伤阴，或遗泄不禁，或气虚昏晕，或眼花耳聋，或口燥舌干，或腰酸腿软。凡精髓内亏，津液枯涸之症，俱速壮水之主，以培左肾之元阴，而精血自充矣。"故重用熟地滋肾填阴，山茱萸补肝肾，山药健脾肾，枸杞子明目，菟丝子、牛膝补腰膝，壮筋骨，鹿胶补阳，龟胶滋阴，滋补肝肾，此方最精。恐药性偏温，加七宝美髯丹调和之。因方剂量何首乌为主，合枸杞子，菟丝子补肝肾，益精血，乌鬓发，当归养肝血，补骨脂补肾阳，茯苓交心神，渗脾湿，牛膝苦平壮筋骨，益下焦。汪昂云："此足少阴厥阴药也"，"皆固本之药，使荣卫调适，水火相济，则气血太和，而诸疾自已也。"

如治周某某，女，30岁。

初诊：2007年10月21日。

主诉：脱发6个月，日渐加重。

现病史：染发、烫发已5年，曾因过敏头皮肿胀而停止染发，半年前产后出血，家事争吵，自带小孩，难安眠，开始脱发，成片脱落。2个月后一半以上脱光，曾服西药，注射"得宝松（复方倍他米松注射液）"，生长毳毛，停用后毛发脱去更多。现经常头昏眼花，失眠耳鸣，神疲乏力，腰酸胁胀，胃纳不香，月经量少，舌胖苔剥，有齿印，脉弦细数。

辨证：肾阴虚亏，肝血不足。

治则：补益肝肾，滋阴养血，理气和胃。

方药：左归丸合七宝美髯丹加减。

熟地30g	生首乌30g	山萸肉9g	山药30g
枸杞子12g	女贞子12g	桑椹子12g	菟丝子12g
旱莲草30g	茯苓12g	补骨脂9g	牛膝9g
当归9g	白芍15g	香附9g	煨木香9g
六曲15g	甘草6g		

14剂。

二诊（11月27日）：服药1个多月，秃处均有毳毛和毛发生长，纳香眠安，精神亦佳，二便自调，仍有头昏耳鸣，舌红苔薄，脉弦细数。肾精渐充，阴血未复，肝阳偏亢，仍守前法。前方加炙龟板30g（先煎）、夏枯草15g。建议睡眠要足，心情愉悦，营养保证，适当活动，不能过劳。

前方加减服4个月而痊愈。

（3）脾肾阳虚证：先因感受外邪，后由劳倦内伤，过分劳累，或先天禀赋不足，内有疾患，再加药物毒害，久而阴损及阳，脾阳运化乏力，精微供不应求，肾阳虚损衰微，致使阴寒内盛，全身脏腑功能失调，主要为头发、眉毛、腋下、阴部全部脱落，甚则汗毛也脱光。面色灰白，呈满月状，颈、肩脂肪堆积，四肢无力，腰膝酸软，夜难安眠，记忆力减退，大便溏薄，小便清长，形寒怕冷，苔薄而舌质淡胖，脉沉细。肾为先天之本，脾为后天之本，阳气为生命之根，脾肾阳气虚衰，其他脏腑无营养充实，气血不能充盈经脉，故见阳虚阴盛之证，治宜温补肾阳，填精补血。方用右归丸合归脾汤加减。

张景岳云："治元阳不足，或先天禀衰，或劳伤过度，以致命门火衰，不能生土，而为脾胃虚寒，饮食少进"，或大便不实，或小便自遗，或神疲气怯，或心跳不宁，俱速益火之源以培右肾之元阳，而神气自强。用附桂、鹿角胶，温补肾阳，填精补髓；熟地、山茱萸、山药、枸杞、菟丝子补肾阴，当归养肝血，杜仲壮筋骨。归脾汤用参、芪、术、苓、草补脾，枣仁、龙眼肉、远志、当归养血，远志安神，木香醒脾。重在健脾补血。二方合用，此阴阳互根，乃"阴中求阳"，"阳中求阴"之理。

如治蔡某某，男，50岁。

初诊：2003年3月14日。

主诉：脱发3月余，逐渐增多。

现病史：患者3个月前理发时发现钱币状大小脱发，以后陆续发现多处，近一个月全部头发脱落，眉毛、胡须、腋下、阴部也脱光。曾服泼尼松5mg，每日6片，服用3个月，毛发增多，但面部增大，皮下脂肪堆积，骨质疏松，血压升高，停服药物，毛发又脱光。自觉神疲乏力，腰酸肢软，头昏目眩，夜眠不安，时时惊醒，偶有口干，胃纳尚可，大便偏溏，一日2次，夜尿3次。

检查：毛发、毳毛皆脱去，面色灰白，虚胖，四肢肌肉无力，皮肤干燥，小腿胫前压之有凹陷，舌淡苔薄，有齿印，脉沉细。

辨证：脾肾阳虚，精血亏损。

治则：温补肾阳，健脾补血填精。

方药：右归丸合归脾汤加减。

熟地30g	山茱萸9g	山药30g	当归9g
白芍15g	枸杞12g	菟丝子12g	白术15g
黄芪15g	太子参15g	酸枣仁9g	熟附片9g
桂枝9g	鹿角胶（烊化）9g	煨木香9g	甘草6g

14剂。

二诊（3月28日）：精神稍振，夜眠渐安，大便自调，舌红苔薄，脉细，阳气渐复，再拟前法。上方加车前草30g，以除水湿。

三诊（4月29日）：头部已有毳毛生长，胃纳已香，二便正常，有口干唇燥之感，舌红苔薄，脉细数。脾阳已振，肾阳渐复，防"壮火食气"。前方去附片、桂枝，加北沙参15g、天门冬15g。

四诊（9月19日）：前方加减服药6个月，头部已长出正常毛发，眉、下颌、腋、阴部已有白色绒毛，其他已正常。苔薄舌红，脉细数。拟益气养阴，补益脾肾，理气和胃。处方如下。

黄芪 30g，党参 15g，白术、白芍各 15g，茯苓 12g，生地 30g，玄参 9g，天冬、麦冬各 9g，枸杞子 12g，女贞子 12g，桑椹 12g，旱莲草 30g，丹参 30g，煨木香 9g，枳壳 9g，甘草 6g。

调理一年，毛发全部长出，精力和体力均恢复。

[**按语**] 脾肾阳虚，需益火之源，以培肾阳，但补阳应配滋阴填精之品，以"阴中求阳"方能奏效，此为关键之处。

2. 脂溢性脱发

（1）肾虚肝火证：有先天遗传者，或过食辛辣炙煿，海鲜烟酒，脾气急躁，精神紧张，环境污染，洗染发水等多种因素所诱发。先天肾精不足，后天又缺乏精微补充，再过度消耗，以致肾阴先亏，影响肝血虚损，"水不涵木"导致肝阳偏亢，肝火上升，夹湿熏蒸肌肤，络道不畅，发失所养而脱落。常有头皮油腻，头痛目胀，面部潮红，性情急躁，易于发怒，夜难入眠，大便干结，小溲短赤，苔黄腻舌质红，脉弦滑等证候。此阴虚火旺，湿热内阻。治宜滋养肾阴，平肝泻火，清热利湿。方用大补阴丸合龙胆泻肝汤加减。朱丹溪云："阴常不足，阳常有余"，"今时之人，过欲者多，精血既亏，相火必旺"，"是方能骤补真阴"，"黄柏之苦必坚肾"，"知母之清能凉肺"，"又以熟地、龟板大补其阴，是谓培其本，清其源矣"。龙胆泻肝汤以龙胆草、山栀、黄芩泻火清热利湿，柴胡、当归、生地疏肝、活血、凉血，木通、车前、泽泻使湿热火毒自小便出，甘草助解毒之用。二方补虚泻实，兼而有之。

如治邵某某，男，32 岁。

初诊：2006 年 9 月 8 日。

主诉：脱发 2 年多，渐加重。

现病史：头皮瘙痒，有时发疹 5 年，曾用硫黄等搽剂，时好时坏，逐渐引起头发脱落，头顶部更为明显，面临恋爱、结婚，工作紧张，劳累心烦，性情急躁，寝食不安，食酒肉偏多，自感精力旺盛，无疲劳感，仅有时口干唇燥，大便不畅。

检查：头皮油腻，散在红丘疹，脱屑不多，枕部有油腻性结痂三处，额部和顶部毛发稀疏，易折断，苔黄腻，舌质红尖有刺，脉弦滑数。

辨证：肾阴亏损，肝经湿热内蕴。

治则：滋肾阴以清肝火，利小便以除湿热。

方药：大补阴丸合龙胆泻肝汤加减。

生地 30g　　　　玄参 15g　　　　知母 9g　　　　黄柏 9g

黄芩9g	山栀9g	车前草30g	龙胆草6g
泽泻9g	土茯苓30g	茶树根30g	决明子（打碎）12g
生侧柏12g	白鲜皮30g	焦山楂12g	六神曲15g
生甘草3g			

14剂。

二诊（9月22日）：头皮皮疹消退，瘙痒减轻，毛发仍脱，胃纳二便正常，苔薄黄，舌质红，脉弦滑。湿热火毒渐轻，阴虚火旺仍存，守前法。前方去黄芩，加桑白皮15g、地骨皮15g。建议少食牛、羊肉、火锅、酒类，保证睡眠时间，减少操劳。

三诊（10月27日）：头顶部有少量毳毛生长，头皮油腻减少，瘙痒已除。苔薄舌红，脉细数。前方去泽泻、龙胆草，加枸杞12g、桑椹12g，续服14剂，后冬季服膏。

（2）肾虚血瘀证：多先由情志不遂，忧郁日久，肝经气滞，影响疏泄。如《格致余论》"血为气之配"，"气升则升，气降则降，气凝则凝，气滞则滞"。气为血帅，气结则血凝，肝肾同源，肾虚肝不藏血，正常运行失常，血不上行，头皮失养，毛窍血滞则发脱落。伴有头昏目糊，胸胁胀痛，情绪不安，急躁发怒，夜眠易醒，或自汗盗汗，日晡面部烘热，心事重重，不知所往，口苦咽干，苔薄舌质紫红，或有瘀斑，脉弦细或涩。治宜滋养肝肾之阴，理气活血化瘀，方用一贯煎合通窍活血汤加减。

张山雷云："一贯煎原为肝肾阴虚，津液枯涸，血燥气滞变生诸证所设"。故重用生地滋肾阴，配枸杞子、当归、沙参、麦冬益阴养血，佐金铃子疏肝不劫阴，肝体得养肝气条达，诸证可愈。通窍活血汤是王清任治头痛头昏、耳鸣脱发的主方，以桃仁、红花、赤芍、川芎活血化瘀，再加麝香、老葱通阳开窍，生姜、红枣和胃养血，黄酒引药上行，药达病所，20世纪用此方治"脱发"，其效甚好。

如治黄某某，女，50岁。

初诊：2006年10月6日。

主诉：脱发5年，逐渐加重。

现病史：父母头发不多，患者青少年时毛发正常，45岁后月经不调，伴有血块，且疼痛，有"子宫肌瘤"，服中药后有好转，但头发脱落严重，稍有瘙痒，并不油腻，常潮热盗汗，情绪不安，心烦意乱，口苦咽干。

检查：头发稀疏，干燥，皮色暗黄，舌暗红苔薄，脉弦细。

辨证：肾阴亏耗，气滞血瘀。

治则：滋肾养阴，理气活血化瘀。

方药：一贯煎合通窍活血汤加减。

生地 30g	北沙参 15g	麦冬 12g	桃仁 9g
杜红花 9g	当归 9g	赤芍 9g	川芎 9g
金铃子 9g	延胡索 12g	煨木香 9g	枳壳 9g
枸杞子 12g	女贞子 12g	旱莲草 30g	合欢皮 15g
甘草 3g			

14 剂。

二诊（10 月 20 日）：头发仍脱，其他症状减轻，仍有头胀目糊，舌暗红苔薄，脉弦细。前方去金铃子、延胡索，加菟丝子 12g，白蒺藜 9g，续服 14 剂。

三诊（11 月 10 日）：服药一个多月，已有毳毛生长，其他正常，舌暗红苔薄，脉细数。络道渐通，血循如常，拟加益气养血之品。前方加黄芪 30g、丹参 30g。

半年后毛发如常。

（3）肾虚血燥证：先由毒邪外侵，如烫发、染发、洗发、日光毒等诸多因素，敏感或有毒物质侵入，耗津伤血；内因过劳、眠少，情志不遂，损及心脾，以致营阴不足，血虚风燥，引起头发干枯，色黄灰暗，易折断、脱落。伴有皮肤干燥、脱屑，瘙痒。头昏，神疲乏力，四肢酸软，夜眠不安，胃纳不香，大便干燥或溏泄，小便清长，苔薄白，舌淡红，脉濡细。此肾阴亏损，血虚风燥，治宜滋肾阴，养营血，祛风燥。方用二至丸合四物汤加减。二至丸中用女贞子甘苦凉，滋肾养肝，配旱莲草甘酸寒，养阴益精生血，平补肝肾阴血。四物汤乃养血之名方，张秉成云："夫人之所赖以生者，血与气耳。故一切补气诸方，皆从四君化出；一切补血诸方，又当从此四物而化也。""补气者，当求之脾肺；补血者，当求之肝肾。地黄入肾，壮水补阴，白芍入肝，敛阴益血，二味为补血之正药。""当归、川芎辛香温润，能养血而行血中之气者以流动。"二方配合乃滋阴养血生发之良剂。

如治周某，女，42 岁。

初诊：2006 年 12 月 21 日。

主诉：脱发 5 年，逐渐加重。

现病史：十年前因面部发疹诊断为"脂溢性皮炎"，反复发作，未能根治，以后发展到头皮，瘙痒，曾用硫黄皂和多种洗发水，每日洗涤，引起脱发，有"小叶增生"、"子宫肌瘤"，因症状不重，未进行手术，目前头昏眼花，神疲乏力，夜难安眠，心绪不定，纳差便溏，夜尿三次。

检查：面色苍白，毛发脆裂易折断，皮肤干燥，苔薄白，舌淡红，脉沉细。

辨证：肾阴不足，血虚风燥。

治则：滋肾阴，养营血，去风燥，健脾胃。

方药：二至丸合四物汤加减。

女贞子 12g	旱莲草 30g	枸杞子 12g	桑椹子 12g
生地 15g	熟地 15g	白芍 15g	菟丝子（包煎）12g
川芎 9g	当归 9g	黄芪 30g	党参 15g
焦白术 15g	茯苓 12g	首乌藤 30g	山药 30g
焦扁豆 15g	焦山楂 12g	六神曲 15g	

14 剂。

二诊（2007 年 1 月 27 日）：服药一个多月，脱发减少，皮肤干燥等症好转，苔薄舌红，脉细数。肾精渐充，营血流通，守前法，前方去茯苓、扁豆，加巴戟肉 9g、淫羊藿 15g。

三诊（3 月 7 日）：头顶有毳毛长出，其他均安，苔薄舌红，脉细。前方自服 1 个月。

九、痤疮辨证治疗七法

痤疮是一种常见的好发于青壮年面部、胸背的毛囊与皮脂腺的慢性炎症性皮肤病，因其皮损丘疹如刺，可挤出白色碎米样粉汁，中医文献中称之为"粉刺"。临床以丘疹、脓疱、囊肿、结节等多种损害为特征。西医学认为痤疮的发病机制是多种因素综合的结果，雄激素及其代谢产物的增加、皮脂腺分泌过多、毛囊漏斗部角化过度和痤疮丙酸杆菌感染等。遗传、内分泌障碍、多脂多糖类及刺激性食物、高温气候等因素也能使本病诱发和加重。运用脏腑辨证的方法治疗痤疮，疗效显著，临证根据病因病机及兼夹之症不同而灵活用药。

（一）辨证施治

1. 肺经风热证

青春期生机旺盛，血气充沛，阳热偏旺，热盛伤肺，肺热熏蒸，蕴阻肌肤。

常以炎性丘疹为主，皮疹红肿疼痛或有脓疱，伴颜面潮红，口干渴，大便干结，苔薄，舌质红，脉浮数。治宜泻肺清热，方用枇杷清肺饮加减，药用枇杷叶、黄芩、黄柏、桑白皮、地骨皮、平地木、南沙参、北沙参等。

2. 胃经实火证

饮食不洁，偏嗜辛辣肥甘油腻腥发之品，以致湿热困阻中焦，循经上蒸，胃经实火，外发面部而成。表现为颜面、胸背较大的红色丘疹，有的呈结节、脓疱，伴唇口干裂，便秘，溲赤，纳呆，苔黄腻，舌质红，脉滑数。治宜清泻胃中实火，方用清胃散加减，药用黄连、生地、当归、丹皮、炙升麻、藿香、防风、山栀等。

3. 心火亢盛证

心经伏热，恋而不去，心火亢盛，积热上冲颜面而发。以丘疹型和脓疱型多见，伴心烦易怒，口舌生疮，目赤肿痛，便秘，溲赤，苔薄黄，舌边尖红，脉弦数。治宜泻火解毒，方用泻心汤加减，药用生地、赤芍、丹皮、黄芩、炙百部、丹参、白花蛇舌草、蒲公英等。

4. 肝经湿热证

肝主疏泄，性喜调达，肝郁则病。或性情急躁，或情志不畅，肝失疏泄，郁久化火，过食膏粱厚味，则生湿助热，肝郁与湿热共存，外泛肌肤而成。以炎性脓疱、丘疹为主，伴烦躁易怒，胸闷不舒，目赤口苦，大便秘结，苔薄黄，舌质红，脉弦数。治宜清利肝经湿热，方用龙胆泻肝汤加减，药用龙胆草、黄芩、山栀、生地、柴胡、当归、车前草、泽泻等。

5. 肾阴不足证

肾气渐盛之期，先天肾阴不足，肾之阴阳平衡失调，相火偏旺，循经上蒸。肾阴不足，则肺胃津亏，以致阴虚内热，外发本病。以丘疹型多见，伴腰膝酸软，手足心热，咽干口渴唇燥，心烦夜寐不安，苔少，舌质红，脉沉细数。女性患者皮疹经前加重，或有月经不调，小腹胀痛。治宜滋阴降火，方用知柏地黄丸加减，药用知母、黄柏、生地、玄参、麦冬、白花蛇舌草、鹿衔草、山茱萸等。

6. 脾湿痰凝证

脾虚不运，忧思伤脾，水湿内停，湿聚成痰，日久化热，湿热挟痰，凝结肌肤而致。以结节、囊肿、疤痕为主，皮疹痒痛相兼，伴倦怠乏力，便溏，苔白腻，舌质淡红，脉濡滑。治宜健脾化湿，化痰软坚。方用参苓白术散合海藻玉壶汤加减，药用太子参、白术、茯苓、山药、海藻、昆布、夏枯草、姜半夏、青皮、陈皮、象贝、当归、川芎、玄参等。

7. 肝郁血瘀证

病久不愈，邪聚不散，肝郁气滞血瘀，经脉失畅，或风湿热邪蕴于肌肤，气血受遏，凝聚而成。主要为颜面皮疹经年不退，肤色红或暗红，伴烦躁易怒，胸胁不舒。女性患者多伴月经不调，经行腹痛。苔腻，舌质暗红或有瘀斑，脉沉细涩。治宜疏肝行气，活血化瘀。方用丹参饮和桃红四物汤加减，药用柴胡、当归、赤芍、生地、丹皮、川芎、丹参、香附、砂仁等。

（二）重视调摄

痤疮的发病与患者学习生活环境、饮食习惯、情绪心理等密切相关，每多反复，病程迁延。马老师除应用上述方药辨证施治外，十分注重患者的工作、生活调摄。痤疮好发于颜面部位，严重影响美容，因此对患者进行耐心的解释和积极的鼓励，希望患者保持饮食均衡，心情愉快，睡眠充足，适当运动，配合治疗，有助于痤疮的改善和恢复。治疗期间，应嘱患者忌食辛辣刺激食物，多吃新鲜蔬菜水果，保持大便通畅。

十、湿疹辨治八法

湿疹是一种由多种内外因素引起的过敏反应的急性、亚急性或慢性皮肤病。中医文献中记载的"浸淫疮"、"旋耳疮"、"绣球风"、"四弯风"等都属于本病范围。其特点为多形性皮损，有渗出倾向，弥漫性分布，对称性发作，剧烈瘙痒，反复发病，有演变成慢性湿疹的倾向。

1. 凉血清热利湿法

此法主要适用于急性泛发性湿疹或慢性湿疹急性发作，湿热互结，热盛于湿的病证。皮损多见红斑、丘疹、水疱、糜烂、渗液，边缘弥漫不清，浸淫遍体，瘙痒剧烈。伴有口渴，心烦，大便秘结，小便黄赤，苔薄黄腻，舌质红，脉滑数等症状。常用药有生地、赤芍、丹皮、白鲜皮、地肤子、苦参等。

2. 健脾燥湿清热法

此法主要适用于亚急性湿疹，脾失健运，湿邪内生，湿困脾胃的病证。皮损多以丘疹、结痂、脱屑为主，色淡红或不红，水疱、渗液少，轻度浸润，瘙痒时作，缠绵难愈。伴有胸闷纳呆，腹胀便溏，苔白腻，舌质淡红，脉濡滑等症状。

常用药有苍术、黄柏、萆薢、猪苓、土茯苓、车前草等。

3. 养血祛风润燥法

此法主要适用于慢性湿疹，渗液日久，伤阴耗血，血燥生风的病证。皮损多以肥厚、粗糙、干燥、脱屑为主，伴有色素沉着、苔藓样变，瘙痒剧烈，常反复发作，经年不愈。伴有头晕乏力，口渴咽干，苔薄，舌质淡红，脉濡细等症状。常用药有生地、当归、白芍、生甘草等。

4. 疏风清热利湿法

此法主要适用于婴幼儿湿疹和儿童异位性皮炎。异位性皮炎又名遗传过敏性湿疹，是一种具有遗传倾向的慢性过敏性皮肤病，具有反复发作、瘙痒不休的特点。中医认为本病是因先天不足，禀性不耐，脾失健运，湿热内生，复感风湿热邪，蕴积肌肤而成。皮损表现为红斑、丘疹、水疱、糜烂、渗液、结痂、脱屑等多样性，多为对称性分布，剧烈瘙痒。伴有消瘦、便溏、纳呆、神疲乏力、头晕、腰酸，舌质淡红，苔薄，脉细缓等症状。常用药有牛蒡子、荆芥、防风、桑叶、菊花等。

5. 养阴清热除湿法

此法主要适用于头面部脂溢性湿疹，肺胃湿热，郁久血燥，阴血不足，虚热内生的病证。皮损多见头面部弥漫性潮红、丘疹、水疱、糜烂、渗液、结黄色痂片或以脱屑为主，自觉瘙痒难忍，可累月经年不愈。伴有口渴咽干，小便黄赤，大便秘结，苔薄黄腻，舌质红，脉滑数等症状。常用药有生地、玄参、麦冬、马齿苋、白鲜皮、生甘草等。

6. 清热解毒利湿法

此法主要适用于手足部湿疹，外感湿热之毒，蕴积肌肤的病证。这一类型的湿疹多伴真菌感染，因为手部经常接触肥皂或清洁剂，足部多处在闷热潮湿的环境中而染病，病程极端慢性，常多年不愈。皮损多以丘疹、水疱、结痂、脱屑为主，冬季则干燥、皲裂、疼痛，久之皮肤肥厚粗糙，常对称分布。常用药有白鲜皮、苦参、土茯苓、车前草、徐长卿、藿香、一枝黄花等。

7. 清利肝胆湿热法

此法主要适用于阴部湿疹及肛门湿疹，肝胆湿热，蕴阻肌肤的病证。皮损多见局部潮红、丘疹、水疱、轻度糜烂、渗液、结痂或显著浸润、肥厚，自觉奇痒难忍，不断搔抓，影响睡眠。伴有口苦，心烦易怒，苔薄黄，舌质红，脉滑数等症状。常用药有龙胆草、龙葵、生地、车前草、生甘草等。

8. 活血解毒利湿法

此法主要适用于下肢静脉曲张所致的淤积性湿疹，风湿毒邪日久入络，邪瘀阻滞的病证。下肢胫前皮损见紫红或紫黑色斑片，间杂丘疱疹、渗液、糜烂、结痂或肥厚、粗糙、苔藓样变，下肢静脉曲张明显，肿胀瘙痒。伴有下肢沉重乏力，苔白腻，舌质暗红，脉沉细等症状。常用药有丹参、莪术、鸡血藤、生薏苡仁、蒲公英、土茯苓等。

十一、银屑病从肝论治九法

银屑病是一种慢性复发性红斑鳞屑性皮肤病，病因复杂，上呼吸道感染、过度劳累、嗜食辛辣海鲜、内分泌失调、免疫功能紊乱等均是其诱发因素，目前尚无根治的方法。

银屑病中医谓"白疕"，历代中医文献记载中，类似的病名还有"干癣"、"疕风"、"松皮癣"等，主要为皮肤起红疹或红斑，上覆层层银白色皮屑，形如疹疥，状如松皮，刮去皮屑可见筛状出血。白疕有遗传倾向，多发于青壮年患者，每易为外邪侵袭、感冒、精神紧张等诱发。病初多由热毒侵犯肌肤血脉而致血热妄行，流溢皮肤则见红斑片片，抓之出血。发病多累及肝、心、肺三脏。肝主疏泄气机，和情志因素密切相关，心情抑郁，情志所伤，多化火生热，盛者迫血溢于脉外。心主血脉，主神明，影响人的精神状态、思维活动。火热之邪外侵，情志之火内发，辛辣之品入里，皆可引发心火旺盛，血行异常，留滞肌肤。或灼伤阴液，以致营血不足，生风化燥。《类经》："木风极则燥生，燥极则热生。"亦可木火刑金，以致肺气虚弱，卫气无力，外邪易侵。肺司呼吸，气道不畅，邪自鼻口而入，易生外感，内外合病，更易加重病情。白疕的诱发与加重，因紧张劳累为多，一旦发作，则红斑色鲜，肌肤灼热，患者焦虑不安，心烦失眠。

1. 肝郁火炽，血热流溢证

肝郁火炽，邪热流溢，灼伤经络，血热离经，溢于脉外。多见于银屑病进行期，治宜凉血清热解毒。药用：生地，赤芍，丹皮，板蓝根，桔梗，白茅根，土茯苓，菝葜，苦参，蜀羊泉，石见穿，石上柏。

2. 肝经气滞，热毒血瘀证

急躁郁闷，肝失疏泄，气机受阻，肝经气滞，热毒与瘀血凝结。多见于银屑病稳定期，治宜清热解毒，理气化瘀。药用：生地，赤芍，板蓝根，桔梗，白茅根，土茯苓，苦参，柴胡，当归，香附，枳壳，桃仁泥，杜红花。

3. 肝阴亏损，血虚风燥证

情志抑郁，气郁化火，耗伤营血，以致肝阴（血）亏损，热邪因虚化为燥火。多见于病久斑片干燥者，治宜调肝养血润燥。药用：生地，白芍，玄参，板蓝根，桔梗，白茅根，土茯苓，菝葜，苦参，丹参，虎杖，平地木，柴胡，当归，川芎。

4. 木火刑金，风热伤肺证

肝火伤肺，风寒或风热易从口鼻而入，犯肺而郁于皮毛。多见于新发点滴状皮疹，治宜祛风清热。药用：桑叶，菊花，金银花，连翘，牛蒡子，板蓝根，桔梗，白茅根，土茯苓，菝葜，苦参，杏仁。儿童或体重不到40kg者全方减一半。

5. 心肝火旺，热毒炽盛证

心肝火旺，毒邪侵袭，热毒炽盛，燔灼营血，内伤脏腑。多见于红皮病型银屑病，治宜泻肝清热解毒凉血。药用：羚羊角粉（分吞），生地，赤芍，丹皮，板蓝根，桔梗，白茅根，土茯苓，苦参，蜀羊泉，石见穿，玄参，紫草，蒲公英。

6. 肝旺脾伤，风湿热痹证

肝旺脾伤，失其健运，风湿热邪内侵肌肤，阻于筋骨关节。多见于关节型银屑病，治宜祛风清热利湿通络。药用：生地，赤芍，忍冬藤，络石藤，鸡血藤，土茯苓，苦参，石见穿，羌活，独活，桑寄生，秦艽，威灵仙，桑枝，川牛膝。

7. 木旺克土，湿热火毒证

肝强脾弱，水湿不运，郁久化热，湿热火毒之邪，蕴结肝经，流溢皮肤或阻于四末。多见于脓疱型银屑病，治宜泻火解毒，清热利湿。药用：生地，苍术，黄柏，黄芩，板蓝根，白茅根，土茯苓，菝葜，苦参，白花蛇舌草，蛇莓，蛇六谷，茵陈，紫花地丁，蒲公英，一枝黄花。

病久气阴两亏，津伤胃败，气虚体弱，或高热伤津，久病伤阴，精血不足，津伤胃败。多见于红皮病型或全身脓疱型银屑病好转后，治宜益气养阴生津和胃。药用：太子参，北沙参，玄参，麦冬，肥玉竹，金石斛，生地，白茅根，土茯苓，苦参。

8. 肝肾不足，冲任失调证

老年患者，气阴两亏，肝肾不足，热毒蕴肤。治宜益气养阴，补益肝肾，清

当代中医皮肤科临床家丛书

马绍尧

热解毒。药用：党参，白术，生地，玄参，枸杞子，女贞子，旱莲草，紫草，板蓝根，桔梗，白茅根，土茯苓，苦参，半边莲，半枝莲，马齿苋。

9. 阴虚内热，肝火犯胃证

消瘦之体，脾虚胃弱，肝火湿热两结；或伴有胃疾。多见于伴有胃病患者，治宜泻肝火，护胃气。药用：生地，白芍，丹皮，桔梗，白茅根，土茯苓，苦参，蜀羊泉，石见穿，石上柏，白花蛇舌草，蛇莓，半边莲，香附，砂仁壳。

加减法：瘙痒明显者，加白鲜皮，徐长卿；便溏者，加黄芩炭，石榴皮，藿香；眠差者，加首乌藤，酸枣仁，牡蛎；纳呆者，加焦山楂，焦六曲，谷芽，麦芽；久病入络者，加乌梢蛇，炙地龙，全蝎或蜈蚣；头部皮疹多者，加白蒺藜，野菊花，紫草，生槐花。

十二、血管炎的辨证论治

变应性血管炎是一种以"血管炎"为主的皮肤病，类似中医文献中的"瓜藤缠"。马老师临证四十多年，辨证施治"血管炎"疗效明显。因该病皮肤损害形态多样，全身症状轻重不同，辨证施治因人而异，用药灵活多变，记述体会如下。

1. 血热妄行，瘀血阻络证

多见皮疹较多，颜色鲜红或紫红，肿胀疼痛，瘀斑，全身症状明显，伴有发热，关节疼痛，或纳呆，便干，溲赤，苔黄腻，舌红绛，脉滑数。热毒郁于血分。血不循经，溢于脉外，阻于络道所致。

治宜凉血清热解毒，散瘀化湿通络，方用犀角地黄汤加减。

本型初起，热毒盛，已入营血，正如叶天士所说："入血尤恐耗血动血，直须凉血散血。"邪热盛，血热重，需犀角（水牛角代）咸寒、凉血清心火而解热毒，同生地甘寒、凉血清热且滋肾阴为君；赤芍、丹皮苦微寒、活血祛瘀凉血散瘀，热重必血溢脉外发斑疹，紫草甘寒、凉血治血解毒透疹共为臣；因出血定致血虚，瘀血亦能化水，用丹参、虎杖、鸡血藤、土茯苓等活血化瘀，养血生血，兼利湿共为佐；香附、六曲、甘草，理气和胃为使。二诊以后以健脾和胃，清热利湿，活血通络，标本兼治，而得痊愈。

2. 湿热火毒，瘀血阻络证

多见下肢结节，硬块压痛，颜色暗红或黄褐，或有水疱、丘疱疹，伴有发热，关节疼痛，活动不利，纳呆，溲赤，苔黄腻，舌质红，脉滑数。

治宜清热解毒，燥湿利尿，活血通络。

方用黄连解毒汤合二妙丸加减。

本型热毒壅塞三焦，充斥表里内外。《医方考》云："阳毒出血者，热为本，血为标"，故用苦寒之黄连清心泻中焦之火，黄芩清肺去上焦之火，黄柏泻下焦之火，山栀泻三焦之火，导邪热自小便出，共为君；苍术、黄柏、茵陈、白鲜皮去风湿热，共为臣；红藤、败酱草、白花蛇舌草，车前草，生甘草，活血通络，利尿解毒为佐使。

3. 气郁湿热，血瘀阻络证

多见四肢数量较多结节，硬结，边界不清，颜色鲜红或暗红、紫红，伴有低热、胸胁胀满，关节肿胀疼痛。苔薄腻，舌质红，脉弦数。

治宜疏肝理气，清热利湿，活血通络。

方用柴胡疏肝散加减。

本型用《景岳全卷》柴胡疏肝散为主方，乃因先肝气郁结，后寒热往复，胁肋疼痛发疹，故用柴胡苦、辛、微寒，以疏肝理气，解郁退热，配川芎、枳壳、香附理气活血止痛，共为君；茯苓、白术、生薏苡仁、野赤豆健脾和胃，清热利湿共为臣；丹参、虎杖、忍冬藤、川牛膝活血养血，清热通络共为佐；用地龙，如《本草纲目》所说："性寒解诸热，下行利小便，活足疾通经络"，生甘草解毒调和诸药共为使。

4. 气滞血瘀，湿热阻络

多见反复发作的患者，结节偏硬，颜色紫红，边界清楚，按之疼痛，一般无全身其他症状，苔薄白，舌暗红，脉细数。

治宜活血化瘀，清热解毒，利湿通络。

方用《外科全生集》夺命丹加减。

本型病程较久，瘀血证显著，反复发作，必有湿热蕴阻，故用苦、辛、微温的泽兰活血祛瘀、利水消肿为君；清热解毒的忍冬藤，清热凉血、散瘀止痛的赤芍，活血凉血化瘀消痛的丹参共为臣；鸡血藤、红藤、络石藤、败酱草，活血消肿，祛风通络共为佐；白花蛇舌草、桔梗、生甘草清热解毒共为使。

5. 湿热下注，气血凝结

多见于下肢数量不多的结块，颜色淡红或暗红，边界不清，皮肤肿胀，疼痛不重。苔黄腻，舌质红，脉滑数或濡滑。

治宜清热燥湿，理气活血。

方用《丹溪心法》二妙散加味。

本证型正是二妙散主治之下肢无力、足膝红肿热痛症。用苍术辛苦温，燥湿祛风清热，黄柏苦寒，清热解毒，燥湿泻火共为君；丹参、虎杖、泽兰、香附，理气活血，化瘀通络共为臣；白花蛇舌草、忍冬藤、生薏苡仁、野赤豆、全瓜蒌、生甘草，清热解毒，利尿祛湿为佐使。

第三章 方药心得

一、银屑病补气药的选择

银屑病中医称其为"白疕"，是一种红斑鳞屑性皮肤病，具有病程长，易复发，难以根治的特点。西医学对其致病原因众说纷纭，迄今未明，而早在中医药研究方面，也有血热、血瘀、血虚等诸多学说，各有侧重不同，其中较为一致、被中西医家认可的是，银屑病急性进行期其皮损发生迅速，色泽鲜红，鳞屑层层，与血分有热有关，而病程后期，大多皮肤干燥，脱屑瘙痒，或皮损肥厚，色泽暗红，是为血燥、血瘀所致，而由于该病易于复发，病程漫长，且热邪易耗伤阴血，故病久则致血虚亏损，不能濡养肌肤而致鳞屑干燥，抓之易脱，层层难去。其中通常认为"血热"实际是气分有热，郁久化毒，毒热波及营血而成。根据中医审证求因的原则和温病学说中"卫气营血"的理论，对白疕的主要临床症状分析如是：首先，白疕早期常伴有咽痛、口渴、心烦溲赤、大便干结，舌质红，苔黄，脉数诸症，均属阳证、热证、实证，尤以阳明气分有热为主。其次，银屑病的皮损特点是红斑、丘疹和鳞屑。《素问·皮部论》中说："络脉盛色变"，营血运行于脉络之中，因受体内气分久蕴热毒的影响，充斥脉络，故起红斑、丘疹，且压之退色；而由于热盛生风，肤失所养，故鳞屑层层，叠出而燥。此外，临床所见银屑病好发于青壮年，有人统计患者中59%以上为21~30岁的青年，他们生机旺盛，血气方刚，阳热偏盛者居多。由此可见，银屑病与血热有关，而究其实质，为气分有热，波及血分，故通常认为银屑病治疗宜"清"不宜"补"，宜"凉（寒）"而不宜"温（热）"，临床大多采用苦寒清热之品，而对银屑病缓解期，服用汤药中亦很少有人加入补气药，因"气有余便是火"，唯恐补益之剂反招诱发皮损之虞，而由于银屑病易于复发，现代研究也有证实其存在多种免疫缺陷，故该病确有"本虚""标实"之象存在，而中医学非常强调顾及人体正气，为防止白疕复发，可在病程后期汤药中加入补益正气之品，此时不宜过多用"黄芪"，而以沙参、百合、大枣之益气润肺，"肺主皮毛"，司一身之气，肺气充沛，卫外坚固，不易受邪，则可减少白疕皮损复发或加重。

二、常用止痒药

痒是皮肤科主要而常见的症状之一。中医对痒的认识，多从其发生的机制出发，一般可分为风痒、湿痒、血虚痒、热痒、虫痒等五种，风痒中又常分为风热痒和风寒痒。中药中没有专门的止痒药，故中医治痒只能根据其发生的不同病理机制而辨证论治。例如，急性荨麻疹的痒，多属风痒，治疗则宜清热祛风或凉血祛风；遇冷加重的痒多属风寒，治疗则宜祛风散寒；皮肤湿烂作痒的多属湿痒，治疗则宜除湿止痒；老年性皮肤瘙痒疾患，多属血虚痒，治疗则宜养血润肤止痒；热痒除了风热合并外，还有因毒热而致的痒，多为感染性皮肤病，大多痛重于痒，治疗重在清热解毒而不在止痒；疥疮和表皮癣菌病的痒为虫痒，治疗则宜杀虫止痒。目前临床常用的止痒类中药主要是祛风除湿止痒。

1. 荆芥

功能祛风解表、理血，可祛皮里膜外之风，以疏散在表之风邪为主。荆芥穗效用更强，为血中之风药，可清血中风热。皮肤科取其祛风解表之功，可达止痒之效。常与防风配伍，能入肌肤，宣散风邪，止痒之效更强，多用于治疗急性荨麻疹、皮肤瘙痒症等。

2. 防风

功能祛风解表、胜湿，为风药中之润剂，可通治一切风邪，祛风之力强于荆芥，能入骨肉，善搜筋骨之风，故诸风之症皆可配用。皮肤科取其祛风胜湿之功，可达止痒止痛之效。与羌活、白芷配伍，可祛上半身风，用于头面部皮炎、湿疹等病；与独活配伍，可祛下半身风，用于下肢湿疹、皮炎；与当归、丹皮配伍，可祛血中之风，用于玫瑰糠疹、多形红斑。

3. 菊花

功能疏散风热、明目解毒，并可疏肝益肾。分有白菊、黄菊、野菊三种。皮肤科多用黄菊疏散风热。常与桑叶、防风、薄荷配伍，可治一身游风、皮肤瘙痒，如急性荨麻疹、皮肤瘙痒症。

4. 桑叶

功能祛风清热、凉血明目。皮肤科取其发散风热作用，治疗由风热引起的荨麻疹、湿疹、皮肤瘙痒等疾患。常与防风、荆芥配伍，可加强止痒之效。

5. 浮萍

功能祛风、发汗、行水。皮肤科取其发汗透表可将皮里膜外之风透于肌表之功,而达止痒之效,常配防风、荆芥治疗荨麻疹。又因浮萍专入气分而又兼清血热,既善清火,又能导热下行,故亦常用其调和气血,治疗白癜风。

6. 苦参

功能除湿、止痒、清热、杀虫。因其以清利湿热为专长,又有除湿止痒杀虫的作用,故临床上常配白鲜皮、防风、白蒺藜治疗神经性皮炎、皮肤瘙痒症、慢性荨麻疹等疾病;配车前草、防己治疗下肢湿烂、肿胀;配黄柏治疗下焦湿热、外阴湿烂。

7. 白鲜皮

功能祛风燥湿、清热解毒,可治风热湿疮、疥癣、皮肤痒疹等,临床上常配苦参治疗湿疹神经性皮炎、皮肤瘙痒症、慢性荨麻疹等疾病。此药为皮肤科治疗瘙痒性皮肤病之常用药。

上述药物,均为临床皮肤科常用的止痒药物,临证时尚需根据辨证分型合理地选择应用,才能取得好的功效。

三、常用清热泻火药

皮肤科临诊中,各种常见病、疑难病很多,一般急性、泛发性,皮疹颜色鲜红,瘙痒剧烈,变化快的皮肤病,多属于阳证、热证、实证。根据热者寒之的治则,属于热证者当以清热药治疗为主。清热泻火药主要用于热病邪入气分,证见口渴、高热、汗出、烦躁,甚至神昏谵语、脉洪大等实热证。皮肤病伴有上述症状时皆可使用。

1. 石膏

性味辛甘大寒,归肺、胃经。功能清热泻火,除烦止渴,长于清气分实热及清肺胃之热。皮肤科临床常用于治疗急性发热性皮肤病。配丹皮、玄参可清热凉血,治疗过敏性皮炎、药疹、重症多形红斑等气血两燔、高热发斑的病证;配大青叶、金银花可治疗疱疹样脓疱病、掌跖脓疱病等热毒性皮肤病;配生地、黄芩可治疗面部红斑、酒齄鼻等肺胃热火亢盛的疾病;配知母、玄参可治疗口舌生疮。

2. 知母

性味甘苦寒,归肺、胃、肾经。功能清热泻火,滋阴润燥,可清热除烦、泻肺、止渴，长于清肺胃气分之热，并可滋肾。皮肤科临床配石膏、竹叶可治疗有低热的皮肤病以滋阴降火；配玄参、石斛可治疗阴虚火旺引起的口舌生疮。

3. 黄芩

性味苦寒，归肺、胆、胃、大肠经。功能清热泻火，燥湿解毒，炭可止血，长于清肺热，泻上焦之火。皮肤科临床取其清肺泻火之功，治疗湿热引起的皮肤病，如湿疹、皮炎、红斑类疾病；配合桑白皮、地骨皮可泻肺热，治疗颜面红肿；黄芩炭配白茅根、生地可凉血止血解毒，治疗毒热引起的出血、发斑。

4. 黄连

性味苦寒，归心、肝、胃、大肠经。功能泻火解毒，清热燥湿，长于清胃火，清心经之热，清中焦之热，并可杀虫。皮肤科临床配黄芩、山栀，可清三焦之热，治湿热引起的急性湿疹、急性皮炎及颜面红斑类疾病等，并可泻心经实火，治疗口舌生疮；配黄芩、大黄，可清血热，治疗多形红斑、环状红斑等。

5. 黄柏

性味苦寒，归肾、膀胱、大肠经。功能清热泻火，燥湿解毒，长于清下焦实火，清肾火。皮肤科临床常配苍术，可治疗足膝肿痛；配车前子、苦参，可治疗阴痒、下肢湿疹；配山栀、黄连、大黄，可清血分湿热，治疗湿疹、天疱疮；配荆芥、防风、苦参，可治疗荨麻疹；配知母、玄参，可治疗肾阴不足，虚火旺动引起的口舌生疮。

6. 山栀

性味苦寒，归心、肺、胃、三焦经。功能清热泻火，除烦，利湿，凉血解毒，长于清心火，泻三焦之湿热。皮肤科临床常配黄连、黄芩、生地、丹皮，可凉血解毒，清热泻火，治疗火毒炽盛、气血两燔引起的过敏性皮炎、药疹、红皮病等；配菊花、甘草，可治疗头面部红斑类皮肤病；配白茅根、生地、丹皮，可凉血止血，治疗过敏性紫癜、血管炎等出血性皮肤病。

7. 龙胆草

性味苦寒，归肝、胆、胃经。功能泻肝胆经实火，清热燥湿，长于除下焦湿热。皮肤科临床常配黄芩、黄柏、山栀、苦参，可治疗带状疱疹、阴囊湿疹、女阴瘙痒等；配黄连、菊花，可治疗头面部风热引起的红肿、疼痛、瘙痒等；配生地、丹皮，可治疗红斑类疾病。

上述药物，均为临床皮肤科常用的清热泻火药物，临证时尚需根据辨证分型合理地选择应用，才能取得好的功效。

四、常用清热利湿药

皮肤病的发病因素很多，外感六淫、饮食不节、内伤七情均可致病。饮食不节、过食生冷易损伤脾胃，脾阳不振，水湿停滞，湿从热化；或过食辛辣厚味，易生湿热，湿热郁结皮肤则皮肤受损。清热利湿药主要是湿热两清，用于治疗湿热互结或湿从热化而引起的皮肤病，症见皮肤焮红、灼热、肿胀、渗出、水疱、糜烂等现象，伴有胸胁痞满、脘腹胀痛、恶心呕吐、纳呆、大便秘结或泄泻、小便黄赤、舌苔黄厚而腻，脉濡数或滑数等。

1. 茵陈

性味苦辛凉，归肝、胆、脾、胃经。功能清热利湿，利水止痒。皮肤科临床用它配茯苓皮、冬瓜皮，可利水消肿，治疗急性湿疹、天疱疮、疱疹样皮炎、脓疱疮等；配栀子、大黄，清热利湿作用更强，并可通便、退黄；配蒲公英、土大黄，可清热利湿解毒，治疗手足癣、真菌性湿疹等；配猪苓、泽泻，可利水清热，治疗接触性皮炎、过敏性皮炎等。

2. 防己

性味苦辛寒，归脾、肾、膀胱经。可分木防己及汉防己两种。木防己功能除风湿、止痒痛；汉防己功能清热除湿行水，专长于泻下焦湿热，治疗下肢水肿、湿热脚气、疥癣疮肿。皮肤科临床常用汉防己配黄芪、茯苓，治疗皮肤水肿、四肢肿胀；配黄芪、白术、甘草治疗虚证水肿；配金银花、蒲公英，可清热解毒消肿，治疗下肢丹毒；配白茅根、紫草根，可清热凉血，解毒除湿，治疗结节性红斑。

3. 萆薢

性味苦平，归肝、胃、膀胱经。功能除湿、祛风，可治风湿痹痛、小便不利、湿热疮疡。皮肤科临床常用它配茯苓、薏苡仁、扁豆，可健脾利湿，治疗亚急性慢性湿疹、皮炎及水疱类皮肤病；配黄柏、车前草，可清利膀胱湿热，去浊分清，治疗小便浑浊、阴囊湿疹、外阴湿疹、尿道炎等。

4. 地肤子

性味苦甘寒，归膀胱经。功能利湿清热止痒，去皮肤中积热，除皮肤外湿痒，可治风疹、疮毒、疥癣等病。皮肤科临床用它配猪苓、泽泻、车前草，可清利下焦湿热，利湿止痒，治疗湿疹、疱疹样皮炎、荨麻疹等；配白鲜皮、黄柏、苦参，可清热利湿，治疗由湿热引起的皮肤瘙痒、亚急性湿疹、急性荨麻疹、神经性皮炎等；配苦参、蛇床子、百部等煎水外洗，可治疗阴部瘙痒、湿疹、手足癣、皮肤瘙痒症等。

5. 苦参

性味苦寒，归心、肝、胃、大肠、膀胱经。功能除湿、止痒、清热、杀虫。因其以清利湿热为专长，又有除湿止痒杀虫的作用，皮肤科临床上常用它配白鲜皮、防风、白蒺藜，可治疗神经性皮炎、皮肤瘙痒症、慢性荨麻疹等疾病；配车前草、防己，可治疗因湿热下注所致的下肢湿烂、肿胀；配黄柏可治疗下焦湿热、外阴湿烂，如白塞氏综合征、阴囊湿疹等。

上述药物，均为临床皮肤科常用的清热利湿药物，临证时尚需根据不同症状合理地选择应用，才能取得好的功效。

五、常用健脾除湿药

除湿类药物主要用于湿邪引起的皮肤病。湿邪侵入的部位常有上下内外之分，病情变化又有虚实寒热之别，因此，在用药时必须审察病情，辨别部位。脾主运化，脾虚则运化失职，水湿停滞，或湿从内生，故健脾则可行水除湿。健脾除湿药主要用于脾虚者，证见乏力、倦怠、身重、肿胀、渗出、水疱、舌体胖、有齿痕、舌质淡，苔白腻，脉沉缓等。

1. 白术

性味苦甘温，归脾、胃经。功能健脾益胃，燥湿和中，亦有固表止汗的作用。主要用于脾胃气虚，运化失常，可去诸经中湿而理脾胃。皮肤科临床常配党参、茯苓，可补中益气，健脾燥湿，用于慢性湿疹、系统性红斑狼疮稳定期、天疱疮后期、皮肌炎后期；配茯苓、猪苓、泽泻，可健脾除湿消肿，用于亚急性或慢性湿疹、汗疱疹、脂溢性皮炎、疱疹样皮炎等；配薏苡仁、萆薢，可除湿解毒，治疗下肢顽固性湿疹；配防风、黄芪，可固表止汗，抵御风邪侵袭。

2. 苍术

性味苦辛温，归脾、胃经。功能健脾燥湿，祛风除湿，并可发汗，因其气辛烈，故强胃健脾，善治上中下之湿，宣化痰饮，芳香辟秽，但不宜用于内有热象的证候。皮肤科临床用来配白术、茯苓，可健脾燥湿，治疗一切蕴湿不化，下肢肿胀、脘腹胀满的病，如天疱疮湿盛型，慢性湿疹、带状疱疹脾虚型；配川朴、陈皮、车前草，可治脾为湿困的皮肤病伴有食欲不振、胸闷恶心、腹胀泄泻、舌苔白腻等，如湿疹、疱疹样皮炎；配黄柏可清热燥湿，治疗湿热下注之阴痒、阴囊湿疹、外阴湿疹、下肢皮肤湿痒等。苍术与白术均可健脾燥湿，但白术偏于健脾燥湿止汗，苍术偏于健脾燥湿发汗。

3. 茯苓

性味甘淡平，归心、脾、肾经。功能健脾和胃，渗湿利水，为除湿之圣药；茯苓中心之木为茯神，可宁心安神、止痒；茯苓之皮名茯苓皮，利水消肿作用更强。皮肤科临床常配白术健脾利水，治疗慢性湿疹；配猪苓、泽泻利水行湿，可以治疗湿疹、水疱性皮肤病；茯神配远志、酸枣仁可治神经性皮炎；茯苓皮配桑白皮、冬瓜皮可治下肢浮肿。

4. 薏苡仁

性味甘淡凉，归脾、胃、肺经。功能健脾利湿，清热解毒。皮肤科临床常配茯苓皮、冬瓜皮，可清热除湿消水肿，治疗天疱疮、急性湿疹、皮炎等；配防己可清利湿热，治疗湿热下注之下肢红斑肿胀、结节疼痛；配紫草、马齿苋可清热解毒除湿，治疗扁平疣；配白术、茯苓、扁豆，可健脾除湿止泻，治疗慢性湿疹、脾虚蕴湿不化的皮肤肥厚瘙痒等。

5. 白扁豆

性味甘平，归脾、胃经。功能健脾化湿，消暑和中，可止泄泻，消暑、暖脾胃、除湿热。生用除湿养胃，炒用健脾止泻。皮肤科临床用它配白术、茯苓、山药健脾除湿，可治慢性湿疹、皮炎及肥厚性皮肤病；配藿香、佩兰、川朴可用于夏季因暑湿熏蒸引起的皮肤病，如晒斑、日光性皮炎等；扁豆衣配白术、薏苡仁，可治脾虚引起的泄泻、皮肤浮肿及荨麻疹等。

上述药物，均为临床皮肤科常用的健脾除湿药物，临证时尚需根据辨证分型合理地选择应用，才能取得好的功效。

六、常用利水渗湿药

皮肤病很多与湿有关，临床表现有皮肤水疱、糜烂、水肿、渗出，或皮肤肥厚、病变缠绵不愈。湿有内湿与外湿之分，因其所处部位的不同及寒热虚实的差异，治疗上亦有所区别。利水渗湿药是通过利水渗湿而达到消水肿的目的，适用

当代中医皮肤科临床家丛书

马绍尧

于水湿内停或蕴湿不化而引起的皮肤水肿、糜烂、渗出性皮肤疾病。

1. 茯苓

性味甘淡平，归心、脾、肾经。功能利水渗湿，健脾安神。本品利水而不伤气，药性平和，为利水渗湿之要药，凡水湿、停饮均可适用。皮肤科临床用它配猪苓、泽泻，可加强利水渗湿作用，治疗湿疹、水疱性皮肤病；因其既能利水渗湿，又能健脾，故用它配白术健脾利水，治疗慢性湿疹脾虚型。

2. 猪苓

性味甘淡平，归肾、膀胱经。功能利水渗湿。本品甘淡渗泄，利水作用较茯苓强，凡水湿滞留者均可应用。皮肤科临床用它配白术、茯苓、泽泻，可治脾虚引起的水肿，对慢性湿疹有效；配白鲜皮、冬瓜皮、大腹皮，可清热利水，治疗急性渗出糜烂性皮肤病，如湿疹、天疱疮、疱疹样皮炎等。

3. 泽泻

性味甘淡寒，归肾、膀胱经。功能利水渗湿、泄热，有较强的利水湿作用，利湿而不伤阴。皮肤科临床用它配茯苓、猪苓、冬瓜皮，可治疗水疱性皮肤病，如湿疹、天疱疮、疱疹样皮炎等；配白术、茯苓，可健脾利水，治疗脾虚蕴湿不化引起的皮肤病，如慢性湿疹、大疱性皮肤病后期；配薏苡仁、土茯苓，可清利下焦湿热，治疗下肢湿疹、皮炎、阴部湿疹等。

4. 车前子

性味甘寒，归肾、肝、肺经。功能利水清热，明目祛痰湿。车前子为车前草之果实，但车前草清热作用大于利水作用，车前子利水作用大于清热作用，均系利水而不伤阴。皮肤科临床用它配泽泻增加利水消肿功能，可治疗系统性红斑狼疮、肾脏受损而引起的水肿；配白术、茯苓，可利水止泻，治疗水疱性皮肤病、糜烂性皮肤病，如湿疹、天疱疮、疱疹样皮炎等。

5. 赤小豆

性味甘酸平，归心、小肠经。功能利水除湿，消肿排脓。本品性善下行，能通利水道，使水湿下泻而消肿，善治皮肤水肿。皮肤科临床用它配茯苓、泽泻，可增强利水之功，治疗湿疹、皮炎的急性水肿和水疱性皮肤病有大疱时；配蒲公英、紫花地丁、虎杖，可清热利湿消肿，治疗丹毒、结节性红斑等疾病伴有明显下肢肿胀者。

6. 冬瓜皮

性味甘寒，归肺、小肠经。功能利水消肿，可走皮肤，兼能清热。皮肤科临床用它配茯苓皮、猪苓、泽泻，可增强利水消肿作用，治疗急性皮炎、湿疹、水疱性皮肤病等；配大腹皮、陈皮，可健脾化湿，利水消肿，治疗湿疹、天疱疮等皮肤病。

上述药物，均为临床皮肤科常用的利水渗湿药物，临证时根据不同症状合理地选择应用，才能取得好的功效。

七、常用清热凉血药

清热药主要用于热证，是根据热者寒之的原则而应用的。而热证又由于发病因素、病情发展变化的阶段及病者体质不同，可分为气分热、血分热、虚热、实热等几种。清热凉血药具有清解营分、血分热邪的作用，主要用于热入营分和血分，血热发斑、出血、便血、衄血、舌绛等证候。皮肤病伴有上述症状时皆可使用。

1. 生地

性味甘苦寒，归心、肝、肾经。功能清热凉血，养阴生津。鲜生地清热凉血作用大，干生地可滋阴凉血，生地炭可止血并清血分毒热。皮肤科临床常用鲜生地配金银花、连翘，可清热解毒凉血，治疗丹毒等感染性皮肤疾病；用干生地配青蒿、地骨皮，可滋阴凉血，清血分毒热，治疗严重皮肤病低热不退；配侧柏叶，可止血凉血，治疗血热毒盛，皮肤发斑的疾病；配黄芩、丹皮，可治疗急性湿疹、急性皮炎等红斑类皮肤病；配玄参、麦冬，可滋阴润燥，治疗阴虚火旺的皮肤疾患。

2. 丹皮

性味辛苦凉，归心、肝、肾经。功能清热凉血，活血消瘀，长于凉血热，行血滞。皮肤科临床常配生地、赤芍，治疗血热炽盛、皮肤发斑的疾病，如红皮病、药疹、系统性红斑狼疮急性发作、皮肌炎急性发作等；配青蒿、地骨皮，可治热伏血分，低热缠绵的皮肤病，如白塞综合征、系统性红斑狼疮的后期等；配桂枝、桃仁、茯苓，可活血行瘀，治疗血管炎、结节性红斑等。

3. 紫草

性味甘寒，归心、肝经。功能凉血活血，清热解毒透疹，长于清理血分之热，可治一切血热旺行之实火病。皮肤科临床主要用来清血热，配赤芍、生槐花、白茅根、生地，更加强凉血之功效，可治疗血热型银屑病、结节性红斑、过敏性紫癜、玫瑰糠疹等红斑出血性疾病；配大青叶、板蓝根、野菊花，可加强清热解毒之效，治疗扁平疣；配金银花、连翘、蒲公英，可凉血解毒，治疗丹毒等皮肤感染性疾病；配山豆根、牛蒡子，可治疗咽喉肿痛。

4. 茜草

性味苦寒，归肝经。功能凉血止血，活血祛瘀，通经活络。皮肤科临床常配紫草、白茅根，可治疗血热引起的红斑出血性皮肤病；配大蓟、小蓟、丹皮，可加强凉血止血之效，治疗出血性疾病、紫斑、血管炎等；配桃仁、红花、赤芍，可活血通络，治疗关节疼痛、瘀滞性皮肤肿痛、结节性红斑、风湿性红斑等。

5. 生槐花

性味苦微寒，归肝、大肠经。功能清热凉血止血，长于清大肠热。皮肤科临床常配生地、紫草，可加强清热凉血作用，治疗急性银屑病、过敏性紫癜、多形性红斑、玫瑰糠疹等血热性皮肤病；配黄芩，可清肺经之热，治疗急性皮炎、急性湿疹等。

6. 地骨皮

性味甘淡寒，归肺、肾经。功能清热凉血，善清肺热，并能清骨中之热，泄火下行。皮肤科临床常配白茅根、丹皮，可凉血止血，治疗出血性皮肤病；配桑白皮，可泻肺经热，治疗由肺热引起的面部红斑、皮肤发疹、瘙痒等。

上述药物，均为临床皮肤科常用的清热凉血药物，临证时尚需根据辨证分型合理地选择应用，才能取得好的功效。

第四章 特色疗法

青石软膏结合热烘疗法治疗神经性皮炎

（一）神经性皮炎目前基本外治状况

神经性皮炎又称慢性单纯性苔藓，是一种常见的慢性皮肤功能障碍性皮肤病。约占皮肤科初诊病例的 2.1% ~ 7.7%，以剧烈瘙痒及皮肤局限性苔藓样变为特征。因其病程大多迁延日久，病情顽固难愈，严重影响了患者的身心健康及生活质量。近年来，随着生活节奏的进一步加快，该病的发病率也有逐步上升的趋势，因此日益引起了医学界的重视。

该病病因尚不十分明确，似与神经系统功能障碍，大脑皮层兴奋和抑制平衡失调有关。对于该病的治疗，也通常是以外用制剂治疗为主。糖皮质激素外用制剂凭借其良好的抗炎、免疫抑制和血管收缩等作用，可以较好地改善神经性皮炎的临床症状。但是神经性皮炎是一种慢性、迁延性、复发率较高的皮肤病，短期应用糖皮质激素外用制剂虽可收到一定疗效，但是由于不能避免其复发，长期应用此类制剂就不得不面对诸如局部皮肤萎缩、毛细血管扩张、多毛和感染等不良反应，因此，患者依从性不佳。

中药外用制剂具备使用方便、临床疗效好、长期应用不良反应小等优点，故临床上较易被广大皮肤病患者所接受，特别是在治疗诸如神经性皮炎一类反复发作的慢性皮肤病过程中，长期应用患者依从性较好。青石软膏是上海龙华医院研制的一种中药外用制剂，经过长期临床应用发现，其对神经性皮炎慢性苔藓化皮损有较好的治疗作用，并可不同程度地改善患者瘙痒症状，亦未发生明显不良反应。

（二）青石软膏治疗神经性皮炎中医理论依据

对于神经性皮炎的病因病机，中医认为，多由情志不遂，性情急躁，肝气郁结，肝火与外感风湿相搏，阻于肌肤而发；精神紧张，思虑过多，忧郁伤脾，或过食辛辣、醇酒、海鲜厚味，内伤脾胃，运化失调，内生湿热与风邪留滞肌肤而成；衣着不适，项链、化妆品的刺激均可成为诱发因素。反复发作，气阴两伤，血虚生风生燥，肌肤失养而致皮肤苔藓样变。由此可见，风、湿、热邪是神经性发生发展过程中的相关致病因素。

《素问·风论》中言"风者百病之始也。"风性轻扬、开泄，易袭皮毛腠理，故而疾病的发生离不开风邪。且风为木气，木盛克土，风邪伤人尚可致脾土受累，脾失健运而内生湿浊，蕴久化热，内外合邪，外不得宣泄，内不能利导，蕴结肌肤，发而为疹。另外风胜则痒，故可见剧痒难眠。

湿邪为病，有内湿、外湿之分，《杂病源流犀烛》说"湿之为际内外因固俱有之。其由内因者，则本脾土所化之湿。……其由外因者，则为天雨露，地泥水，人饮食，与汗衣湿衫。"因湿性重浊黏腻，难以化解，故湿邪为病，皮损往往缠绵反复，顽固难愈。

火热同性，但火之与热，同中有异，热为火之渐，火为热之极，但作为病因，则多称热而不称火，即风热、湿热等。因火热为阳邪，易耗气伤津，易生风动血，还可化毒导致皮肤痒痛不适、红肿、糜烂等。

《素问·病机气宜保命集》中曰："风本生于热，以热为本，以风为标。凡言风者，热也。……热则风动。"故风之于火热，在病变过程中，多为兼化的关系。而湿之与火热，不仅由于"积湿成热"，更有"湿为土气火热能生土湿……湿病本不自生，因于火热怫郁，水液不能宣通，即停滞而生水湿也。"可见，风湿热三邪间本身即存在着不可分割的关系，在神经性皮炎发病的病因病机中更是如此。

青石软膏由青黛、煅石膏、煅人中白、煅月石、黄连、黄柏、薄荷等药物组成。

青黛性味咸、寒，具有清热解毒，凉血消肿之功效。《本草纲目》曰："青黛，泻肝，散五脏郁火解毒，消积食，去烦热，吐血，咯血，斑疮，阴疮，杀恶虫。"早在《本草求真》中就有关于青黛治疗瘟疫时毒的记载。《岭南采药录》中曾曰"可涂疮及痄腮。"《杂病源流犀烛》中有方：取黄连、黄柏各三钱，牙硝、青黛、朱砂各六分，雄黄、牛黄、硼砂各三分，冰片一分制成青黛散治疗口舌生疮粟及咽疮肿。

石膏辛而大寒，大寒清热，味辛能散，为清热泻火之要药，煅制更添收涩之性，故研末局部外用有除湿敛疮，生肌止血之功，对痈疽疮疡，溃不收口，疔疮湿疹，水火烫伤等症，皆用之有效。如《仁斋直指方论》中记载："煅过最能收疮晕，不至烂肌。"

人中白性味咸、寒，其性沉降，咸可泄下，寒能降火，故有清热泄火之功。《本草纲目》记载："人中白，降相火，消瘀血，盖咸能走下血故也。今人病口舌诸疮，用之用效，降火之验也。"《本草正》中曰"烧研为末，大治诸湿溃烂，下疳恶疮，生肌长肉，善解热毒。"

月石又名硼砂，性味甘、咸、凉，具有清热、解毒、防腐之功效。因其对皮肤黏膜刺激性小，故为治疗口舌生疮、咽喉肿痛、目赤翳膜等症之良药《医学衷中参西录》中曾记载用其配制化腐生肌散治疗瘰疬，疮疡溃烂者，疗效颇佳。

黄连性味苦、寒，具有清热燥湿、泻火解毒之功效。《本草正义》曾言："黄连大苦大寒，苦燥湿，寒胜热，能降泄一切有余之湿火，而心、脾、肝、肾之热，胆、胃、大小肠之火，无不治之。""即疮疡一科，世人几视为阳证通用之药，实则惟疗毒一证发于实火，需连最多，余惟湿热交结，亦所恒用。"

黄柏性味苦、寒，具有清热燥湿、泻火解毒，退虚热之功效。因其能清湿热，消肿痛，为疡科常用之要药。《外科精要》中有如下记载："黄柏主疮肿神良，每用去粗皮，涂蜜炙，锉。诸方用作汤渍阴疮良。捣末，蜜水调，敷肿。"

薄荷性味辛、凉，具有清热解表，疏肝透疹之功效。《本草纲目》曰："薄荷，辛能发散，凉能清利，专于消风散热。故头痛，头风，眼目、咽喉、口齿诸病，小儿惊热，及瘰疬、疮疥之要药。"《本草正义》中言："按外治风热生疮，煮汁和入消肿末药敷之，凉入肌肤，立能止痛。"

诸药配伍，青黛、石膏两药合而为君治以清热泻火、解毒消肿；煅人中白、煅月石两者为臣以助清泻，散瘀血；同时佐以连、柏清热燥湿及薄荷疏风透表之品，对神经性皮炎相关致病因素中的风、湿、热之邪引发的临床诸症均可有较好的治疗作用，可明显缓解患者瘙痒难眠，皮疹灼热不舒之症，有效改善患者皮疹形态，取得了令人较为满意的疗效。另外由于以上药物安全性较高，长期应用亦未出现明显的不良反应。

（三）青石软膏治疗神经性皮炎的药理学机制

青石软膏能够有效地减轻神经性皮炎患者皮疹处瘙痒、灼热等症状，改善皮疹的形态，考虑可能为青石软膏中各组成药物对患者机体综合作用的结果。

青黛是一味具有清热解毒凉血作用的中药，主要药物成分是吲哚类生物碱靛蓝和靛玉红，现代药理研究证实青黛具有较好的抗炎、抗菌、抗肿瘤、抗血管增生、抑制细胞增殖等作用。靛玉红可抑制多种细胞的 DNA 合成，对周期素依赖性激酶（CDK）有抑制作用。青黛和靛玉红临床上也被用于银屑病的治疗，组织学观察，发现对增生的上皮细胞有较好的抑制作用。

石膏主要成分为含水硫酸钙，现代药理研究证实，石膏作用于人体后，部分转化成可溶性钙盐，增加血清钙离子浓度，抑制神经应激能力，减低骨骼肌的兴奋性，缓解肌肉痉挛、减少血管渗透性等等，故有较好的解毒、解痉、消炎的作用。煅石膏为无水硫酸钙，外用可收敛黏膜，减少分泌。有研究证实，煅石膏粉末中无机元素成分含量要高于生石膏，而微量元素中 Zn 对煅石膏的药效也起着较大作用，它能促进创面的愈合。

人中白是人尿自然结晶之固体物，主要成分是磷酸钙、草酸钙以及诸如镁、钠、钾、铁、锰等多种微量元素。研究证实。钙具有增强毛细血管壁致密度、降低其通透性、减少渗出、抗炎、消肿、抗组织胺等作用。镁是酶的激活剂，能提高人体内多种酶的活性，加速人体新陈代谢，因此，钙、镁具有良好的抗炎、解毒功效。

月石为硼砂矿精制而成的结晶，主含四硼酸钠。近年来通过对抗细菌、抗真菌、抗病毒中药进行大量筛选，发现硼砂对金黄色葡萄球菌等常见化脓菌有抗菌作用，同时发现硼砂有抗结核分枝杆菌、抗真菌和抗病毒作用。另外硼类似物有抗炎、抗关节炎、抗胸膜炎和止痛作用，与商业药剂吲哚美辛相似，也是大鼠和小鼠诱导性水肿的抑制剂。

黄连和黄柏中主要的药物有效成分为小檗碱，目前对小檗碱药理学研究也比较深入。小檗碱有较好的抗炎作用，可抑制炎症反应时人多形核白细胞与内皮细胞的黏附，抑制被激活淋巴细胞的 DNA 合成，抑制 T 细胞的活性及增殖等等。另外小檗碱抗菌作用应用广泛，研究发现其能够穿透磷脂双分子膜和金葡菌细胞膜，抗菌效果明显。

薄荷中主要化学成分由挥发性油、黄酮类、有机酸、氨基酸等组成。研究表明，薄荷油外用能麻醉神经末梢，刺激皮肤的冷感受器产生冷感，故有较好的清凉止痒作用。另外，薄荷油还能够抗炎、镇痛。薄荷油 120mg/kg 体质量灌胃，对卡拉胶致大鼠足肿胀有一定抑制作用，但作用较弱，仅维持 1~2 小时。

青石软膏内含有多种抗炎、抗血管增生、抑制细胞增殖及镇痛止痒成分，它能够较好地改善神经性皮炎患者的炎性皮损状态及痒痛不适症状。另外，因其多种抗菌成分可以有效抑制病态皮肤上的细菌增殖，故也较好地降低了皮损表面继发感染的发生几率。

（四）中医传统热烘疗法的选择与应用

热烘疗法，是在病变部位涂药后，再加热烘，通过热力的作用，使局部气血流畅，腠理开疏，药物渗入，从而达到活血祛风以减轻或消除痒感、活血化瘀以消除皮肤肥厚等治疗目的的一种有效治疗方法。本疗法起源于民间，流传颇久，由于实际操作简便易行，不良反应较小，故容易被广大患者所接受。

热烘疗法具体的操作方法是选择适宜的外用药膏并均匀地搽涂于患处皮肤上，然后用电吹风或电烤炉、远红外理疗器等加热器具，进行烘烤。其烘烤时间与距离应适当，使热烘温度达到患者能耐受或感觉舒适的程度为宜。该疗法主要适用于神经性皮炎、慢性湿疹、鹅掌风、皲裂疮、皮肤淀粉样变等慢性、顽固性皮肤病。

治疗中需要注意的是外搽药膏宜涂抹均匀，薄厚适中，涂于皮损处须稍稍超出皮损边缘。热烘时需注意烘烤距离，不可过近，以免烫伤。温度掌握在患者能耐受的范围内，距离过远或温度太低，也不能达到烘烤目的。

对于其发挥作用的机制可能是通过热烘治疗，使病灶周围皮肤及组织的毛细血管扩张，新陈代谢增加，气血运行畅通，有助于外搽药膏发挥其治疗作用，从而促使皮肤病损得以治愈。

青石软膏联合中医传统热烘疗法可治疗包括神经性皮炎在内的多种顽固性、瘙痒性、肥厚性皮肤病，如慢性湿疹、鹅掌风、皲裂疮、皮肤淀粉样等。具体方法是：皮损部位涂抹青石软膏，以药膏全部覆盖皮损为度，薄厚适中。涂抹后应用电吹风或加热器距离皮损30cm处热烘，以皮肤温热舒适为宜，每次热烘10分钟，上述操作每日一次。要注意热源于皮肤之间保持合适的距离，避免距离过近造成烫伤，另外对于皮肤破溃、渗出、肿胀或对药膏过敏者禁用，头面部皮疹慎用。

第五章 临床验案撷英

一、丹毒

验案 1

李某某，男性，72 岁。

初诊：2007 年 6 月 21 日。

主诉：右小腿皮疹肿痛 3 周。

现病史：患者 1 个月前探亲返家，劳累后起病，初始右小腿红肿热痛，行走欠利，外院给予红霉素、克林霉素抗炎治疗，症情稍有缓解，但局部肿胀难以消退，触痛明显，下床活动后尤甚，纳食欠香，小便色黄，大便干硬。

检查：右小腿下端伸侧暗红色局限性水肿性斑片，局部肤温稍高，触痛（＋），足第 4、第 5 趾缝间糜烂。舌质红，苔黄腻，脉弦数。

西医诊断：丹毒。

中医诊断：流火（湿热下注证）。

辨证分析：素有脚气，外染毒邪，湿热下注，外泛肌肤。

治则治法：清热解毒，健脾除湿。

处方：

忍冬藤 30g	土茯苓 15g	白鲜皮 30g	车前草 30g
虎杖 30g	焦六曲 15g	苍术 9g	白术 9g
黄柏 9g	姜半夏 9g	陈皮 9g	板蓝根 30g
生甘草 3g			

二诊：服上方 7 剂后，患者右小腿肿胀消退，色泽褐色，触痛减轻，行走转利，纳增便调，舌红，苔薄，脉弦，再予健脾除湿通络之剂。处方：黄柏 9g，苍术 9g，川朴 9g，枳壳 9g，姜半夏 9g，陈皮 9g，白花蛇舌草 30g，野赤豆 30g，生薏苡仁 30g，忍冬藤 30g，丝瓜络 9g，生甘草 3g。

三诊：服上方 14 剂后，患者右小腿皮疹基本消退，无疼痛不适，行走自利，症情痊愈，嘱其注意休息，减少足部继发感染。

[按语] 中医文献对丹毒的论述最早见于《素问·至真要大论》，曰："少阳司天，客胜则丹胗外发，及位丹熛疮疡……"，丹胗即为丹毒。唐代《千金要方》正式命名为丹毒，指出："丹毒一名'天火'，肉中忽有赤如丹涂之色。"宋代《圣济总录·诸丹毒》对其病因病机有了更明确的认识，指出："热毒之气暴发于皮肤间，不得外泄，则蓄热为丹毒。以其色如涂丹之赤，又复阳气伏于皮中，故谓之丹也。"由此可见，丹毒的发生乃属血热火毒为患，其发于小腿、足部者，称为"流火"，多为湿热下注所致，故治当清热解毒消肿，健脾除湿通络。方中重用清热解毒之品，佐以除湿健脾、活血通络，则毒邪去而络脉通，苦寒清泄而不碍胃，活血解毒而不伤络，肿消痛减，病证乃瘥。

二、带状疱疹

验案 2

马某，女性，65 岁。

初诊：2007 年 7 月 19 日。

主诉：右胸背部皮疹伴疼痛 3 周。

现病史：患者于 3 周前出现右侧胸胁、背肩部刺痛不适，3 天后局部出现群集米粒大小水疱，外院拟"带状疱疹"而予抗病毒药物治疗，一周后局部疱疹结痂，但疼痛不解，入夜加剧，伴咳嗽阵作，咯痰白黏，大便干硬，寐不安稳。

检查：右胸胁、背肩部集簇状褐色斑疹、结痂。苔薄，舌质红，脉细。

西医诊断：带状疱疹神经痛。

中医诊断：蛇串疮（气滞血瘀证）。

辨证分析：年老体弱，血虚肝旺，气血凝滞。

治则治法：理气活血，佐以化痰止咳。

处方：

丹参 20g	川芎 9g	制香附 12g	延胡索 12g
广郁金 12g	炙百部 9g	炙紫菀 12g	北沙参 12g
黄芩 9g	陈皮 9g	姜半夏 9g	白花蛇舌草 30g
桔梗 9g	焦六曲 15g	生甘草 3g	

二诊：服上方 14 剂后，症情好转，右胸胁、背部疼痛大减，局部褐色色素斑片色泽减淡，纳食已增，大便日行一次，但仍有咳嗽，咯痰欠畅，原方去香附、延胡索，加枇杷叶 9g、杏仁 9g 以止咳化痰。

三诊：服上方14剂，疼痛俱消，咳嗽偶作，症情痊愈，再予上法上方服药2周以巩固疗效，嘱其避免新感，注意休息。

验案3

殷某某，女性，20岁。

初诊：2007年4月21日。

主诉：左头面部发疹伴疼痛5天。

现病史：患者自5天前起自觉左侧头面阵发性刺痛，继而逐渐在左侧面颊、眼睑、唇周出现水疱，左头面灼肿泛红，肿连口唇、鼻目，睁目困难，伴发热、畏寒、口腔溃破，纳呆，溲赤便干，夜寐不安。

检查：左侧面颊、眼睑、唇周成簇水疱，左头面灼肿泛红，肿连口唇、鼻目，睁目困难。舌质红，苔黄腻，脉弦数。

西医诊断：带状疱疹。

中医诊断：蛇串疮（肝经湿热证）。

辨证分析：肝经风火，循经上行，蕴阻肌肤而成。

治则治法：散风清热，利湿解毒。

处方：

生石膏30g	板蓝根30g	牛蒡子12g	黄芩12g
黄连12g	连翘12g	柴胡9g	玄参9g
竹叶9g	桔梗9g	麻黄6g	

14剂。

外用三黄洗剂100ml。

二诊：药后2天身热渐平，水疱干涸结痂，一周则肿势尽消，疼痛隐作，诸症趋缓。

验案4

王某某，女性，68岁。

初诊：2007年10月12日。

主诉：右上肢疼痛3个月。

现病史：患者于3个月前因劳累后右上肢疼痛伴发水疱，在附近医院诊断"带状疱疹"，予以抗病毒药口服外搽炉甘石洗剂，3周后水疱皮损消退，但局部疼痛难忍，夜间尤甚，伴乏力、口干，大便干。

检查：右上肢外侧见条状成片褐色色素沉着，局部触痛明显。舌质暗红，苔薄白，脉沉细。

西医诊断：带状疱疹后遗神经痛。

中医诊断：蛇串疮（气滞血瘀证）。

辨证分析：气阴两亏，血瘀脉络。

治则治法：益气养阴，理气活血，通络止痛。

处方：

黄芪 15g	太子参 15g	当归 9g	丹参 15g
川楝子 9g	延胡索 12g	枳壳 9g	煨木香 9g
生地 15g	全瓜蒌 15g	火麻仁 9g	煅牡蛎（先煎）30g
首乌藤 30g	玄参 9g	生甘草 3g	焦六曲 10g

医嘱：局部避免外伤及注意休息，可外用红花油。

二诊：服上方 14 剂后，疼痛明显减轻，可用手揉按局部，大便转调，但夜寐仍有梦扰，且易惊醒。苔薄，舌暗，脉细。治守前法，于上方去全瓜蒌，加酸枣仁 9g。

三诊：服上方 14 剂，症状稳定，疼痛基本控制，右上肢活动如前，乏力、便干均消，夜寐转安。舌暗红，苔薄，脉细。再拟益气养血之法以资巩固，处方：黄芪 15g，当归 12g，党参、丹参各 15g，焦白术 12g，生地 15g，玄参 9g，赤芍 9g，延胡索 12g，生薏苡仁 30g，焦六曲 15g，陈皮 9g，生甘草 3g。

四诊：服上方 14 剂后，患者右上肢疼痛已消除，活动自如，纳便正常，症情痊愈。嘱其注意休息。

验案 5

郑某某，女性，70 岁。

初诊：2007 年 8 月 13 日。

主诉：皮疹疼痛反复 2 周余。

现病史：患者 2 周前右胸背出现水疱，疼痛难忍，外院诊为"带状疱疹"，予抗病毒等西医治疗。目前疱疹已开始吸收，但仍疼痛不止，右臂抬举无力，坐卧不安，夜不能寐。

检查：右胸背簇集性丘疱疹，部分结痂，伴有暗褐色色素沉着斑，局部触痛拒按。舌质暗红，苔薄，脉细弦。

西医诊断：带状疱疹。

中医诊断：蛇串疮（气滞血瘀证）。

辨证分析：年老体弱，血虚肝旺，感染毒邪，气血凝滞。

治则治法：理气活血，解毒止痛。

处方：

柴胡 9g	当归 9g	赤芍 9g	白芍 9g
香附 9g	郁金 9g	延胡索 12g	白花蛇舌草 30g
生薏苡仁 30g	姜半夏 9g	陈皮 9g	焦六曲 15g
生甘草 3g			

医嘱：局部避免感染，注意休息。

二诊：服药 14 剂，疱疹大部分吸收，患者仍感刺痛明显，影响睡眠，纳差，上方加炙乳香 6g 理气止痛，太子参 12g 补气生津，首乌藤 30g 安神通络。

三诊：服药 14 剂，疼痛略有好转，右臂活动欠利，夜寐转安，上方去首乌藤、太子参，加白蒺藜 9g 疏肝解郁，川芎枳壳各 9g 理气活血止痛。

四诊：服药 28 剂，疼痛明显好转，偶有胀感，原方加太子参 12g、焦白术 12g、茯苓 12g 健脾益气，丝瓜络 12g 通络止痛。

五诊：服药 14 剂，疼痛基本消除，达临床治愈。嘱患者注意休息。

验案6

朱某某，女性，72 岁。

初诊：2008 年 3 月 7 日。

主诉：皮疹疼痛反复 1 月余。

现病史：患者 1 月前左肩臂出水疱，疼痛难忍，诊断为"带状疱疹"，曾在外院予抗病毒治疗。目前疱疹已基本吸收，但仍疼痛不止，坐卧不安，夜不能寐。

检查：左肩臂簇集性暗褐色色素沉着斑，局部触痛拒按。舌质暗红，苔薄，脉细弦。

西医诊断：带状疱疹。

中医诊断：蛇串疮（气滞血瘀证）。

辨证分析：年老体弱，血虚肝旺，感染毒邪，气血凝滞。

治则治法：理气活血止痛。

处方：

生地 30g	赤芍 9g	柴胡 9g	当归 9g
焦白术 12g	炙乳香 6g	金铃子 9g	延胡索 12g

煨木香 9g	合欢皮 15g	姜半夏 9g	白花蛇舌草 30g
陈皮 9g	全瓜蒌 15g	焦六曲 15g	生甘草 3g

医嘱：注意休息。

二诊：服药 14 剂，患者仍感刺痛明显，大便干结，上方去焦白术、煨木香、合欢皮、白花蛇舌草、姜半夏，加香附、郁金、枳壳各 9g 理气活血，龙葵 30g 加强通便。

三诊：服药 14 剂，疼痛逐渐好转，夜寐欠安，上方加合欢皮 15g、首乌藤 30g 安神。

四诊：服药 14 剂，疼痛明显好转，尺侧稍有麻木感，上方去当归、郁金，加丹参 30g、青皮 9g、预知子 12g 理气活血。

五诊：服药 14 剂，疼痛基本消除，达临床治愈。嘱患者注意休息。

验案 7

樊某某，女性，66 岁。

初诊：2008 年 2 月 7 日。

主诉：右颈颏部皮肤刺痛一周，发疹 3 天。

现病史：患者于一周前自觉右颈及颏部皮肤刺痛不适，渐渐加重，并出现右颊黏膜溃疡，进食痛甚，自服"先锋霉素"抗炎未效。3 天前，右颈颏部出现米粒大小水疱，灼热痒痛，兼见乏力咽痛，口苦口干，溲赤便干，夜寐不安。

检查：右颈、颏下部集簇状红斑，水疱，疱群间夹杂正常皮肤。舌质红，苔薄黄根腻，脉弦数。

西医诊断：带状疱疹。

中医诊断：蛇串疮（肝经湿热证）。

辨证分析：肝郁化火，湿毒外袭，阻于经络，外注肌肤。

治则治法：疏肝清热，除湿解毒。

处方：

柴胡 9g	当归 9g	香附 9g	金铃子 9g
延胡索 9g	桑枝 15g	丹参 15g	炙乳香 6g
白花蛇舌草 30g	姜半夏 9g	陈皮 9g	谷芽 15g
麦芽 15g	赤芍 9g	白芍 9g	生甘草 3g

医嘱：注意休息，局部疱疹忌强行挑刺，宜予生理盐水湿敷或外搽三黄洗剂。

二诊：服药 7 剂，患者右颈颏部疱疹均结痂，刺痛亦减。但仍有麻木灼热感，纳食欠馨，大便欠畅，舌红，苔薄黄，脉弦数。仍拟疏肝解郁，清热解毒。前方中加川芎9g，枳壳9g，桑叶、菊花各9g以清解热毒，行气解郁。

三诊：患者服药14剂，右颈颏部皮疹均愈，疼痛消失，大便转调，胃纳渐增。然局部皮肤遇热瘙痒，夜寐欠安，苔黄，舌红，脉弦数。证属湿热未清，气血循行失畅，再拟清化湿热，理气活血止痛，处方：金银花12g，黄芩9g，桑叶、菊花各9g，白鲜皮30g，地肤子9g，苦参9g，潼蒺藜9g，金铃子9g，延胡索9g，首乌藤30g，谷芽、麦芽各15g，生甘草3g。

四诊：服药7剂，诸症均解，纳便正常，夜寐转安。局部遗有淡褐色斑片，舌红，苔薄，脉弦。症情痊愈。嘱注意冷暖调摄，防止新感。

验案8

李某某，男性，74岁。

初诊：2008年2月21日。

主诉：左胸背部疼痛3月余，初伴疱疹。

现病史：患者于3个月前左胸胁、背部及左上肢疼痛起水疱。外院诊为"带状疱疹"，给予"阿昔洛韦"口服，外搽"炉甘石洗剂"治疗3周后，皮损消退。但疼痛不解，伴阵发性灼热麻木，尤以夜间剧烈，以致夜寐不安，口干口苦，乏力盗汗。

检查：左胸胁、背部及左上臂内侧见紫褐色条状色素沉着。舌暗红，苔薄白，脉细弦。

西医诊断：带状疱疹后遗神经痛。

中医诊断：蛇串疮（气滞血瘀证）。

辨证分析：血虚肝旺，气阴两伤，血脉瘀阻，不通则痛。

治则治法：益气养阴，活血止痛。

处方：

太子参9g	焦白术9g	茯苓9g	玄参9g
白花蛇舌草30g	薏苡仁根30g	马齿苋30g	大腹皮9g
藿香9g	延胡索12g	枳壳9g	木香9g
川芎9g	丹参30g	谷芽15g	麦芽15g
生甘草3g			

二诊：服药14剂，患者左胸背部疼痛减轻，纳增寐安，盗汗好转，再予前方加赤芍9g，全瓜蒌15g以理气活血止痛。

三诊：服药 14 剂，疼痛基本控制，左上肢活动自如，乏力减轻，继服 14 剂，症状俱缓，临床痊愈。

验案 9

臧某某，男性，75 岁。

初诊：2008 年 7 月 20 日。

主诉：左胸背皮疹疼痛 2 周。

现病史：患者 2 周前左胸背开始感觉针刺样疼痛，继则出现皮疹，迅速增多，疼痛亦逐日加重，夜间不能安睡。曾经西医治疗，予"明竹欣"（盐酸伐昔洛韦）口服。目前皮疹不再增多，疼痛剧烈，影响睡眠。

检查：左侧胸背部绿豆至黄豆大小红色丘疱疹簇集成群，排列成带状。舌质暗红，苔薄，脉细弦。

西医诊断：带状疱疹。

中医诊断：蛇串疮（气滞血瘀证）。

辨证分析：年老体弱，血虚肝旺，感染毒邪，气血凝滞。

治则治法：理气活血止痛。

处方：

龙胆草 6g	龙葵 30g	柴胡 9g	当归 9g
赤芍 9g	香附 9g	郁金 9g	延胡索 9g
炙乳香 6g	煨木香 9g	生地 30g	车前草 30g
焦六曲 15g	生甘草 6g		

医嘱：注意休息。

二诊：服药 14 剂，疱疹已结痂，仍感刺痛，但较前略减，上方去煨木香，加金铃子、大腹皮、陈皮各 9g 理气止痛。

三诊：服药 14 剂，皮疹消退，留有褐色色素沉着，仍有疼痛，原方加益母草、莪术、苏木各 9g 活血通络。

四诊：服药 14 剂，疼痛明显减轻，上方加金铃子 9g 理气止痛。

五诊：服药 14 剂，疼痛基本消除，达临床治愈。嘱患者注意休息。

验案 10

王某某，男性，68 岁。

初诊：2008 年 2 月 14 日。

主诉：左面颊疱疹疼痛一周。

现病史：患者于10天前自觉左侧面颊部阵发性抽痛，3天后同侧部位皮肤出现米粒大小水疱，遂至外院就诊，给予炉甘石洗剂外搽及口服抗病毒药物，症情无缓解，且皮疹逐渐增多，涉及左侧耳后及额角，灼热痒痛，大便干结，纳减口苦，夜寐欠安。

检查：左额角、面颊及左耳后集簇状红斑、丘疱疹、血疱。舌质红，苔黄腻，脉滑数。

西医诊断：带状疱疹。

中医诊断：蛇串疮（肝经湿热证）。

辨证分析：肝郁气滞，郁而化火，火热炽盛，外泛肌肤。

治则治法：疏肝理气，解毒化湿。

处方：

龙胆草6g	龙葵30g	柴胡9g	丹参15g
赤芍9g	白芍9g	香附9g	珍珠母（先煎）30g
金铃子9g	延胡索12g	首乌藤30g	生石决明(先煎)30g
姜半夏9g	陈皮9g	木贼草9g	生甘草3g

医嘱：局部皮损忌搔抓、烫洗，以避免继发感染。

二诊：服上剂7剂后，局部疱疹均结痂，无新发疹，疼痛亦减，大便转畅，夜寐转安，前方去龙胆草、龙葵、生石决明，加生地30g，丹皮、丹参各15g以凉血活血，养阴清热。

三诊：服药14剂，局部皮疹均已消退，仅留淡褐色斑片，无疼痛不适，纳寐均安，症属痊愈，再拟增液汤加紫草15g、肥玉竹12g、焦六曲15g，7剂内服以资巩固。

[**按语**] 带状疱疹，在中医文献中，属于"蛇串疮"范畴，最早见于《诸病源候论》，西医学认为本病乃由水痘－带状疱疹病毒感染所致。验案3患者皮疹发于头面，症轻者用牛蒡解肌汤；该患者左面颊疱疹，上及眼睑，下至口唇，肿胀灼热，夹有脓疱，唇部上翻如游风，眼白充血似鸠眼，若寒战高热者，乃"大头瘟"重症也。可用普济消毒饮，清热解毒、疏散风邪。以黄芩、黄连清泄热毒；牛蒡子、连翘、柴胡疏散上风热；板蓝根、玄参解头面、咽喉热毒；加用麻黄引经上达以驱邪。邪盛者，热毒充斥内外，有吐血及发斑之征，乃"气血两燔"之证。清瘟败毒饮主之，此方乃白虎汤、黄连解毒汤、犀角地黄汤三方合

用，配以连翘、玄参解浮瘀之火，桔梗、竹叶载药上行。余师愚说："此大寒解毒之剂，故重用石膏，平甚者，而诸经之火，自无不安矣。"分析确当，临床当熟记之。以上方药，分轻重缓急主次，见证用之，疗效可靠。

验案 9 患者年老体弱，血虚肝旺，或劳累感染毒邪，或湿热毒盛，以致郁阻经脉，气血凝滞，故而疼痛持续难解，"不通则痛"。方中丹参养血活血，"功同四物"，兼能凉血解毒，是为君药。川芎乃"血中之气药"，实具通达气血之功；香附入肝经，疏肝理气，乃"气病之总司"，两者共为臣药。君臣相伍，活血化瘀而不伤血，疏肝解郁而不耗气。佐以延胡索、郁金加强行气活血之功；白花蛇舌草增强解毒之力。肝木过旺，反克肺金，肺失宣肃，则咳嗽咯痰并作。故在理气活血的同时，又添加紫菀、百部、桔梗、陈皮、半夏等化痰止咳之品，以使肺肝协调为用，气顺血畅，则疼痛自消。

三、荨麻疹

验案 11

程某，男性，31 岁。

初诊：2007 年 8 月 4 日。

主诉：全身皮疹伴瘙痒反复发作 5 年。

现病史：患者有荨麻疹反复发作史 5 年，屡经西药治疗，症情反复不已，皮疹骤发骤退，伴剧烈瘙痒，近半年来时有胸闷不舒，尤以皮疹发生时为显，甚则气促、眩晕，需静脉注射激素得以缓解。

检查：躯干、四肢散在大小不一红色风团，压之退色，划痕征（＋）。舌质红，苔薄，脉弦数。

西医诊断：慢性荨麻疹。

中医诊断：瘾疹（气血失和证）。

辨证分析：肝郁失畅，风盛蕴肤。

治则治法：疏肝解郁，祛风止痒。

处方：

柴胡 9g	当归 9g	白术 12g	白芍 12g
黄芩 9g	丹参 20g	香附 9g	白鲜皮 15g
浮萍草 9g	木贼草 9g	苍耳草 9g	防风 9g
紫草 9g	杏仁 9g	姜半夏 9g	陈皮 9g

生甘草 3g

医嘱：忌动怒、焦虑、紧张及饮食宜忌海腥发物。

二诊：服上方 14 剂后，皮疹发生减少，无胸闷窒息感，无明显瘙痒，纳便正常，夜寐转安，时有梦扰。检查：躯干、四肢散在少量豌豆大小风团，色淡红，压之退色。苔薄腻，舌质红，脉弦。治拟理气健脾，祛风除湿止痒之法，处方：苍术 12g，黄柏 9g，猪苓 12g，柴胡 9g，当归 9g，赤芍、白芍各 9g，香附 9g，预知子 9g，合欢皮 9g，白鲜皮 15g，浮萍草 9g，豨莶草 12g，木贼草 9g，首乌藤 30g，灵磁石（先煎）30g，生甘草 6g。

三诊：服上方 14 剂后，皮疹无新发，无胸闷不适，无腹痛诸症，纳寐正常，检查未见风团皮损。苔薄，舌质红，脉弦。证属痊愈，治拟益气活血，润肤止痒之法以资巩固，处方：黄芪 15g，白术、白芍各 12g，防风 9g，白蒺藜 12g，鸡血藤 30g，首乌藤 30g，当归 12g，赤芍 9g，生地 18g，浮萍 12g，炙僵蚕 12g，生甘草 3g。

四诊：服上方 14 剂后，患者无皮疹发生，无瘙痒，症情痊愈，再拟玉屏风散合消风散加减治疗 2 周，嘱其注意饮食，宜忌海腥发物，劳逸结合。

验案 12

王某某，女性，55 岁。

初诊：2008 年 6 月 13 日。

主诉：皮疹反复 8 个月余。

现病史：患者 8 个月前无明显诱因突发皮肤瘙痒，继则起大片皮疹，越抓越多，数小时后可自然消退，但迅即又起，时起时落，曾在外院服多种抗组胺药有效，但停药即发，夜间尤甚，影响睡眠和生活。

检查：躯干及四肢散在大小不等的红色风团，皮肤划痕症阳性。舌质淡红，苔薄，脉细。

西医诊断：慢性荨麻疹。

中医诊断：瘾疹（风热证）。

辨证分析：风热客表，郁于肌腠，外不得透达，内不得疏泄。

治则治法：疏风清热止痒。

处方：

生地 30g	赤芍 9g	丹皮 9g	白鲜皮 30g
地肤子 9g	苦参 9g	浮萍草 9g	苍耳草 9g

| 豨莶草 15g | 车前草 30g | 黄芩 9g | 土茯苓 30g |
| 菝葜 30g | 徐长卿 15g | 焦六曲 15g | 生甘草 3g |

医嘱：忌辛辣鱼腥发物。

二诊：服药 28 剂，皮疹发生间隔时间延长，上方加马齿苋 30g 凉血解毒。

三诊：服药 28 剂，皮疹无新发，无明显瘙痒，症情好转，上方加紫草、茜草各 12g 续服 1 个月巩固治疗。嘱患者注意饮食起居。

验案 13

张某某，女性，43 岁。

初诊：2008 年 4 月 7 日。

主诉：全身皮疹瘙痒，搔后起风团 1 年余。

现病史：患者 1 年来每至入睡前自觉全身皮肤瘙痒难忍，搔后即起风团，色红灼热，心烦难眠，屡经抗过敏药治疗，服时有效，停药即发，口干喜饮，溲黄便干。

检查：四肢及躯干散在大小不一淡红色风团皮损，伴抓痕、血痂。舌质红，苔薄，脉弦数。

西医诊断：慢性荨麻疹。

中医诊断：瘾疹（血热证）。

辨证分析：心经有火，血热生风。

治则治法：清心凉血，消风止痒。

处方：

生地 30g	赤芍 9g	丹皮 9g	荆芥 9g
防风 9g	知母 9g	蝉衣 6g	生石膏（先煎）30g
黄芩 9g	金银花 12g	浮萍 12g	炙僵蚕 12g
生甘草 3g	首乌藤 30g	白鲜皮 30g	

二诊：服上药 14 剂，皮疹瘙痒明显减轻，入夜尚起少量风团，舌红，苔薄，脉弦，仍守前法，去生石膏、首乌藤，加紫草 15g、丹参 15g 以凉血活血。

三诊：服药 14 剂复诊，皮疹瘙痒轻微，搔后几无风团皮损，无心烦口干，大便调畅，夜寐转安，仍守前方，继服 2 周以资巩固。

半年后随访，荨麻疹已愈，未再复发。

验案 14

张某，男性，39 岁。

初诊：2007年2月11日。

主诉：皮疹反复6年，加剧2周。

现病史：患者6年来间断出现皮肤阵发性瘙痒，抓后起大片红斑，数小时后可自然消退。2周前因接触建材引起皮疹急性发作，剧烈瘙痒，影响睡眠和工作。

检查：周身散布大小不等红色风团，部分可见抓痕血痂。舌质淡红，苔薄，脉细。

西医诊断：慢性荨麻疹。

中医诊断：瘾疹（风热证）。

辨证分析：风热客表，郁于肌腠，外不得透达，内不得疏泄。

治则治法：疏风清热止痒。

处方：

生地30g	赤芍9g	丹皮9g	白鲜皮30g
地肤子9g	苦参9g	浮萍草9g	木贼草9g
苍耳草9g	茜草9g	紫草12g	土茯苓30g
菝葜30g	徐长卿15g	焦六曲15g	生甘草3g

医嘱：忌辛辣鱼腥。

二诊：服药21剂，皮疹发生已少，胃有不适，上方去苍耳草，加煨木香9g理气。

三诊：服药28剂，皮疹无新发，无明显瘙痒，原方加减续服1个月巩固治疗。嘱患者注意饮食起居。

[**按语**] "瘾疹"相当于西医之"荨麻疹"，因其时隐时现，抓之即起而得名。中医文献对其论述颇多，在病因方面，宋代《三因极一病证方论·瘾疹证治》已注意到了内因的作用，如"内则察其脏腑虚实，外则分寒暑风湿"。本病患者素体禀赋不耐，平素情志不畅，肝郁日久，失于条达，风邪内侵，内不得疏泄，外不得透达，气血失和，邪壅腠理，而致发病。故首拟疏肝解郁、祛风止痒之法加以治疗，方中柴胡、香附疏肝理气；苍耳草、浮萍草、木贼草等皆能入肺达表皮，散风止痒；防风气味俱薄，性浮达表，《本经》主"大风"冠于句首，乃治风必不可少之药；酌加清热凉血之黄芩、紫草通瘀清心，以断风热内炽之后路，更助祛邪止痒之功；当归、丹参、白芍养血活血，取"血行风自灭"之意，亦有助止痒之力。药后症情缓解，故当固其本，药用苍术、黄柏、猪苓等以调理脾胃、健脾除湿。最后为防其病久耗伤气血，乃拟玉屏风散合消风散加减益气活

血，润肤止痒以资巩固。诸方合用，肌腠乃密，则邪侵无机，复发无由。

四、扁平疣

扁平疣是一种常见的病毒性皮肤病，临床以好发于面部和手背，针尖到黄豆大小的褐色或正常皮色的扁平丘疹为特征，多散在分布，与中医文献中记载的"扁瘊"相类似。

本病好发于青年男女，尤以青春期前后的少女为多，故又称青年扁平疣。皮疹常对称发生于颜面和手背，病程极慢，有的可在数周或数月后突然消失，不久又再复发，但也有常年不愈者。一般无明显症状。本病的发生与机体免疫力低下和抵抗力下降有密切关系。

中医认为本病的病因病机是由于肝火妄动，气血不和，外感风热之毒，阻于肌肤所致。中医治疗当以调和气血，疏风清热活血解毒为主。

验案 15

陈某某，女性，29 岁。

初诊：2007 年 4 月 6 日。

主诉：皮疹反复 8 年余。

现病史：患者 8 年来颜面、手背多处散发皮疹，无明显自觉症状，外院确诊为"扁平疣"，曾先后予聚肌胞、去疣合剂等中西药物治疗，均无明显疗效，皮疹仍反复发生。

检查：双手背、颜面散布多数暗褐色粟粒至绿豆大小的扁平丘疹，表面光滑。舌质红，苔薄，脉细。

西医诊断：扁平疣。

中医诊断：扁瘊（热毒炽盛证）。

辨证分析：气血不和，腠理不密，外感毒邪，熏蒸肌肤而发。

治则治法：调和气血，祛风解毒。

处方：

紫草 12g	野菊花 12g	马齿苋 30g	生薏苡仁 30g
白鲜皮 30g	木贼草 9g	苦参 12g	丹参 30g
川芎 9g	桃仁泥 9g	杜红花 6g	王不留行 9g
煨葛根 12g	太子参 12g	生甘草 6g	

医嘱：局部减少刺激。

二诊：服药 14 剂，皮疹仍有新发，颜面、手背原有皮疹无消退，上方去葛根、王不留行，加生地 30g、益母草 9g 活血解毒，继续治疗。

三诊：服药 1 个月，原有皮疹逐渐变平，但好转速度较慢，再予原方加减续服。

四诊：患者坚持服药半年，面部皮疹均消退，两面颊始发皮疹处留有明显的色素沉着斑。舌边尖红，苔薄，脉细。再予益气养阴，补益肝肾中药治疗以消斑。

处方：太子参 12g，焦白术 12g，茯苓 12g，生地 30g，玄参 9g，麦冬 9g，枸杞子 12g，旱莲草 30g，丹参 30g，川芎 9g，白花蛇舌草 30g，预知子 12g，白菊花 12g，生甘草 3g。

五诊：服药 3 月，面部色斑消退，达临床治愈。

[按语] 本病虽为常见的皮肤病，病因病理均较简单，但西医学采用西药、冷冻、激光等方法治疗，疗效均不理想，且较易复发；中医原有用鸦胆子油少许点在疣体上外治的方法，目前因其不良反应较大，一般不再使用，而以中药内服外搽的治疗方法为主。中医对本病的辨证论治有其独到之处，认为本病属气血失和，腠理不密，外感毒邪，凝聚肌肤而成，故治以调和气血，活血祛风解毒。方中川芎、丹参、桃仁、红花、王不留行活血散结；太子参益气，共奏调和气血之功；紫草、野菊活血解毒，具有较强的抗病毒作用；马齿苋、生薏苡仁、苦参、白鲜皮除湿解毒；木贼草祛风，又可增强机体免疫力。诸药协同，取得疗效，且根治率高，不良反应小。患者病程长达 8 年，反复发作，皮疹消退后仍留有明显的色素沉着，考虑到久病及肾，加上肝火妄动，肝肾阴虚，故改以补益肝肾，益气养阴，活血消斑，以扶正祛邪，同时提高机体免疫力，减少疾病的复发。

验案 16

张某，女性，32 岁。

初诊：2008 年 3 月 21 日。

主诉：颜面，手背皮疹一年。

现病史：患者近一年颜面、双手背部出现散发米粒至绿豆大小扁平皮疹，伴微痒。外院诊为"扁平疣"，屡经抗病毒药物及视黄酸等治疗，效果不显，并渐渐增多，纳便尚调，口干喜饮，夜寐较迟，时有梦扰。

检查：面颊、前额、双手背散在淡褐色粟粒至绿豆大小扁平丘疹，部分呈线条状排列，表面光滑。舌质偏红，苔薄，脉弦。

西医诊断：扁平疣。

中医诊断：扁瘊（气血瘀滞证）。

辨证分析：气血失和，腠理疏松，外感毒邪，泛于肌肤。

治则治法：清热解毒，软坚散结。

处方：

马齿苋 30g	板蓝根 30g	木贼草 15g	白茅根 30g
紫草 15g	制香附 12g	败酱草 30g	生薏苡仁 30g
丹参 30g	虎杖 30g	赤芍 12g	白花蛇舌草 30g
夏枯草 15g	生甘草 6g		

医嘱：除服药每日一剂外，同时蘸取煎液搽洗患处。

二诊：连服 14 剂后，皮损略有增多，自觉微痒，再于前方中加入煅牡蛎 30g、炙僵蚕 12g 以平肝潜镇，活血通络。

三诊：服药 28 剂，皮疹显著减少，酌加沙参，玉竹养阴和胃之品。共服 60 剂皮损全部消退，随访半年未有复发，症获痊愈。

验案 17

张某，女，28 岁。

初诊：2008 年 5 月 15 日。

主诉：面部和两前臂、手背皮疹 1 年，加重 2 月。

现病史：患者于 1 年前起出现面部及双手部皮疹。近两个月皮疹迅速增多，颜色加深，伴有明显瘙痒，月经来潮时腹痛，色紫，有血块。大便干结，三日一行。

检查：两面颊、额部、前臂、手背等处，散发扁平褐色，粟米到米粒大小丘疹，有五十多粒。舌质红，苔薄黄，脉细涩。

西医诊断：扁平疣。

中医诊断：扁瘊（气血瘀滞证）。

辨证分析：热毒夹湿，蕴阻肌肤，瘀血阻络。

治则治法：清热解毒，活血化瘀。

处方：

紫草 12g	野菊 12g	马齿苋 30g	生薏苡仁 30g
木贼草 9g	白鲜皮 15g	大青叶 15g	白花蛇舌草 30g
苦参 9g	桃仁泥 9g	全瓜蒌 20g	杜红花 9g
生甘草 6g			

14 剂。

外用外洗方每日 1 剂，一日 3 次。

二诊：用上药 2 周后皮疹开始消退，疣体萎缩、干燥、脱落。

三诊：治疗 6 周，疣体全部消退而痊愈。未遗留色素斑点。

验案 18

陈某某，女性，50 岁。

初诊：2008 年 1 月 30 日。

主诉：面部皮疹 2 年余。

现病史：患者 2 年多来面部皮疹逐渐增多，伴轻微瘙痒感，曾在外院予阿昔洛韦、肽丁胺、胸腺肽等治疗，皮疹依然。

检查：两面颊见粟粒至绿豆大小黄褐色扁平丘疹，表面平滑。舌质淡红，苔薄，脉细。

西医诊断：扁平疣。

中医诊断：扁瘊（热毒炽盛型）。

辨证分析：气血不和，腠理不密，外感毒邪，熏蒸肌肤而发。

治则治法：调和气血，祛风解毒。

处方：

紫草 12g	野菊花 12g	马齿苋 30g	生薏苡仁 30g
白鲜皮 30g	木贼草 9g	苦参 12g	丹参 30g
香附 9g	桃仁泥 9g	杜红花 6g	黄连 6g
煨木香 9g	合欢皮 15g	焦六曲 15g	生甘草 6g

医嘱：局部减少刺激。

二诊：服药 14 剂后，皮疹略有增多，便溏，上方去黄连、合欢皮，加生地 20g、黄芩炭 9g、石榴皮 9g 活血解毒收涩。

三诊：服药 28 剂，原有皮疹逐渐变平脱落，再予原方加减续服。

四诊：服药 28 剂，皮疹全部脱落，临床治愈。

[按语] 扁平疣是由人类乳头瘤病毒引起的皮肤病。属"疣"的一个类型，此病"中医文献"早有记载，明·陈实功《外科正宗》中有详细描述，认为是"忧郁伤肝，肝无荣养，以致筋气外发"，夹有热毒火邪，以致气滞血凝而成。西医学认为，免疫功能失调，尤其细胞免疫功能低下，可诱发本病的发生。所以用清热解毒、活血化瘀的解毒活血方，内服、外洗，取得了明显效果。本方以甘寒

的紫草、苦寒的野菊花、酸寒的马齿苋等解毒清热力强的药物为主，配以苦寒的苦参、白鲜皮等清热解毒、除湿祛风止痒的药物为辅助药，可加强解毒的功能。再以苦平的桃仁、辛温的红花活血化瘀，通经透肤为佐使药，甘草调和诸药可增强解毒活血的功能。

五、脱发

验案 19

王某某，男性，32 岁。

初诊：2007 年 11 月 4 日。

主诉：渐进性头发稀疏 2～3 年。

现病史：患者之父有脂溢性脱发史，近 3 年来患者脱发增多，前额发际渐渐高耸，头顶头发密度逐渐稀疏，并伴发质油腻，头皮时常瘙痒，大便欠畅，夜寐欠安。

检查：前额鬓角呈"M"征，头顶头发稀疏，发质油腻，属脂脱分级 Ⅲ～Ⅳ 期。舌质红，苔薄腻，脉弦数。

西医诊断：脂溢性脱发。

中医诊断：白屑风（湿热上蒸）。

辨证分析：湿热蕴结，上蒸头部。

治则治法：清热利湿，祛脂生发。

处方：

生地 30g	玄参 9g	当归 12g	赤芍 9g
生山楂 15g	虎杖 15g	生侧柏 12g	白花蛇舌草 30g
女贞子 15g	首乌藤 30g	旱莲草 30g	制大黄 9g
生甘草 3g	酸枣仁 9g		

医嘱：忌辛辣、甜腻之品，保证充足睡眠。

二诊：服上方 14 剂后，脱发减轻，发质油腻亦减，纳可，大便日行一次，夜寐转安，舌红，苔薄，脉弦细。治守原法，于上方去虎杖、酸枣仁，加制黄精 15g，地骨皮 15g。

三诊：服上方 14 剂后，症情见好，头顶部头发较前为多，有细软毳毛生长，纳便均调。舌红，苔薄，脉小弦，原法再进，予皮肤三号方加女贞子 15g，制首乌 15g，锁阳 12g。

当代中医皮肤科临床家丛书

马绍尧

四诊：服上方 14 剂后，脱发基本已止，余无不适。苔薄，舌边尖红，脉弦细，拟养阴清热，活血乌发生发之法，处方：生地、熟地各 15g，当归 12g，玄参 9g，天冬、麦冬各 9g，鹿衔草 15g，白花蛇舌草 30g，生侧柏 15g，生山楂 15g，菟丝子 15g，芡实 9g，制首乌 15g，生甘草 3g。

五诊：服上方 14 剂后，前额发际见细软毳毛生长，发质正常，无油腻感，大便通畅，舌边尖红，苔薄，脉细。再守前法以资巩固，于上方加党参、丹参各 15g，天麻 12g，菟丝子 15g。

六诊：服上方 14 剂后，症情显著好转，纳寐均安，舌边尖红，苔薄，脉弦。继予活血补肾之法，处方：皮肤 9 号方加制首乌 15g，女贞子 15g，旱莲草 30g。

七诊：服上方 14 剂后，头顶部头发密度略有增加，余症无殊，治守前法，再予上方续服。

八诊：服上方 14 剂后，患者脱发俱止，头发油腻亦好转，头顶部头发密度显著增加，症情痊愈。嘱其饮食宜忌油腻、辛辣之品，注意睡眠充足。

验案 20

蔡某某，男性，50 岁。

初诊：2008 年 3 月 14 日。

主诉：脱发 3 个月余。

现病史：患者 3 个月前无明显诱因右耳上方出现片状脱发，逐渐增大如钱币大小，后他处头发也开始脱落，近一周内全部头发脱光，且眉毛、胡须也脱光，腋毛也开始脱落。自觉腰酸、夜寐欠安、多梦易醒。

检查：头发、眉毛、胡须均脱光，脱发处头皮光亮，散在少许毳毛，腋毛稀疏松动。舌质淡红，苔薄，脉细。

西医诊断：普脱。

中医诊断：油风（肝肾不足型）。

辨证分析：肝肾不足，精血亏虚，血虚脱发。

治则治法：益气养阴，滋补肝肾，养血生发。

处方：

党参 12g	焦白术 12g	茯苓 12g	生地 30g
玄参 9g	麦冬 9g	枸杞子 12g	女贞子 12g
旱莲草 30g	淫羊藿 30g	当归 9g	川芎 9g
丹参 30g	首乌藤 30g	酸枣仁 9g	焦六曲 15g

生甘草3g

医嘱：注意饮食起居，劳逸结合。

二诊：服药28剂，睡眠好转，毛发不脱落，有白色毛发生长，仍时有腰酸，上方去首乌藤、酸枣仁，加桑寄生9g、独活9g、炙狗脊12g补肝肾、强筋骨。

三诊：服药2月后，眉毛、胡须已长出，头皮有稀疏毛发生长，原方加仙茅9g、功劳叶15g、仙鹤草30g补益肝肾。

四诊：服药3月后，头发已全部长出，右耳上方毛发尚稀疏。嘱患者注意饮食调养，劳逸结合。

[**按语**] 斑秃是皮肤科中的常见病，病情轻者，不经治疗，亦可自愈。也有因不予重视，造成全秃，甚至于普秃者，此时西医多予皮质类固醇激素治疗，但不良反应大，疗效不理想，中医辨证论治有其独到之处。中医认为精血同源，精血互生，精足则血旺。肝藏血，"发为血之余"，是说毛发的润养来源于血；肾主骨，其荣在发，"发为肾之外候"，则说明发虽由血滋养，但其生机则根源于肾气。总之，毛发的生长与脱落、润泽与枯槁，均与肾的精气盛衰和血的充盈有关。斑秃、全秃、普秃总因肝肾阴虚，气血不足，血虚不能荣养，发失所养所致。故本病治疗当以滋补肝肾，养血生发为主。方中枸杞子、女贞子、旱莲草、仙茅、淫羊藿、仙鹤草、功劳叶、桑寄生、狗脊滋补肝肾，添精补髓；丹参、当归养血活血；川芎活血祛风；党参、白术、茯苓、甘草健脾益气，故可建生发之功。

验案21

姚某某，女性，20岁。

初诊：2007年7月18日。

主诉：头发脱落2个月。

现病史：患者于2个月前因赶考紧张，常常熬夜而致多处头发片状脱落，伴头皮痒，皮损渐渐扩大。曾自服"华珍冲剂"，外搽"生发精"，均不奏效。自觉纳少口干，大便欠调，夜寐不安，多梦易惊，经期延迟。

检查：头顶、枕后、颞部见多处钱币状秃发，局部头皮光亮如鲜，夹杂少量毳毛，眉毛略稀疏。舌淡红，苔薄，脉细。

西医诊断：斑秃。

中医诊断：油风（风邪上扰证）。

辨证分析：肝失调达，气循失畅，风邪外袭，上扰头部。

治则治法：疏肝理气，祛风活血，养血生发。

处方：

柴胡 9g	当归 9g	白芍 9g	川芎 9g
生地 15g	熟地 15g	防风 9g	木瓜 9g
首乌藤 15g	天麻 12g	茯苓 12g	丹皮 30g
炙远志 4.5g	女贞子 15g	桑椹 12g	生甘草 3g

医嘱：注意劳逸结合，睡眠充足，避免过度紧张。

二诊：上药连服1个月后，毛发停止脱落，局部皮损处见淡黄色毳毛新生，纳增寐安，大便调畅。原方去防风、木瓜、柴胡，加益母草15g、陈皮9g以理气和胃，调经活血。

三诊：连续服药2个月，患者秃发区均已长出新发，并见黑发，眉毛增多，面色润泽，无不适之诉，终获痊愈。

[按语] 斑秃，《医宗金鉴》名为"油风"。其实，"油风"之症，亦包括脂溢性脱发在内。《内经》说：血气盛则肾气强，肾气强则骨髓充满，血气虚则肾气弱，肾气弱则骨髓竭，故发白而脱落。此由于血气虚、肝肾虚所致。在《医宗金鉴》说：油风"由毛孔开张，邪风乘虚袭入，以致风盛燥血，不能荣养毛发"而致。故治疗上以祛风活血，养血生发为主。

本案患者发病前有紧张和熬夜劳累病史，属肝失调达，气循失畅，风邪外袭，上扰头部。故兼加疏肝理气，宁心安神之品，如柴胡、远志、首乌藤等。

六、白癜风

验案 22

王某某，女性，56岁。

初诊：2007年1月17日。

主诉：面颈部白斑3个月。

现病史：患者于3月前左颊及颈部发生蚕豆大小白斑，逐渐扩大，增至钱币大小，无明显自觉不适。曾予"白癜灵"外搽，无明显缓解。遂至本院中医门诊。自幼有过敏体质史。平素胃纳一般，大便偏干，夜寐梦多，时感腰酸耳鸣。

检查：面部左颊、颈前部各有 5cm×6cm 大小的色素减退斑一块。白斑边缘见色素沉着环。血尿便常规正常。血清免疫球蛋白E（IgE）125 IU/L，补体C3 < 0.8g/L。舌淡红，苔薄，脉细濡。

西医诊断：白癜风。

中医诊断：白驳风（肝肾不足证）。

辨证分析：肝肾不足，气血失和，气滞血瘀，肌肤失养。

治则治法：益气活血，滋补肝肾。

处方：

全当归12g	白术12g	白芍12g	云茯苓15g
淮山药15g	生地15g	熟地15g	川芎9g
白蒺藜12g	煨木香9g	丹参30g	补骨脂15g
女贞子15g	首乌藤30g	山萸肉12g	玫瑰花9g
生甘草6g			

医嘱：减少日光曝晒，饮食宜忌酸辣刺激之品。

二诊：连续服药2个月，皮损局部显著缩小，无新疹发生。并在原白斑中心出现点状色素斑，纳便正常，夜寐转安，再在前方酌加自然铜15g，桑椹15g续服。

三诊：患者服药8周后，白斑基本消退，与周围皮肤色泽无显著差异，终获痊愈。嘱注意生活起居规律，提高机体免疫力。

[**按语**] 白癜风，中医文献称"白癜"，《医宗金鉴》称"白驳风"，"由风邪相搏于皮肤，而令气血失和"所致。《医林改错》则有"血瘀于皮里"之说。祛风湿，调气血，补肝肾，健脾胃。疑难之疾，难以奏效。

七、复发性面部皮炎

复发性面部皮炎是一种反复发作于面部的炎症性皮肤病。其特征为面部反复出现潮红、丘疹、毛细血管扩张，并伴有灼热痒痛，不能接触任何化妆品。

本病好发于中青年，一般认为本病的发生与性激素水平有关。患者体内雌激素、孕激素水平相对偏低，雄激素水平相对偏高，使得皮脂腺分泌旺盛所致。在面部油脂性皮肤的基础上，患者对光照及各种化妆品均致敏。部分患者因各种原因长期外用皮质类固醇激素制剂，并对其产生依赖性。

本病病因病机多因平素过食膏粱厚味、辛辣酒类等，以致肠胃运化失常，生湿生热，湿热蕴积肌肤；或因精神紧张，情志不舒，肝郁化火，郁久血燥，阴血不足，燥热蕴阻肌肤血络所致。临床上辨证可分为肺热阴虚证和肠胃湿热证。肺热阴虚证者，治宜养阴清热；肠胃湿热证者，治宜清热化湿通腑。

验案 23

陈某某，女性，40 岁。

初诊：2007 年 3 月 5 日。

主诉：面部皮疹反复 3 年余。

现病史：患者 3 年多来面部皮疹逐渐增多，初起无明显诱因面部出现皮疹，稍痒，遇热尤甚，曾予一般抗过敏治疗无效，后外用皮质类固醇激素制剂，皮疹消退，但数日后皮疹又起，使用化妆品及阳光照射后皮疹加重。患者间断使用皮质类固醇激素制剂至今。自觉局部灼热痒痛加重。平素大便秘结，2～3 日一行。

检查：前额、面颊、鼻旁见红斑、丘疹、少量脱屑，面颊、鼻部毛细血管扩张明显。苔薄，舌边尖红，脉细。

西医诊断：复发性面部皮炎。

中医诊断：复发性面部皮炎（肺热阴虚证）。

辨证分析：面鼻属肺，肺热熏蒸，蕴郁肌肤，郁久血燥，阴血不足，虚热内生，热蕴肌肤而发疹。

治则治法：虚实夹杂之证，宜标本同治，养阴清热通腑共用。

处方：

生地 30g	赤芍 9g	丹皮 9g	玄参 12g
竹叶 12g	黄芩 9g	桑白皮 15g	地骨皮 15g
丹参 30g	虎杖 30g	鹿衔草 15g	白花蛇舌草 30g
龙葵 30g	全瓜蒌 12g	焦六曲 15g	生甘草 3g

医嘱：停用皮质类固醇激素制剂，减少刺激，少食油炸、辛辣之物。

二诊：服药 28 剂，患者自觉面部灼热症状减轻，已停用皮质类固醇激素制剂，面部红斑、丘疹部分消退，仍有毛细血管扩张，上方加桑叶、菊花各 9g，金银花、连翘各 9g 疏风清热。

三诊：服药 28 剂，患者红斑、丘疹大部消退，毛细血管扩张亦有所好转，上方加生槐花 12g 凉血止血、改善毛细血管脆性。

四诊：服药 28 剂，皮疹基本消退，无明显灼热痒痛感。嘱患者饮食避免辛辣厚味。

[**按语**] 复发性面部皮炎是在脂溢性皮炎基础上发生的面部的过敏性炎症，随着人们生活水平的提高和工作压力的增强，本病的发病率也有明显增加，其中以中青年女性较为多见。西医学对本病目前尚无很好的治疗方法，中医辨证论治

有其独到之处。此例患者面鼻反复发疹，因面鼻属肺，且斑疹色红，故属肺热熏蒸，蕴郁肌肤，郁久化燥，燥热伤阴，阴血不足，虚热内生，故治疗当以养阴清热为主。方中生地养阴生津，清热凉血，与玄参合用，共奏养阴清热之功，且可润肠通便，加上龙葵、瓜蒌协同作用以利通腑泄热；桑白皮、地骨皮合用，清泄肺中伏火以消郁热；桑叶、菊花、银花、连翘、黄芩用来疏风清热解毒；生地、赤芍、丹皮、虎杖凉血清热；生槐花凉血止血，改善毛细血管脆性。诸药合用，养阴清热通腑，凉血止血，使得斑疹得消，面部毛细血管扩张亦有明显改善。

验案 24

李某，女性，30 岁。

初诊：2008 年 4 月 7 日。

主诉：面部皮疹反复一年余。

现病史：患者初起无明显诱因面部出现皮疹，稍痒，遇热尤甚，一年多来皮疹反复增多。自觉局部灼热痒痛加重。平素大便秘结，2～3 日一行。

检查：前额、面颊、鼻旁潮红、丘疹、少量脱屑，面颊、鼻部毛细血管扩张明显。舌边尖红，苔薄，脉细。

西医诊断：复发性面部皮炎。

中医诊断：复发性面部皮炎（肺热阴虚证）。

辨证分析：面鼻属肺，肺热熏蒸，蕴郁肌肤，郁久血燥，阴血不足，虚热内生，热蕴肌肤而发疹。

治则治法：虚实夹杂之证，宜标本同治，养阴清热通腑共用。

处方：

生地 30g	赤芍 9g	丹皮 9g	玄参 12g
竹叶 12g	黄芩 9g	桑叶 9g	菊花 9g
金银花 9g	连翘 9g	丹参 30g	虎杖 30g
白花蛇舌草 30g	鹿衔草 15g	龙葵 30g	全瓜蒌 12g
焦六曲 15g	生甘草 3g		

医嘱：饮食忌辛辣酒类，避免化妆品刺激。

二诊：服药 14 剂，皮疹无新发，上方去桑叶、菊花、金银花、连翘，加蒲公英 30g、忍冬藤 30g、野菊花 12g 清热解毒。

三诊：服药 14 剂，月经将至，又有少量新发皮疹，上方加半边莲 30g 清热解毒。

四诊：服药 14 剂，皮疹逐渐消退，上方加桑白皮 15g、地骨皮 15g 泻肺清热。

五诊：服药 14 剂，皮疹全部消退，达临床治愈。嘱患者注意饮食起居。

验案 25

邓某某，女性，46 岁。

初诊：2008 年 3 月 10 日。

主诉：面部皮疹反复 2 年。

现病史：患者 2 年前面部开始发疹，当时予激素药膏外搽，皮疹迅速消退。以后面部发疹增多，再以激素药膏外搽，皮疹消退，但数日后皮疹又起，局部灼热痒痛，遇热尤甚。患者间断使用激素药膏至今。

检查：前额、面颊、鼻旁见潮红斑片、丘疹、少量脱屑，面颊、鼻部毛细血管扩张明显。舌边尖红，苔薄，脉细。

西医诊断：复发性面部皮炎。

中医诊断：复发性面部皮炎（肺热阴虚证）。

辨证分析：肺热熏蒸，蕴郁肌肤，郁久血燥，阴津不足，虚热内生，外泛肌肤。

治则治法：泻肺清热，养阴生津。

处方：

生地 30g	赤芍 9g	丹皮 9g	玄参 12g
竹叶 12g	黄芩 9g	桑叶 9g	白菊花 9g
金银花 12g	丹参 30g	虎杖 30g	白花蛇舌草 30g
鹿衔草 15g	焦六曲 15g	生甘草 3g	

医嘱：停用激素药膏，局部减少刺激，忌食酒类及辛辣助火之品。

二诊：服药 21 剂，患者自觉面部灼热症状减轻，已停用激素药膏，面部红斑、丘疹部分消退，仍有毛细血管扩张，大便溏薄，上方去金银花，加马齿苋 30g、败酱草 30g 清热收涩。

三诊：服药 28 剂，患者红斑、丘疹大部消退，毛细血管扩张亦有所好转，上方去马齿苋、败酱草，加生槐花 12g 凉血止血。

四诊：服药 28 剂，皮疹基本消退，无明显灼热痒痛感，症情痊愈。上方加桑白皮、地骨皮各 15g 以巩固治疗。嘱患者饮食避免辛辣厚味。

[按语] 复发性面部皮炎多见于青中年女性，病因复杂多样，由化妆品引起者或对日光过敏或食辛辣热性食物。目前常由于一般皮炎而反复应用皮质类固醇

制剂以致造成对药物制剂的依赖。中医认为风湿热毒侵袭肌肤以致耗津伤液形成阴虚内热的证候，治则以养阴清热祛风利湿解毒为主，急性发作者可应用凉血清热滋阴之品，如生地、赤芍、丹皮；阴伤明显者如验案 23 加玄参或麦冬、石斛；不少患者有内热便结之症如验案 24，可加润肠通便药物以解内毒；毛细血管扩张者加化瘀不动血之品，如平地木、苏木；水肿明显者，可外用白鲜皮、豨莶草、木贼草、蒲公英煎汤湿敷，总之，症状多样，当以辨证为主，所谓随证治之，即为此意。

八、毛发红糠疹

毛发红糠疹是一种毛囊口处发生红斑鳞屑的慢性炎症性皮肤病。其临床特征为红斑鳞屑、坚硬的毛囊角化性丘疹，中央有黑色角栓。主要发生于手指第 1、第 2 节背面。

中医认为本病或因风邪侵袭，脾气不健，气血不和，肌肤失养所致；或因久病气阴两亏，虚热内生，瘀血阻于肌肤而成重者形成；重者形成火毒炽盛，燔灼营血的证候。临床应辨证施治。

验案 26

陆某某，女性，56 岁。

初诊：2007 年 11 月 10 日。

主诉：皮疹 4 个月余。

现病史：患者 4 个月前无明显诱因周身泛发皮疹，脱屑明显，伴剧烈瘙痒，在"华山医院"住院，病理切片证实为"毛发红糠疹"，予泼尼松 15mg/d 及新体卡松（阿维 A）口服治疗，皮疹有所好转，目前泼尼松减量至 10mg/d，新体卡松（阿维 A）每日 2 片，仍有瘙痒。

检查：躯干、四肢红斑，上有成片脱屑，双手指甲粗糙、肥厚、发脆。舌质红，苔薄，脉细。

西医诊断：毛发红糠疹。

中医诊断：毛发红糠疹（阴虚血热证）。

辨证分析：风热袭表，肌肤失养，久则伤阴，虚热内生。

治则治法：养阴清热，凉血活血。

处方：

生地 30g	赤芍 9g	丹皮 9g	玄参 12g

麦冬 9g	北沙参 12g	肥玉竹 9g	白花蛇舌草 30g
蛇莓 30g	半枝莲 30g	半边莲 30g	石见穿 30g
预知子 12g	白鲜皮 20g	苦参 12g	丹参 30g
平地木 30g	苏木 9g	生甘草 6g	

医嘱：注意休息，饮食忌辛辣刺激。

二诊：服药 28 剂，皮疹色转淡，新发不多，已停服泼尼松，阿维 A 减量至每日一片。苔白腻，舌质红，脉细。再拟疏风清热，解毒除湿中药治疗。处方：生地 30g，赤芍 9g，丹皮 9g，白鲜皮 30g，地肤子 9g，苦参 9g，土茯苓 30g，菝葜 30g，徐长卿 15g，桑叶、菊花各 9g，金银花、连翘各 9g，黄芩 9g，苍术 12g，姜半夏 9g，陈皮 9g，煨木香 9g，生甘草 3g。

三诊：服药 21 剂，皮疹无新发，自觉胃中不适。苔薄白，舌质红，脉细。上方去黄芩、苍术、姜半夏、陈皮，加藿香 9g、川朴 9g 燥湿和胃。

四诊：服药 21 剂，皮疹逐渐消退，新生指甲正常，上方去藿香、川朴，加焦山楂 12g。

五诊：服药 14 剂，期间因肝功能复查有异常，已停用阿维 A，皮疹稳定，上方加垂盆草 30g 清热解毒利湿。

六诊：服药 42 剂，皮疹基本消退，新生指甲正常，症情痊愈。嘱患者注意饮食起居。

[按语] 毛发红糠疹为一种慢性炎症性皮肤病，早期是以毛囊角化性丘疹损害为主，继之皮肤大片潮红，干燥脱屑，儿童、成人均可发病。西医学认为毛发红糠疹的发生可能与遗传因素、维生素 A 缺乏、肝功能不良等有关。治疗常给予维生素 A、维生素 E 及阿维 A 酸。本病急性进展或治疗不当可发展为红皮病，可合并应用激素及免疫抑制剂，但长期应用不良反应大，配合中医药治疗可减少不良反应。本例患者为绝经期妇女，天癸已绝，肾阴亏虚，虚火内盛，兼风热袭表，而致肌肤失养，毛发失濡。病程虽只 4 个月，但因长期口服泼尼松及新体卡松（阿维 A），已呈现阴虚血热之象，故见躯干、四肢红斑，上有成片脱屑，双手指甲粗糙、肥厚、发脆。舌质红，苔薄，脉细，伴剧烈瘙痒。故予养阴清热，凉血活血中药治疗。先以生地、赤芍、丹皮凉血清热；蛇莓、半枝莲、半边莲、石见穿清热解毒；玄参、麦冬、沙参、玉竹滋阴润燥，佐以白鲜皮、苦参消风止痒。待患者一月后复诊，皮疹色转淡，新发不多，再拟疏风清热，解毒除湿方药治疗。经多次复诊后，患者皮疹基本消退，新生指甲正常。期间逐渐递减泼尼松及

新体卡松皮疹亦无反复，渐趋好转。由此可见，运用中医辨证论治配合西药治疗本病，疗效较优。

九、奶癣

验案 27

李某，女，3 个月。

初诊：2007 年 7 月 15 日。

主诉：出生后即全身发疹至今，加剧一周。

现病史：出生后即全身潮红成片，头皮有黄色结痂。曾用中药外洗，头面擦艾洛松，初有好转，继而加剧。其父有过敏性鼻炎，大便三日一行，干结如硬块。

检查：面部潮红斑片，头皮黄色结痂，躯干四肢散在红斑、丘疱疹、片状糜烂、结痂。舌红尖有刺，苔剥，脉细数。

西医诊断：婴儿湿疹。

中医诊断：奶癣（心肝火旺证）。

辨证分析：证属心肝火旺，胎毒湿热蕴积肌肤。

治则治法：泻火凉血平肝，清热利湿。

处方：

羚羊角粉(吞服) 0.2g	生地 9g	黄连 3g	木通 3g
竹叶 6g	生大黄 3g	生甘草 3g	

7 剂。

浓煎每次 5ml，每日 3 次（喂奶后服）。余药汁外涂，每日 2 次。

医嘱：嘱其母忌食牛肉、羊肉、火锅、芒果、荔枝等。

二诊（7 月 22 日）：药后大便日泻两次，全身潮红渐退。检查：结痂、脱屑增多，夜眠好转，苔薄舌红，脉细数。乃胎热火毒退而未净，继拟前法，守前方 7 剂。

三诊（7 月 29 日）：皮疹大部分消退，胃纳二便正常，口渴。检查：头皮尚有结痂脱落部分，四肢皮肤干燥不滑润，苔薄舌红，脉细。证属邪毒渐净，而阴虚证显现，拟养阴清热。前方加用白茅根 15g，外用三黄洗剂、清凉油乳剂，交替使用，每日 2 次而皮疹渐缓。

［按语］宋代儿科名家钱仲阳云：小儿"脏腑柔弱，易虚易实，易寒易热"，心热导赤散主之，肝热泻青丸主之。本例即用《小儿药证真诀》中导赤散加味，

生地凉血清热养阴，木通降火利水泄热为君；竹叶清心利水，引热下行从小便而出，黄连泻心火，大黄泻肠道热结共子臣；生甘草解毒，调和诸药为佐使，辨证准确，用药适度，疗效明显。

十、瓜藤缠

验案28

竺某，女，50岁。

初诊：2006年12月5日。

主诉：两下肢结块，伴发热1周。

现病史：患者两周前开始出现下肢酸重无力，后渐有疼痛，发现有多个结块，按之疼痛，曾用"抗生素"治疗无效，一周前开始出现午后发热，伴有关节疼痛，行走不便，纳呆，便干，溲赤。

检查：就诊时体温39.1℃，两小腿前侧有多个核桃大小结块，边界不清，按之偏硬，有浸润感，皮肤红肿灼热，局部疼痛明显。其间散在瘀点，瘀斑，压之不退色。舌红绛尖有刺，苔薄黄腻，脉弦滑数。

实验室检查：血常规：红细胞 3.67×10^{12}/L，中性粒细胞71.7%。血沉（ESR）67mm/h。

西医诊断：变应性血管炎。

中医诊断：瓜藤缠（血热妄行，瘀血阻络证）。

辨证分析：证属血热毒盛，瘀血痰湿阻络。

治则治法：凉血清热解毒，化瘀化痰，利湿通络。

处方：

水牛角（先煎）30g	生地30g	赤芍9g	丹皮9g
紫草9g	丹参30g	虎杖30g	鸡血藤30g
茜草根30g	白茅根30g	姜黄9g	香附9g
焦六曲15g	土茯苓30g	生甘草6g	

14剂。

二诊（12月22日）：小腿皮疹颜色变暗红，瘀点消失，结块仍肿胀，压之疼痛，纳呆腹胀，发热已退。检查：结块稍消退，边界已清，苔薄腻舌质红，脉弦数。证属火毒渐弱，湿热未除，血瘀阻络，治宜健脾燥湿消热，活血通络和胃。

处方：苍术、白术各9g，淮山药15g，藿香、佩兰各9g，黄柏9g，忍冬藤30g，虎杖 30g，络石藤 30g，木香 9g，厚朴 9g，青皮、陈皮各 9g，焦六曲 15g，生甘草 3g，14 剂。

并予丹参注射液 40ml 静脉滴注，每日一次，连续 14 天。

三诊（2007 年 1 月 5 日）：皮疹消退，尚有棕黄色素沉着，胃腹胀满，苔薄腻舌质红，脉弦细。证属脾胃失和，湿浊未化，宜健脾和胃化湿。处方：苍术、白术各 12g，黄柏 9g，草薢 12g，猪苓 12g，生薏苡仁 30g，姜半夏 9g，陈皮 9g，谷芽、麦芽各 15g，煨木香 9g，砂仁壳（后下）6g，葛根 12g，生甘草 3g，上方 14 剂乃痊。

[按语] 本病例初起，热毒盛，已入营血，正如叶天士所说："入血尤恐耗血动血，直须凉血散血。"邪热盛，血热重，需犀角（水牛角代），咸寒凉血，清心火而解热毒，同生地甘寒凉血，清热且滋肾阴为君；赤芍、丹皮苦微寒，活血祛瘀凉血散瘀，热重必血溢脉外发斑疹，紫草甘寒，凉血治血，解毒透疹共为臣；因出血定致血虚，瘀血亦能化水，用丹参、虎杖、鸡血藤、土茯苓等活血化瘀，养血生血，兼利湿共为佐；香附、六曲、甘草，理气和胃为使。二诊以后以健脾和胃，清热利湿，活血通络，标本兼治，而得痊愈。

验案 29

张某，男，27 岁。

初诊：2007 年 8 月 5 日。

主诉：下肢皮疹，伴有发热 1 周

现病史：患者一周前出现类似"感冒"症状，发热伴咽痛，曾用"抗生素"治疗无效，继而下肢出现发疹，逐渐增多，并向上蔓延增多，伴有高热，头痛，四肢关节酸楚、活动不利，纳呆，溲赤。

检查：下肢有黄豆到蚕豆大小结节、硬块，按之疼痛，躯干、上肢少量丘疱疹、血疱、结痂。舌质红，苔黄腻，脉弦滑数。

西医诊断：变应性血管炎。

中医诊断：瓜藤缠（湿热火毒，瘀血阻络证）。

辨证分析：证属风毒外袭，与湿邪互结，灼伤营血，阻于络道。

治则治法：清热解毒，祛风利湿，凉血通络。

处方：

黄芩 9g	黄柏 9g	山栀 9g	黄连 6g
白鲜皮 15g	苍术 12g	茵陈 12g	红藤 30g

败酱草30g　　　白花蛇舌草30g　车前草30g　　　生甘草6g

10剂。

二诊（8月15日）：发热已退，皮疹疼痛减轻。小腿结节仍存，夜出盗汗，口干且渴，胃纳正常，苔薄腻中间剥，舌质红，脉濡滑。证属风毒已除，湿热未清，热邪灼津，汗多伤阴，络道不畅。治宜健脾燥湿清热，养阴生津和胃，活血通络敛汗。处方：焦白术15g，山药20g，生薏苡仁30g，黄柏9g，北沙参30g，金石斛12g，川朴9g，泽兰12g，刘寄奴9g，牛膝9g，浮小麦30g，煅牡蛎（先煎）30g，鸡血藤30g，生甘草3g，21剂。

三诊（9月5日）：皮疹全部消退，纳可便干，偶有干咳，盗汗，苔薄舌红，脉细。气阴两虚，肺失肃降。治宜益气养阴，清肺止咳，敛汗和胃。处方：黄芪15g，太子参30g，焦白术12g，茯苓15g，丹参15g，玄参9g，姜半夏9g，陈皮9g，浮小麦30g，碧桃干15g，煅牡蛎（先煎）30g，全瓜蒌15g，生甘草3g，7剂。

[**按语**] 热毒壅塞三焦，充斥表里内外。《医方考》云：阳毒出血者，热为本，血为标，故用苦寒之黄连清心泻中焦之火，黄芩清肺去上焦之火，黄柏泻下焦之火，山栀泻三焦之火，导邪热自小便出，共为君；苍术、黄柏、茵陈、白鲜皮去风湿热，共为臣；红藤、败酱草、白花蛇舌草、车前草、生甘草，活血通络，利尿解毒为佐使。

验案30

严某，女，47岁。

初诊：2007年11月3日。

主诉：下肢结节肿胀疼痛1周多。

现病史：患者一个月前曾有"上呼吸道感染"，经"抗生素"治疗后好转，后因情志不畅日晡低热，胁痛时作。10日前左踝关节红肿疼痛，经治疗后消退，继而两小腿发现红斑、结节，肿胀疼痛，并逐渐增多，双前臂也有数处结节。

检查：两小腿散在红斑、结块、肿胀，鲜红到紫红色，按之疼痛，边界不清楚。两前臂有数处较小皮疹。舌质暗红，苔薄腻，脉弦数。

实验室检查：白细胞 $15.4 \times 10^9/L$，中性粒细胞79.6%，红细胞沉降率49mm/h，均高于正常值，免疫球蛋白G（IgG）17.7g/L，总补体CH50 34 U/ml，抗核抗体（ANA）阴性。

中医诊断：瓜藤缠（气郁湿热，血瘀阻络证）。

西医诊断：变应性血管炎。

辨证分析：证属肝气郁结，风湿热阻，血瘀络脉。

治则治法：疏肝理气，清热利湿，活血通络。

处方：

柴胡9g	枳壳12g	香附9g	白术15g
土茯苓15g	川芎9g	生薏苡仁15g	野赤豆15g
丹参20g	虎杖30g	忍冬藤30g	川牛膝9g
炙地龙9g	生甘草6g		

14剂。

二诊（11月8日）：皮疹渐退，红肿疼痛减轻，色呈紫暗，咽干咳嗽，胃纳不香。苔薄舌红，脉弦细。乃属邪热渐退，血循不畅，胃气受损。治宜活血通络，清热利湿，消谷和胃。处方：丹参20g，虎杖20g，鸡血藤30g，络石藤30g，忍冬藤30g，土茯苓30g，生薏苡仁30g，川牛膝9g，姜半夏9g，陈皮9g，谷芽、麦芽各15g，焦六曲15g，生甘草3g。

前方服3周，临床痊愈，实验室检查正常。

[按语] 本病例用《景岳全卷》柴胡疏肝散为主方，乃因先肝气郁结，后寒热往复，胁肋疼痛发疹，故用柴胡苦辛微寒以疏肝理气，解郁退热，配川芎、枳壳、香附理气活血止痛，共为君；茯苓、白术、生薏苡仁、野赤豆健脾和胃，清热利湿共为臣；丹参、虎杖、忍冬藤、川牛膝活血养血，清热通络共为佐；用地龙，如《本草纲目》所说："性寒解诸热，下行利小便，治足疾通经络"，生甘草解毒调和诸药共为使。

验案31

凌某，女，49岁。

初诊：2007年3月17日。

主诉：两下肢结块反复发作2年多，1周前复发

现病史：患者2年前曾因感冒后小腿发结节、肿块、疼痛，休息后可消退，以后每当感冒或劳累后即发疹，逐渐增多，肿痛加重。1周前因咽喉疼痛，结节又发，局部肿痛，活动不利，其他正常。

检查：两小腿前侧散在蚕豆到杏仁大小多个皮下结节，颜色紫红，边界清楚，按之疼痛。舌暗红，苔薄白，脉细数。

西医诊断：变应性血管炎。

中医诊断：瓜藤缠（气滞血瘀，湿热阻络证）。

辨证分析：证属瘀血阻络、湿热阻于肌肤。

治则治法：活血化瘀通络，清热利湿解毒。

处方：

泽兰 9g	赤芍 9g	川牛膝 9g	忍冬藤 30g
丹参 30g	络石藤 30g	鸡血藤 30g	汉防己 9g
野赤豆 30g	红藤 30g	败酱草 30g	白花蛇舌草 30g
桔梗 9g	生甘草 3g		

14 剂。

二诊（3月31日）：两下肢结块逐渐消退，肿胀疼痛减轻，胃中不适。苔薄舌红，脉濡细。证属瘀血渐化，湿热已清，守前法，方用前方加焦六曲 15g，陈皮 9g。

服3周，结节消退，遗留色素沉着，嘱注意休息，避免感冒，以防复发。

[按语] 本病例病程较久，瘀血证显著，反复发作，必有湿热蕴阻，故用苦、辛、微温的泽兰活血祛瘀、利水消肿为君；清热解毒的忍冬藤，消热凉血、散瘀止痛的赤芍，活血凉血化瘀消痛的丹参共为臣；鸡血藤、红藤、络石藤、败酱草、活血消肿，祛风通络共为佐；白花蛇舌草、桔梗、生甘草清热解毒共为使。

验案 32

陈某，女，36岁。

初诊：2007年11月22日。

主诉：两小腿结块，红肿疼痛一周。

现病史：患者初因过分劳累，小腿稍肿胀，继而出现结节，伴有全身乏力，关节酸楚，下肢沉重，影响走动，纳差，便干，溲少。

检查：两小腿胫前散在蚕豆到核桃大小结块，颜色淡红到暗红，按之酸痛，足踝部稍肿胀，压之无明显凹陷。舌质红，苔黄腻，脉滑数。

西医诊断：变应性血管炎。

中医诊断：瓜藤缠（湿热下注，气血凝结证）。

辨证分析：证属湿热阻络，气血失和。

治则治法：清热燥湿，调和气血。

处方：

苍术 15g	黄柏 9g	土茯苓 30g	生薏苡仁 30g

野赤豆 15g	虎杖 30g	丹参 30g	白花蛇舌草 30g
泽兰 9g	忍冬藤 30g	车前草 30g	香附 9g
全瓜蒌 15g	生甘草 3g		

二诊（11 月 29 日）：足踝肿胀消退，结块缩小，关节活动渐好转。苔薄黄舌质红，脉濡滑。证见湿热渐化，还宜前法，续用前方，酌加煨木香 9g，焦六曲 15g。

服药 3 周，结块消退，临床痊愈。

[按语] 本病例见证，正是二妙散主治之下肢无力、足膝红肿热痛症。用苍术辛苦温，燥湿祛风清热，黄柏苦寒，清热解毒，燥湿泻火共为君；丹参、虎杖、泽兰、香附，理气活血，化瘀通络共为臣；白花蛇舌草、忍冬藤、生薏苡仁、野赤豆、全瓜蒌、生甘草，清热解毒，利尿祛湿为佐使。（二妙散加牛膝为三妙丸，再加薏苡仁即为四妙丸）。

十一、激素依赖性面部皮炎

验案 33

洪某，女，38 岁。

初诊：2007 年 1 月 5 日。

主诉：面部发疹 1 月多，加重 1 周。

现病史：一月前因进食海鲜后颜面部出现皮疹，伴瘙痒不适，至外院予外用尤卓尔乳膏（丁酸氢化可的松乳膏）后，皮疹有好转，但停药后不久复发加重，又加内服开瑞坦（氯雷他定片）、仙特敏（西替利嗪）等抗过敏药物未能控制病情发展，近一周来皮疹再次加剧，瘙痒剧烈，夜寐难安。

检查：面部弥漫性大片鲜红斑片，额部、面颊明显水肿，口唇周围皮疹密集，伴少量结痂、脱屑，唇部肿胀明显，反复发作后可见毛细血管扩张。舌质红，苔薄白，脉细数。

辨证论治：风湿热外袭，夹食毒内侵，以致血分蕴热，治拟祛风清热利湿，佐以凉血滋阴之品。

处方：桑菊饮合银翘散加减。

牛蒡子 9g	荆芥 6g	防风 6g	桑叶 9g
菊花 9g	金银花 9g	连翘 9g	黄芩 9g
白鲜皮 15g	首乌藤 30g	苦参 12g	土茯苓 30g

生地20g　　　　赤芍9g　　　　丹皮9g　　　　陈皮9g

焦山楂15g　　　焦六曲10g　　　生甘草6g

14剂。

外用青石软膏，并嘱可停用口服抗过敏药，尤卓尔乳膏隔日外涂而逐步减停。

医嘱：忌用消毒毛巾，牛、羊肉、海鲜、蟹等发物不要接触到口唇，最好不食。尽量睡足7小时，避免情绪紧张或过分激动，室内外温度差别少于10℃，以免面部毛细血管扩张。

二诊（1月18日）：上药后皮疹消退大部分，但瘙痒略加重，西药已停用，胃纳二便正常，口干、手心潮热。检查：额部皮肤稍肥厚，呈暗红，接近正常皮色，口周和唇部皮疹已消退，鼻部和面颊淡红。舌质淡红，苔腻已化，呈薄白，脉濡细。此为外邪已尽，病久津伤，有阴虚内热之象。治拟养阴清热，祛风止痒，静心安神，健脾和胃。处方：生地20g，玄参12g，麦冬12g，白花蛇舌草30g，鹿衔草15g，桑叶12g，白菊花12g，金银花15g，黄芩9g，山药20g，生薏苡仁30g，谷芽、麦芽各15g，焦六曲15g，陈皮9g，徐长卿15g，生甘草6g，14剂。

三诊（2月2日）：经治颜面部皮疹已基本消退，因工作较忙，夜眠差，说话多，面时有潮红，稍咽干唇燥。检查：舌红苔薄白，脉细数。盖因肾主水，上滋心肝降火平木，肾元阳温脾上润肺金，面部皮疹虽小，与五脏相关，眠少阴虚生内热，话多伤气脾失健，故属气阴两虚之证。拟健脾益气，益肾养阴清热，生津和胃。方用百合地黄汤合参苓白术散加减。生地30g，百合9g，北沙参12g，天冬、麦冬各12g，玄参15g，太子参15g，白术12g，山药20，茯苓12g，桑白皮15g，地骨皮15g，金银花15g，肥玉竹12g，女贞子12g，焦六曲15g，陈皮9g，姜半夏9g，生甘草6g。

上方坚持服用2月后，诸症皆消，乃告痊愈。至今未见复发。

[**按语**] 激素依赖性面部皮炎，中医文献无明确相关记载，根据临床辨证，分为两个类型：①风热毒邪证：常见于发病时间不长或痊愈后又急性发作，脱屑不多，少量丘疹，轻度毛细血管扩张，寒冷、高温刺激、情绪激动（大怒、大喜、话多）、见到陌生人，均会局部症状即刻显现，食辛辣食物也会加重，舌红苔薄，脉细数。此为风热药毒蕴积肌肤，治宜清热解毒，祛风止痒，以桑菊饮合银翘散加减。常用桑叶，黄菊，金银花，连翘，竹叶，牛蒡子，生地，丹皮，白鲜皮，生甘草等。②阴虚火旺证：常见病程较长，反复发作，多方面治疗效果不佳，面部红斑偏紫暗，皮肤稍粗糙，或伴有黄褐斑，毳毛也稍长，伴性情急躁，

夜眠不安，口干唇燥，大便干结，小便黄赤，舌紫红，尖有刺，苔薄，脉弦滑数。此为病久，心脾火旺兼有肾阴虚，治以滋肾阴，降心火，养肺津，除热毒，方用百合地黄汤合泻白散加减。常用生地，百合，牡丹皮，桑白皮，地骨皮，黄芩，丹参，白花蛇舌草，蒲公英，苦参，首乌藤，瓜蒌仁，车前草等。以上两型因外来不良刺激也会交替出现，临证处方应因时、因地、因人而异。

十二、系统性硬皮病

验案 34

周某某，女，54 岁。

初诊：2007 年 5 月 7 日。

主诉：全身皮肤发疹伴关节疼痛 5 年余。

现病史：患者自 5 年前起病，初起仅颜面皮肤紧绷不适感，后自觉症情加重，遂至华山医院就诊，诊拟"局限性硬皮病"，后皮疹日渐扩展，累及颜面、四肢，伴有关节疼痛，冬季明显加剧。1 年前曾因咳嗽、咯痰而入住华山医院病房，经肺部 CT 检查证实肺部明显间质性改变，遂诊断为"系统性硬皮病"（肢端型），予肾上腺皮质激素泼尼松（最高剂量泼尼松 30mg/d，目前剂量 10mg/d）、肤康片（积雪苷片）口服，丹参静脉滴注治疗。目前泼尼松 10mg/d、扶他林（双氯芬酸钠）片剂口服治疗中。

刻诊：患者皮疹伴关节疼痛，咳嗽经治有所好转，常畏寒、肢冷，季节变换时较易感冒，走动时所喘，纳少，二便尚调，夜寐尚安。

检查：面部板滞，皮色白，间杂褐色色斑，雷诺征（＋），手背、指、趾皮肤硬化，部分硬化斑周围皮肤萎缩，牙龈淡白萎缩。舌质淡红，苔薄白，脉濡细。

中医诊断：皮痹（寒湿阻络）。

西医诊断：系统性硬皮病。

辨证分析：本病患属风湿入络，蕴阻肌肤，日久损伤经脉，影响骨骼，累及脏腑，病涉肺、脾、肾三脏，外因风、寒、湿内侵，内由肺脾肾三脏亏虚所致。

治则治法：治宜健脾润肺补肾，祛风清热，燥湿通络。

处方：四君子汤加味。

潞党参 15g	焦白术 12g	云茯苓 12g	生地 20g
玄参 15g	麦冬 12g	枸杞子 12g	女贞子 12g
旱莲草 15g	丹参 30g	川芎 9g	白花蛇舌草 30g

淫羊藿 15g	巴戟肉 12g	羌活 12g	独活 12g
桑寄生 12g	防风 9g	煨木香 9g	枳壳 9g
焦六曲 15g	甘草 6g		

14 剂。

医嘱：慎起居，避风寒，注意饮食宜忌，劳逸适度。

二诊（5 月 21 日）：前方药后，胃纳转佳，四肢关节疼痛略缓，形寒、肢冷之状亦诉有所减轻，查舌脉类前，无须更动，续守前方，再予一月之药复进。

三诊（6 月 24 日）：纳可寐安，关节疼痛明显缓解，诉药后皮疹改善，手背、指、趾皮肤软化，颜面板滞不适亦缓，维大便略难，查舌脉无异，予酌加瓜蒌仁 30g，大便遂畅。

前方临证略见加减，坚持服用至今，已停用扶他林 3 月余，关节疼痛大缓，颜面、四肢皮疹软化好转，近日天气渐寒，亦未见复发。

[按语] 硬皮病是以皮肤硬化为主要表现的结缔组织病。临床多见于青、中年女性，男性也可有发生，可分为局限性和系统性两型。系统性硬皮病常伴有内脏损害，预后较差。系统性硬皮病又分为弥漫性及肢端硬化型硬皮病，临床以肢端型为多见。此病中医文献谓之"皮痹"，《素问·痹论》说："风寒湿三气杂至，合而为痹"，"以至阴遇此者为肌痹；以秋遇此者为皮痹"，"肌痹不已，夏感于邪，内舍于脾；皮痹不已，夏感于邪，内舍于肺。所谓痹者，各以其时重感于风寒湿之气也"。传统辨证一般认为本病为肾阳亏虚，卫外失固，风寒湿之邪外侵于内，阻于肌肤、肌肉之间，痹塞不通，营卫失和，气滞血瘀或寒邪由络深入，内侵脏腑，气血失和而成。该患者患病多年，久病及脏，虚实夹杂，内外合病，乃本虚标实之象，治疗当多方照顾，兼顾扶正祛邪。本方以甘平之党参、白术、茯苓、甘草之四君子汤健脾益气为主药；以甘苦寒之生地、玄参、麦冬之液汤，女贞子、旱莲草、枸杞子、淫羊藿、巴戟肉等补肝肾为辅助药；羌活、独活、桑寄生、防风等祛风通络；木香、枳壳、六曲等芳香理气和胃为佐使药。诸药共用，乃达外祛风、寒、湿之功，内养肺、脾、肾三脏之效。

十三、湿疹

验案 35

薛某，男性，73 岁。

初诊：2007 年 11 月 12 日。

主诉：皮疹瘙痒反复二十余年，加剧一周。

现病史：患者有"湿疹"病史二十余年，反复发作，冬天加重。一周前无明显诱因皮疹瘙痒又作，逐渐泛发至全身，口服抗组胺药物及局部外搽激素药膏，症状未减轻。自觉剧烈瘙痒，心烦、口渴。

检查：躯干、四肢见密集的红色斑丘疹、水疱，部分糜烂、渗出。舌质红，苔薄黄，脉滑。

西医诊断：慢性湿疹急性发作。

中医诊断：浸淫疮（湿热型）。

辨证分析：素有蕴湿，复感热邪，湿热互结，热盛于湿。

治则治法：清热利湿，凉血解毒。

处方：

生地30g	赤芍9g	丹皮9g	白鲜皮30g
地肤子9g	苦参9g	桑叶9g	菊花9g
金银花9g	连翘9g	土茯苓30g	菝葜30g
车前草30g	马齿苋30g	徐长卿15g	焦六曲15g
生甘草3g			

医嘱：合理调节饮食起居，忌牛、羊肉及辛辣刺激之品。

二诊：服药28剂，皮疹已结痂，仍瘙痒，上方去马齿苋，加苍术12g、黄柏9g燥湿清热。

三诊：服药28剂，皮疹消退，留有色素沉着，瘙痒明显减轻，上方去桑叶、菊花、金银花、连翘、车前草，加姜半夏、陈皮各9g巩固疗效。

四诊：服药14剂，此次发病的新皮损全部消退，无明显痒感，基本治愈。嘱患者注意饮食起居，慎食辛辣之品。

验案36

顾某某，男性，56岁。

初诊：2008年2月7日。

主诉：外阴皮疹，流滋瘙痒一周。

现病史：患者曾因2003年春季家族中同时患有"疥疮"而在外院经"硫黄软膏"等治疗。嗣后，因不堪忍受瘙痒而过度搔抓，常常致皮绽血出，屡经口服抗过敏药亦不见效。近一周因外阴瘙痒而常常烫洗，搔抓，渐致肿胀渗液，痒痛相兼，心烦口苦，大便干结，小便色黄，夜寐不安。

检查：外阴阴囊肿胀，伴米粒大小丘疱疹，糜烂，渗液色黄。舌质红，苔黄腻，脉滑数。

西医诊断：外阴湿疹。

中医诊断：肾囊风（湿热下注证）。

辨证分析：素体禀赋不耐，湿热内蕴，泛发肌肤。

治则治法：凉血解毒，清热化湿。

处方：

生地 20g	赤芍 9g	丹皮 9g	白鲜皮 30g
木贼草 9g	苦参 9g	土茯苓 30g	黄连 6g
桂枝 3g	首乌藤 30g	酸枣仁 9g	代赭石 30g
姜半夏 9g	陈皮 9g	炙僵蚕 12g	全蝎 3g
焦六曲 15g	生甘草 6g		

医嘱：局部皮疹宜用生理盐水湿敷，忌过度搔抓及烫洗。饮食宜忌酒、辛辣。

二诊：服药 14 剂，外阴皮疹渗液已净，无新发疹，伴有少量滋痂。口苦便干，心烦失眠亦见改善。苔薄黄，舌质红，脉弦滑。前方去桂枝、代赭石、酸枣仁，加藿香 12g，苍术、白术各 12g 以健脾除湿，局部外搽清凉油乳剂。

三诊：服药 14 剂，患者皮疹趋于退净，痂片已除，少量脱屑，无明显瘙痒，纳便均调，夜寐转安。症情基本获愈。再拟前方加谷芽、麦芽各 15g，焦六曲各 15g 以和胃助运，健脾化湿以资巩固。

验案 37

殷某某，女性，17 岁。

初诊：2007 年 9 月 21 日。

主诉：皮疹 2 周余。

现病史：患者 2 周前突发皮疹，迅速泛发全身，伴有发热，剧烈瘙痒。曾用泼尼松 20mg/d 口服治疗 5 天，皮疹略有好转。停药后皮疹复发，目前予"仙特敏（西替利嗪）"治疗。其母回忆此次发病可能与家中新购汽车有关。患者近日大便干结，夜寐难安。

检查：头皮、颜面、双耳、颈项、躯干、四肢皮肤潮红肿胀，散布密集的红斑、丘疹、糜烂、结痂。舌质红，苔薄黄，脉滑数。

西医诊断：急性湿疹。

中医诊断：湿疮（湿热证）。

辨证分析：湿热互结，外泛肌肤。

治则治法：清热利湿，凉血解毒。

处方：

生地 30g	赤芍 9g	丹皮 9g	白鲜皮 15g
地肤子 9g	苦参 9g	土茯苓 30g	生薏苡仁 30g
桑叶 9g	菊花 9g	金银花 12g	黄芩 9g
车前草 30g	首乌藤 30g	陈皮 9g	焦六曲 15g
全瓜蒌 12g	生甘草 6g		

医嘱：避免可疑致敏物，饮食忌牛、羊肉及辛辣刺激之品。

二诊：服药 7 剂，头面部红肿稍退，躯干、四肢皮疹开始结痂，瘙痒减轻，大便通畅，夜寐转安，上方去全瓜蒌、首乌藤，加马齿苋 30g 凉血解毒。

三诊：服药 14 剂，皮疹无新发，仍觉瘙痒，上方加徐长卿 15g 祛风止痒。

四诊：服药 14 剂，皮疹逐渐消退，留有色素沉着，瘙痒明显减轻，上方去桑叶、菊花、金银花、黄芩，加姜半夏、陈皮各 9g 巩固疗效。

五诊：服药 28 剂，皮疹全部消退，已无明显痒感，症情痊愈。嘱患者注意饮食起居，慎食辛辣鱼腥之品。

验案 38

野田某某（日本），男性，23 岁。

初诊：2007 年 9 月 28 日。

主诉：皮疹十年余。

现病史：全身发疹，反复发作，逐渐加重，儿时有"哮喘"病史，近年来，时有"鼻炎"，多用"激素"控制。

检查：头面、胸腹、四肢红斑、丘疹、小水疱、糜烂、流汁，足部红肿，结血痂。舌质红，尖有刺，苔薄黄，脉滑数。

西医诊断：急性湿疹。

中医诊断：湿疮（湿热浸淫证）。

辨证分析：禀赋不耐，肺脾两虚，外感风热，内生湿浊，交阻肌肤，下染火毒，有血热毒盛之象。

治则治法：急拟凉血清热解毒为主，佐以祛风利湿止痒。

处方：

生地 30g	赤芍 9g	丹皮 9g	水牛角（先煎）30g

白鲜皮 30g	地肤子 9g	苦参 12g	土茯苓 30g
菝葜 30g	龙胆草 9g	茵陈 12g	忍冬藤 30g
苍术 12g	黄柏 9g	车前草 30g	徐长卿 15g
生薏苡仁 30g	蒲公英 20g	马齿苋 30g	块滑石（先煎）30g
焦六曲 15g	生甘草 6g		

二诊：服药 7 剂后，全身皮疹有所好转，足部红肿已退，便干。检查：水疱已消退，糜烂面已结痂，足部皮肤正常。苔薄，舌质红，脉弦濡滑。血热渐清，火毒亦退，湿邪缠绵，挟风留滞。治拟清热利湿为主，凉血祛风为辅。处方：白鲜皮 30g，地肤子 9g，苦参 12g，桑叶、菊花各 9g，金银花、连翘各 9g，黄芩 9g，生薏苡仁 30g，车前草 30g，土茯苓 30g，菝葜 30g，徐长卿 15g，生地 30g，赤芍 9g，丹皮 9g，龙葵 30g，全瓜蒌 15g，陈皮 9g，生甘草 6g。

三诊：服药 7 剂后，皮肤干燥脱屑，结痂部分脱落，有时咽痒、咳嗽。检查：大部皮疹渐退，肘内、腘窝皮肤肥厚。苔薄，舌质红，脉细数。风热湿毒渐除，肺脾之虚仍存，治拟益肺健脾，祛邪兼顾。处方：生黄芪 12g，北沙参 12g，太子参 12g，焦白术 12g，淮山药 15g，炒薏苡仁 30g，生地 20g，赤芍 9g，丹皮 9g，白鲜皮 30g，地肤子 9g，苦参 12g，土茯苓 30g，车前草 30g，首乌藤 30g，桔梗 9g，姜半夏 9g，陈皮 9g，生甘草 6g。

四诊：2008 年 4 月 28 日，前几张处方在日本调换服用，皮疹没有大片复发，肘内、腘窝瘙痒较重，足部瘙痒较重。检查：局部皮肤肥厚，轻度色素沉着，足底角化明显。苔薄，舌质红，脉细。肺主皮毛，脾主肌肉，气血不足，皮腠失养。治宜益气健脾，养血润燥，化湿止痒。处方：生黄芪 15g，太子参 12g，焦白术 12g，云茯苓 12g，生地、熟地各 15g，鸡血藤 20g，大白芍 9g，丹参 15g，首乌藤 30g，白鲜皮 30g，生薏苡仁 30g，车前草 30g，藿香 12g，桔梗 9g，姜半夏 9g，陈皮 9g，生甘草 6g。

验案 39

郭某某，男性，64 岁。

初诊：2007 年 8 月 18 日。

主诉：全身皮疹，瘙痒流滋反复 2 年。

现病史：患者 2 年来面部、躯干、四肢反复发疹，尤以日照后为甚，面部、手背皮疹渐渐增厚，瘙痒颇甚，曾在外院屡经抗组胺药、激素等治疗。本次发病前有外出旅游史，皮损以头皮、颈背、前臂泛发。

检查：头皮、颈背、前臂、手背部对称性散在米粒至豌豆大小丘疹、结节，伴点珠状糜烂、渗液。舌质红，苔薄，脉弦数。

西医诊断：湿疹。

中医诊断：湿疮（血热证）。

辨证分析：素体阴虚内热，复为热邪所袭，两热相搏，外泛肌肤。

治则治法：养阴清热，除湿止痒。

处方：

桑白皮 15g	地骨皮 15g	青蒿 9g	苍术 12g
黄柏 9g	萆薢 12g	土茯苓 30g	徐长卿 15g
白蒺藜 9g	白芷 9g	焦六曲 15g	青皮 9g
陈皮 9g	生甘草 3g		

医嘱：注意减少户外活动，避免光照。

二诊：服上方 7 剂后，患者瘙痒已减，渗液已净，无新发皮疹，但原颜面、手背部结节、苔藓化皮损仍未消退，伴阵发性瘙痒。舌质红，苔薄腻，脉弦滑。治宜化湿清热，处方：桑白皮 15g，地骨皮 15g，青蒿 9g，藿香 12g，苏梗 9g，白鲜皮 30g，地肤子 9g，苦参 9g，姜半夏 9g，陈皮 9g，车前草 30g，生甘草 3g。

三诊：服上方 14 剂后，患者瘙痒大减，头皮、颈部皮疹时有反复，而手背、前臂原斑块、结节已见软化消退。舌质红，苔白腻，脉濡数。再宜化湿清热，除湿止痒，处方：苍术 9g，黄柏 9g，姜半夏 9g，陈皮 9g，藿香 12g，桑白皮 15g，地骨皮 15g，青蒿 9g，白花蛇舌草 30g，白蒺藜 9g，焦山楂 15g，焦六曲 15g，生甘草 3g。

四诊：服上方 14 剂后，患者皮损持续见好，头皮、躯干皮疹基本消退，几无瘙痒，前臂、手背豌豆样结节已软化。苔薄腻，舌质红，脉弦。拟健脾理气化湿之法，以资巩固疗效，处方：煨木香 9g，砂仁壳（后下）6g，党参 9g，焦白术 9g，茯苓 9g，姜半夏 9g，陈皮 9g，车前草 30g，生地 30g，首乌藤 30g，焦六曲 15g，生甘草 3g。

五诊：服上方 14 剂后，患者头面皮疹俱消，躯干亦同此，无瘙痒，手背少量结节，无糜烂，症情基本痊愈。再拟凉血活血汤加减内服 2 周，嘱避免光照，饮食忌饮酒及海腥发物。

验案 40

胡某某，男性，41 岁。

初诊：2008 年 5 月 25 日。

主诉：双下肢皮疹反复发生，瘙痒 15 年，加剧 2 周。

现病史：患者有过敏体质史，每遇春秋季节易有皮肤瘙痒，皮疹主要分布于双下肢，发作时伴有渗液流滋，以往屡经西药治疗，症情反复不已。3 周前自服"肤力健"保健液，一周后皮疹泛发全身，灼热焮红，脱屑瘙痒，外院拟"红皮病"而予"甲泼尼龙"静脉注射，3 天后肿胀消退，瘙痒减轻，遂来中医院求治。刻下患者皮疹泛发，瘙痒流滋，小便色黄，大便干结，夜寐欠安。

检查：颜面、躯干、四肢泛发性、对称性红斑、丘疹、水疱，四肢皮疹伴见滋痂、糜烂，舌质红，苔薄黄腻，脉弦滑。

西医诊断：急性湿疹。

中医诊断：湿疮（湿热证）。

辨证分析：禀赋不耐，风湿热邪客于肌肤而成。

治则治法：清心泻火，除湿止痒。

处方：

青蒿 15g	地骨皮 9g	丹皮 9g	生地 30g
玄参 9g	天花粉 12g	金银花 12g	羚羊角粉(分吞)0.6g
白茅根 30g	黄芩 9g	莲心 6g	生甘草 3g

二诊：服上方 7 剂后，患者渗液已净，水疱干涸、结痂、脱屑，但仍有瘙痒，苔薄，舌红，脉弦滑。前方去羚羊角粉，加白鲜皮 30g、地肤子 9g 以除湿祛风止痒。

三诊：服上方 14 剂后，患者瘙痒大减，皮疹好转，颜面、躯干皮疹基本消退，四肢散在淡红色粟米大小丘疹，伴细薄脱屑，纳便均调，夜寐转安，苔薄，舌红，脉弦，再拟清化湿热之法，处方：生地 30g，赤芍 9g，丹皮 9g，白鲜皮 15g，苦参 9g，地肤子 9g，土茯苓 30g，生薏苡仁 30g，车前草 30g，首乌藤 30g，萆薢 15g，生甘草 6g。

四诊：服上方 14 剂后，患者皮疹基本退净，瘙痒几无，症属痊愈，再投祛风止痒之消风散服用 2 周以资巩固，同时嘱患者饮食宜忌辛辣、海鲜、酒类，注意冷暖调摄，预防呼吸道感染。

验案 41

顾某某，女性，45 岁。

初诊：2007 年 12 月 27 日。

主诉：全身皮疹反复4个月余。

现病史：患者自2007年8月中旬始起病，当时自阑尾炎术后腹部出现米粒至绿豆大小红色皮疹，高出皮面，伴有瘙痒，疑似"药疹"，给予抗过敏药、葡萄糖酸钙、维生素C等治疗，症情无好转，皮疹渐渐增多，涉及全身，曾在多家医院就诊，予以"得宝松（复方倍他米松注射液）"肌内注射，症情仍有反复，瘙痒颇甚。患者心烦懊恼，口干口苦，时伴潮热，夜寐欠安，大便干硬。

检查：躯干、四肢、项后泛发性、对称性粟粒至绿豆大小丘疹，部分融合成片，色红，伴脱屑，苔黄腻，舌红，脉弦数。

西医诊断：亚急性湿疹。

中医诊断：湿疮（脾虚湿蕴型）。

辨证分析：禀赋不耐，脾运失司，湿邪内蕴，外泛肌肤。

治则治法：凉血清热，健脾化湿。

处方：

生地30g	赤芍9g	丹皮9g	白鲜皮30g
苍耳草9g	浮萍草9g	紫草15g	茜草12g
桑叶9g	菊花9g	金银花9g	连翘9g
车前草30g	淮小麦30g	生甘草6g	

医嘱：饮食忌牛、羊肉，海鲜及辛辣之品。

二诊：服药14剂后，瘙痒大减，躯干、四肢无新疹，原皮疹色泽转淡，脱屑俱消，上方去车前草、浮萍草、淮小麦，加荆芥、防风各9g，黄芩9g以祛风清热止痒。

三诊：服药14剂后，患者瘙痒几无，夜寐转安，大便通畅，皮疹大部消退，但仍有潮热、口干，再于前方中加肥玉竹12g、焦六曲（包煎）15g，旱莲草30g以养阴和胃益肾。

四诊：服药28剂后，皮疹基本退净，无瘙痒不适，终获痊愈。嘱患者注意饮食起居。

验案42

李某某，男性，78岁。

初诊：2007年11月21日。

主诉：皮疹瘙痒反复5年余。

现病史：患者5年来全身皮疹瘙痒反复发作，秋冬季节加重，伴有剧烈瘙痒，夜间尤甚，影响睡眠。

检查：头面、腰腹、双下肢红斑、丘疹、少量渗出、结痂。苔白腻，舌质淡红，脉濡滑。

西医诊断：亚急性湿疹。

中医诊断：浸淫疮（脾虚湿困型）。

辨证分析：脾失健运，湿邪内生，湿困脾胃。

治则治法：健脾燥湿，清热解毒。

处方：

苍术 12g	黄柏 9g	姜半夏 9g	陈皮 9g
萆薢 12g	猪苓 12g	红藤 30g	败酱草 30g
土茯苓 30g	车前草 30g	马齿苋 30g	金钱草 30g
白鲜皮 15g	焦六曲 15g	生甘草 3g	

医嘱：合理调节饮食起居，忌牛、羊肉及辛辣刺激之品。

二诊：服药 14 剂，头面皮疹仍多，已无渗出，仍瘙痒，上方去马齿苋、金钱草、白鲜皮，加桑叶、菊花、金银花、连翘各 9g，首乌藤 30g 疏风清热利湿。

三诊：服药 28 剂，皮疹大部消退，留有色素沉着，瘙痒明显减轻，上方去桑叶、菊花、金银花、连翘，加煨木香、陈皮各 9g 理气和胃。

四诊：服药 14 剂，皮疹基本消退，无明显瘙痒。临床基本治愈。嘱患者注意饮食起居。

验案 43

李某某，女性，3 岁。

初诊：2007 年 4 月 18 日。

主诉：皮疹反复 8 个月余。

现病史：患者 8 个月前因玩黄沙后引起双手皮疹，伴瘙痒，后皮疹逐渐蔓延至全身，曾在某医院予激素药膏治疗，效果不明显，皮疹逐渐增多。母亲有过敏性鼻炎史。

检查：面部、颈项、四肢红斑、丘疹、血痂、脱屑。苔薄，舌质淡红，脉细。

西医诊断：湿疹。

中医诊断：湿疮（风湿热证）。

辨证分析：湿热挟风，蕴郁肌肤腠理。

治则治法：疏风清热利湿。

处方：

牛蒡子 9g	荆芥 6g	防风 6g	桑叶 9g
菊花 9g	金银花 12g	黄芩 6g	土茯苓 15g
生薏苡仁 30g	白鲜皮 12g	山药 12g	生地 20g
赤芍 6g	丹皮 6g	焦六曲 15g	生甘草 3g

医嘱：避免花草刺激，饮食忌鱼腥发物。

二诊：服药 7 剂，皮疹仍痒，上方加车前草 15g 清热利湿解毒。

三诊：服药 14 剂，皮疹部分消退，瘙痒减轻，易出汗，上方加浮小麦 15g 敛汗。

四诊：服药 28 剂，皮疹基本消退，觉皮肤干燥，上方去生地、赤芍、丹皮，加太子参 12g 养阴生津。症属痊愈。嘱患者注意饮食起居。

验案 44

陆某某，男性，67 岁。

初诊：2008 年 4 月 28 日。

主诉：皮疹 5 年。

现病史：全身发疹，冬季重，曾服中药，2004 年初服，2 月好转，近期反复。便溏，日行 4 次，时头昏。

检查：红斑色暗，丘疹色白，脱屑灰褐，结痂易脱。苔薄腻，舌质淡红，脉弦细。

西医诊断：湿疹。

中医诊断：湿疮（脾虚湿热证）。

辨证分析：肾阴下亏，肝阳上亢，中焦脾弱，湿浊流溢，蕴于肌肤则发疹，注于大肠则便溏。

治则治法：湿热显著，难以顾本，先治其标，拟燥湿清热利尿，所谓利小便即实大便也，佐以平肝。

处方：

苍术 9g	白术 9g	山药 15g	生薏苡仁 30g
马齿苋 30g	黄柏 9g	红藤 30g	败酱草 15g
萆薢 12g	猪苓 12g	首乌藤 30g	川朴 9g
枳壳 9g	车前草 30g	银花炭 12g	黄芩炭 9g
焦山楂 12g	焦六曲 15g	生甘草 6g	

二诊：服药 14 剂后，皮疹渐退，瘙痒亦减，夜难安眠，小便频数，大便已调。检查：皮肤干燥，血痂，脱屑，抓痕累累。苔薄，舌质淡色暗，脉细数。高年脾肾两亏，气阴不足，肌肤失于荣养，治宜健脾补肾，益气养血为主，佐以清热利湿。处方：生黄芪 15g，生白术 15g，淮山药 15g，生地、熟地各 15g，当归 9g，大白芍 9g，川芎 9g，丹参 15g，首乌藤 30g，酸枣仁 9g，黄连 6g，白鲜皮 15g，炒薏苡仁 30g，车前草 30g，白蒺藜 9g，野菊花 12g，焦六曲 15g，陈皮 9g，生甘草 3g。

三诊：服上药 14 剂曾诸症皆除，近饮食不洁，夜间受寒，而患急性胃肠炎，经内科诊治，发热退，腹泻止，而全身起疹瘙痒。检查：红斑、风团、丘疹、抓痕、脱屑散在。苔薄黄腻，舌质红，脉弦滑数。脾胃不和，升降失常，内湿与外热相合，蕴积肌肤。治拟燥湿清热，健脾和胃。处方：苍术、白术各 12g，黄柏 12g，川朴 9g，枳壳 9g，萆薢 12g，猪苓 12g，土茯苓 30g，红藤 30g，败酱草 15g，白鲜皮 15g，苦参 12g，车前草 30g，姜半夏 9g，陈皮 9g，焦山楂 12g，焦六曲 15g，藿香 12g，生甘草 6g。

四诊：服药 7 剂后，皮疹渐退，仍有瘙痒，神疲乏力，头昏目花。检查：皮肤干燥，脱屑，少量片状糜烂。舌质淡红，苔薄白腻，脉濡滑。梅雨季节，外湿重着，内邪易于留滞，虽为脾肾两虚，气血不足之体，苔腻显示湿浊未清，难以进补。仍拟前法，前方加丹参 30g 以资巩固。症趋痊愈，嘱患者注意饮食起居，谨慎用药，以防再次诱发皮疹。

验案 45

孙某某，男性，73 岁。

初诊：2008 年 6 月 30 日。

主诉：全身皮疹反复发作 3 年多，近 1 月加重。

现病史：患者 3 年前全身发皮疹，瘙痒剧烈。颜面、颈部、躯干、四肢均有成片皮损，内服抗组织胺药，外用激素类药膏。曾经有好转，但几个月即发作一次，服中药汤剂能缓解症状。患者有哮喘史三十多年，青霉素过敏，日光过敏。舌质稍红，苔薄腻，脉弦小滑。

检查：颜面部红斑边界不清，颈项、胸腹、背部、四肢丘疹成片，少量水疱，点状糜烂，脱屑不多，部分抓痕、结痂，腘窝皮肤肥厚、色素沉着。苔薄白腻，舌质淡红，脉弦细。

实验室检查：嗜酸性粒细胞 11.2%，嗜酸性粒细胞绝对值 0.6×10^6/L。

西医诊断：亚急性湿疹。

中医诊断：湿疮（脾虚湿蕴型）。

辨证分析：高年脾气不健，久病阴液暗伤，虚热与湿邪蕴积肌肤，再遇日毒，灼热皮腠。

治则治法：清虚热，解毒邪，兼滋阴液，祛风止痒。

处方：

青蒿 30g	地骨皮 12g	紫花地丁 15g	丹皮 9g
金银花 9g	桑叶 9g	菊花 9g	黄芩 9g
玄参 9g	白茅根 30g	蝉衣 6g	生甘草 3g

二诊：服药 5 剂后，无新发皮疹，红斑渐暗，抓痕、血痂增多，四肢皮肤干燥、脱屑，剧痒难眠。苔薄，舌质红，脉弦带数。虚热渐成湿毒，防化火灼伤营血。治拟酌加凉血清热解毒利湿安眠之品。处方：生地 20g，赤芍 9g，丹皮 9g，桑白皮 15g，地骨皮 15g，银柴胡 9g，青蒿 9g，白鲜皮 30g，苦参 9g，土茯苓 30g，生薏苡仁 30g，首乌藤 30g，焦六曲 15g，生甘草 3g。

三诊：服药 14 剂后，皮疹大部分消退，仍有瘙痒。苔薄舌红，脉弦。阴虚内热尚存，脾虚湿浊未清。治宜养阴清热，健脾利湿。处方：生地 20g，玄参 9g，麦冬 9g，白鲜皮 30g，地肤子 9g，苦参 9g，土茯苓 20g，生薏苡仁 20g，地骨皮 15g，车前草 20g，首乌藤 15g，焦六曲 15g，生甘草 3g。

四诊：服药 14 剂后，皮疹基本消退，无新发，无明显瘙痒，症趋痊愈。嘱患者注意饮食起居，避免再次诱发皮疹。

验案 46

张某某，男性，66 岁。

初诊：2007 年 12 月 28 日。

主诉：全身皮疹反复 13 年，加重 2 月。

现病史：患者素有哮喘史，自 1994 年冬季始发病，皮疹初发于右下肢，以米粒大小丘疹、水疱互见，伴瘙痒，流滋，曾在外院拟"湿疹"治疗，症情反复，时重时轻，至 1996 年皮疹加重，涉及躯干、四肢，又给予"得宝松"（复方倍他米松注射液）肌内注射。迄今年 10 月中旬因食烧烤后再度诱发，屡治不已，皮疹泛发，瘙痒剧烈，时时阵咳，咯痰白黏，纳少便干，夜寐不安。

检查：躯干、四肢钱币状斑丘疹、水疱，伴有轻糜，色泽暗红，右手背肥厚苔藓化斑块，二肺闻及干性啰音，苔薄黄，舌质红，脉弦滑。

西医诊断：素质性湿疹。

中医诊断：四弯风。

辨证分析：禀赋不耐，肺失清肃，脾运失司，湿热蕴结。

治则治法：疏风宣肺，清化湿热。

处方：

炙枇杷叶（包煎）9g	生地 15g	赤芍 9g	白芍 9g
丹皮 9g	白鲜皮 30g	地肤子 9g	土茯苓 30g
车前草 30g	生薏苡仁 30g	小胡麻 12g	生甘草 3g

医嘱：慎起居，防感冒，饮食宜忌海鲜、辛辣之品。

二诊：服药 14 剂后，患者症情趋缓，渗液、糜烂俱消，瘙痒亦减，大便转畅，夜寐转安，苔薄，舌红，脉弦。继予凉血除湿法，前方中去枇杷叶，加金银花 12g、苦参 12g，以助清热燥湿之力。

三诊：服药 14 剂复诊，瘙痒已止，躯干、四肢皮疹色褐，伴脱屑，右手背肥厚斑块也变薄，前方去白鲜皮、苦参，加当归 9g、制首乌 15g、乌梢蛇 30g 以养血祛风润燥。

四诊：服药 28 剂后，皮疹俱消，仅有少量色素沉着，夜寐安稳，纳便正常，症属痊愈，嘱饮食宜忌，加强体质锻炼。

验案 47

朴某某（韩国），男性，40 岁。

初诊：2008 年 11 月 11 日。

主诉：皮疹瘙痒十余年。

现病史：先有"过敏性鼻炎"，后全身发疹，曾用"抗过敏药"，外擦激素药膏，时好时重，性情急躁，工作紧张。

检查：颈、躯干、四肢红斑、丘疹成片，肘内、腘窝皮肤肥厚，少数糜烂、结痂，抓痕、脱屑。舌质红，苔薄，脉弦细数。

西医诊断：素质性湿疹。

中医诊断：湿疮（血虚风燥证）。

辨证分析：肝气郁结化火，脾虚湿邪生热，蕴积肌肤日久，血虚生风成燥，皮腠失养起疹。

治则治法：疏肝降火清热，健脾利湿止痒，养血润燥祛风。

处方：

柴胡 9g	当归 9g	赤芍 9g	白芍 9g
苍术 9g	白术 9g	山药 15g	生薏苡仁 30g
土茯苓 30g	丹参 30g	首乌藤 30g	小胡麻 12g
白鲜皮 30g	苦参 12g	豨莶草 12g	车前草 30g
大枣 15g			

二诊：服药 14 剂后，皮疹好转。前日宴会，食牛肉海鲜、白酒，近日起疹，瘙痒加剧，夜难安眠。检查：全身红斑、丘疹、小水疱，部分抓破、糜烂、流汁，足背稍肿。舌质红，苔薄黄腻，脉滑数。湿热火毒所致，治宜凉血清热解毒，祛风利湿止痒。处方：生地 30g，赤芍 9g，丹皮 9g，白鲜皮 30g，地肤子 9g，苦参 12g，土茯苓 30g，菝葜 30g，徐长卿 15g，金银花 15g，黄芩 9g，野菊花 12g，泽泻 9g，生薏苡仁 30g，车前草 30g，制大黄 9g，生甘草 6g。

医嘱：治疗期间忌牛肉、羊肉、火锅、酒、海鲜、辛辣等食品。

三诊：服药 7 剂后，又自行服药两周，皮疹消退，仍有瘙痒。检查：丘疹不多，颈、四弯处皮肤肥厚，色素沉着。舌质红，苔薄，脉细数。火毒渐去，湿热未清。处方：生地 15g，赤芍 10g，丹皮 10g，白鲜皮 15g，苦参 10g，金银花 10g，泽泻 10g，生甘草 3g。

嘱其注意饮食起居，减少局部刺激，忌食酒类及辛辣助火之品，以防诱发皮疹。

验案 48

刘某某，男性，58 岁。

初诊：2007 年 5 月 25 日。

主诉：手足皮疹反复增多 2 年。

现病史：患者 2 年多来手足皮疹反复发作，冬天开裂，影响生活和行走。

检查：手足皮肤肥厚、渗出、结痂、肿胀。舌质红，苔薄，脉细滑。

西医诊断：真菌性湿疹。

中医诊断：湿疮（湿热毒蕴证）。

辨证分析：外感湿热之毒，蕴积肌肤。

治则治法：清热解毒利湿。

处方：

| 生地 30g | 赤芍 9g | 丹皮 9g | 白鲜皮 30g |
| 地肤子 9g | 苦参 9g | 土茯苓 30g | 菝葜 30g |

徐长卿15g　　　茵陈12g　　　蒲公英30g　　　野蔷薇9g

桂枝9g　　　　焦六曲15g　　　生甘草3g

上方头煎分两次内服，二煎加温水浸泡5分钟，每日一次。嘱避免碱性物刺激。

医嘱：手足避免碱性物刺激。

二诊：服药7剂，皮疹无改善，瘙痒明显，上方去野蔷薇、桂枝，加土大黄9g，一枝黄花30g加强清热解毒。

三诊：服药28剂，皮疹逐渐消退，局部皮肤稍厚，上方加桂枝祛风寒湿邪，温经通阳。

四诊：服药28剂，皮疹全部消退。症情好转。嘱患者避免碱性物刺激。

[**按语**] 湿疹是一种可见皮损形态多样、瘙痒糜烂流滋的急性、亚急性和慢性过敏性炎症性皮肤疾患。中医文献记载有浸淫疮、血风疮、粟疮等等多种名称，相当于西医的湿疹。本病具有多形性损害，对称分布，自觉瘙痒，湿润倾向，反复发作，易演变成慢性等特点。男女老幼皆可发病，而以过敏体质者为多见，大多冬季易于复发，也可无季节差异。中医文献"浸淫疮"之谓，如《素问·玉机真脏论》说："夏脉者心也，南方火也"，"太过则令人身热而肤痛，为浸淫。"《金匮要略·疮痈肠痈浸淫病脉并治》中有："浸淫疮，黄连粉主之。"《诸病源候论·浸淫疮候》云："浸淫疮是心家有风热，发于肌肤，初生甚小，先痒后痛而成疮，汁初浸渍肌肉，浸淫渐阔，乃遍体。……以其渐渐增长，因名浸淫也。"《医宗金鉴》认为："由心火、脾湿、受风而成。"由此可见，湿疹的形成，一因肺虚卫外不固，风邪易于侵入，"风者，百病之长也。"（《素问·玉机真脏论》）二因脾失健运，湿从内生。总因禀赋不耐，风、湿、热阻于肌肤所致。或因饮食不节，过食辛辣鱼腥动风之品，或嗜酒，伤及脾胃，脾失健运，致湿热内生，又外感风湿热邪，内外合邪，两相搏结，浸淫肌肤发为本病；或因素体虚弱，脾为湿困，肌肤失养或因湿热蕴久，耗伤阴血，化燥生风而致血虚风燥，肌肤甲错，发为本病。一般可分为急性、亚急性、慢性三类。

马教授根据疾病不同阶段分型论治，一般可分为湿热蕴结证、脾虚湿蕴证、血虚风燥证三型，分别相对于急性、亚急性、慢性湿疮。但临床并非如此机械，三者之间本就可互相转化抑或相互错杂，需根据临床实际表现加以演变。一般辨治需弄清如下内容。

（1）辨皮疹：本病之皮损形态多样，丘疹、红斑、水疱等多种皮疹均可见到，且皮疹多有渗出倾向，但疾病不同阶段皮疹表现各有不同，急性期皮疹以皮肤潮红、肿胀伴糜烂渗出为其主要特征。亚急性湿疮多由急性湿疮迁延而来，急性期的红肿减轻，流滋减少，但仍有红斑、丘疹、脱屑。慢性湿疮多由急性、亚急性湿疮反复发作而来，也可起病即为慢性湿疮，其表现为患部皮肤增厚，表面粗糙，皮纹显著或有苔藓样变，触之较硬，暗红或紫褐色，常伴有少量抓痕、血痂、鳞屑及色素沉着，间有糜烂、流滋。

（2）辨瘙痒：本病的主要症状即为瘙痒，急性期患者自觉瘙痒，轻者微痒，重者剧烈瘙痒呈间歇性或阵发性发作，常在夜间增剧，影响睡眠。皮损广泛者，可有发热，大便秘结，小便短赤等全身症状。亚急性湿疮患者自觉瘙痒相对较轻，一般无全身不适。而慢性湿疮患者多因迁延日久，瘙痒剧烈，尤以夜间、情绪紧张、食辛辣鱼腥动风之品时为甚。若发生在掌跖、关节部的易发生皲裂，引起疼痛。病程较长，数月至数年不等，常伴有头昏乏力、腰酸肢软等全身症状。

（3）辨部位：湿疮由于某些特定的环境或特殊的致病条件，发生于不同部位的皮损可有其特殊的表现，因此也有不同的名称。若浸淫遍体，滋水较多者，称浸淫疮；以丘疹为主者，称血风疮或粟疮；发于耳部者，称旋耳疮；发于乳头者，称乳头风；发于手部者，称㾦疮；发于脐部者，称脐疮；发于阴囊者，称肾囊风或绣球风；发于四肢弯曲部者，称四弯风；发于婴儿者，称奶癣。各部位湿疮虽表现有所不同，临证时往往根据实际皮疹状况，综合全身症状、苔脉等，参照全身湿疮辨证施治。

急性、亚急性湿疹在《诸病源候论·浸淫疮候·头面身体诸疮候》有云："湿热相搏，故头面身体皆生疮。其疮初如疱，须臾生汁，热盛者则变为脓，随瘥随发。"故治当清心泻火，除湿止痒为主，兼以清宣肺热。药用生地、赤芍、丹皮、莲心、羚羊角等，清热凉血、泻心除烦；黄芩、地骨皮清宣肺热；青蒿、玄参、白茅根等养阴；配以白鲜皮、地肤子、苦参、土茯苓、车前草等以除湿祛风止痒，清化湿热。诸药合用，心肺脾三脏同治，心肺俱清，肺脾相互协调为用，脾健湿去，病情得愈。

湿疹多易反复，从急性起，又至慢性止，再反复发作，兼有内部其他脏腑宿疾。总以健脾和胃为主，胃气一失，百药难施。

湿疹患者多有兼杂其他过敏性疾患者，较为常见的就有"哮喘"、"过敏性鼻炎"等，日本患者因樱花过敏发生"鼻炎"更多。着重以肺、脾、肾三脏为主进行辨证施治，临床可见多为气阴两亏，肺气薄弱，卫外不固，风热之邪与内湿相合而发病，以皮肤表现为主时更是虚热之象显著，故以丹皮、地骨皮、玄参、白茅根之类为主药，功能凉血清热，又可养阴生津，除邪不伤正；配以桑叶、菊花、金银花、黄芩，疏散风热，解其毒邪；兼有肺系疾患者，亦有加用蝉衣，其性甘寒，《本草衍义》谓治"皮肤风热作痒"，以之为使可达病所；而甘草甘平，《本草正》云本品"得中和之性，有调补之功，故毒药得之解其毒，刚药得之和其性，表药得之助其外，下药得之缓其速。"可加强诸药功能。以后以此方加减，迅速见效，乃辨证无误，方药合度之故。

避免衣、食、住、行、气候、环境等多方面诱发因素，进行综合调治，方能预防复发。要从生活中的点点滴滴做起，尽可能地排除一切过敏原。方能见效。

十四、小儿异位性皮炎

验案 49

周某某，女，8 岁。

初诊：2007 年 3 月 2 日。

主诉：全身发疹反复发作 8 年，近来加剧。

现病史：患者出生后即发"婴儿湿疹"，曾服中药好转，每冬发疹，外祖母有过敏性鼻炎。刻下皮疹增多，瘙痒，夜难安眠，咽干，纳可，大便干结。

检查：面部潮红，躯干、四肢散在丘疱疹、抓痕、结痂、脱屑，腘窝小片糜烂、皮肤增厚。舌红苔薄，脉细数。

中医诊断：湿疮（风热袭肺证）。

西医诊断：异位性皮炎。

辨证分析：证属肺虚上升不应，风湿热侵袭蕴阻肌肤。

治则治法：泻肺热，祛风湿，清咽和胃。

处方：

桑白皮 12g	地骨皮 12g	生薏苡仁 15g	牛蒡子 9g
荆芥 6g	防风 6g	桑叶 6g	菊花 6g
金银花 9g	黄芩 6g	土茯苓 15g	火麻仁 9g
白鲜皮 9g	桔梗 6g	生甘草 3g	

7 剂。

二诊（3 月 9 日）：皮疹大部分消退，瘙痒减轻。检查：皮疹不多，伴有脱屑，苔薄舌红，脉细。证乃风热渐退，湿邪未清，拟前方加利湿之品。上方加用车前子（包煎）9g，续14剂。

三诊（3月23日）：皮疹全部消退，胃纳二便正常。检查：皮肤干燥，苔薄舌红，脉细。患儿为气虚体质，外邪已尽，治宜调理。处方：太子参9g，焦白术9g，茯苓9g，枸杞子6g，女贞子6g，谷芽、麦芽各15g，陈皮9g，甘草3g。

验案50

三木某某（日本），男，3岁。

初诊：2007年11月10日。

主诉：皮疹反复发作3年，近日加重。

现病史：有"婴儿湿疹"病史，每年冬季反复发作加重，伴有"肠炎"，便或干结，曾内服过敏药物，外用"激素"类乳膏，能控制病情。纳可便调，夜寐不安。

检查：面颈、躯干、四肢红斑、丘疹，少量水疱，腘窝、肘窝糜烂、流滋，结黄色痂片。舌质红，苔薄黄根腻，脉细数。

中医诊断：湿疮（脾经湿热证）。

西医诊断：异位性皮炎。

辨证分析：证属脾胃失和，夹湿热阻于肌肤。

治则治法：治宜健脾和胃清热利湿。

处方：方用钱氏泻黄散合益黄散加减。

山栀6g	防风6g	焦白术9g	焦扁豆9g
山药15g	生薏苡仁15g	藿香6g	木香6g
陈皮9g	焦六曲15g	生甘草3g	

7剂。

二诊（11月18日）：皮疹渐退，滋水已少，大便次数较多。检查：糜烂处已结痂，丘疹散在，脱屑增多，苔薄黄舌质红，脉细数。乃热邪渐去，湿浊下注，治宜前方加利湿之品，酌加车前草12g、猪苓9g、马齿苋12g，续进7剂。

三诊（11月25日）：皮疹大部分消退，大便日两次，偏溏。检查：皮肤干燥，脱屑，苔薄舌红，脉细。湿热渐清，治宜调理，前方去山栀，加用黄芩炭6g，防风炭9g。药后乃痊。

验案51

睿某，男，10岁。

初诊：2007 年 3 月 9 日。

主诉：皮疹反复发作 6 年，近 1 月皮疹增多。

病史：有"支气管哮喘"和"湿疹"病史，每年冬初发作，曾用中西药物治疗，能缓解症状，但仍反复发作，近来全身发疹，较前加重，瘙痒剧烈，大便干结。

检查：颈部、躯干、四肢红斑、丘疹，因搔抓而伴抓痕、结痂、脱屑，肘窝、腘窝、小腿伸侧皮肤粗糙肥厚、色素沉着。舌红苔薄，脉细。

西医诊断：异位性皮炎。

中医诊断：湿疮（肾虚风燥证）。

辨证分析：证属肺脾肾亏损，血虚生风生燥。

治则治法：治宜健脾益气润肺补肾，拟予养血祛风。

处方：

生黄芪 9g	北沙参 9g	山药 15g	首乌藤 15g
焦白术 9g	五味子 6g	牛蒡子 9g	荆芥 6g
防风 6g	桑叶 6g	菊花 6g	金银花 9g
黄芩 6g	白鲜皮 9g	谷芽 15g	麦芽 15g
焦六曲 15g	生甘草 3g		

7 剂。

二诊（3 月 16 日）：经治皮疹好转，瘙痒减轻。检查：皮肤干燥、粗糙，伴有少量脱屑，舌红苔薄，脉细。可见前方有效，加补肾之药，拟前方加用淫羊藿 9g，服 28 剂。

三诊（4 月 13 日）：刻下皮疹无新发，继续好转，胃纳二便正常。检查：皮肤粗糙，部分浸润斑块渐软，色素沉着减退，苔薄舌红，脉细。前方续用，不必更改。

验案 52

张某某，女，5 岁。

初诊：2007 年 8 月 6 日。

主诉：全身皮疹反复 5 年。

现病史：患儿自 1 岁起发疹，初以面部发疹始，渐渐涉及全身，时轻时重，缠绵不愈，每遇季节交替或气候炎热时为主，瘙痒不休，抓之流滋，平素大便不调，常不成形，纳少，面黄。

检查：面部、躯干、四肢均可见散在针帽至米粒大小丘疹，伴黄色痂皮，部分融合成片状脱屑斑块，呈苔藓化。苔白，舌质红，脉濡。

西医诊断：异位性皮炎。

中医诊断：湿疮（脾虚湿蕴证）。

辨证分析：脾虚湿恋，肌肤失养。

治则治法：健脾除湿止痒。

处方：

太子参30g	白术9g	淮山药9g	茯苓9g
黄芩6g	金银花6g	生薏苡仁9g	当归9g
小胡麻12g	防风4.5g	白鲜皮9g	生地12g
生甘草3g			

医嘱：合理调节饮食起居，防止新感。

二诊：服上方7剂后，皮疹大部分变平，四肢屈侧仍有少量肥厚斑块，伴微痒，面部丘疹已消退。舌淡，苔薄，脉细。治守前法，于上方去黄芩、白鲜皮，加枳壳6g，谷芽、麦芽各15g，煅牡蛎（先煎）15g。并予黄连素冷霜2盒外用。

三诊：服上方14剂后，皮肤基本恢复正常，无瘙痒。舌淡，苔薄，脉细，继守原法，巩固疗效，处方：党参9g，白术9g，茯苓9g，淮山药9g，白扁豆9g，金银花9g，苍耳草9g，当归6g，小胡麻9g，生地9g，丹皮6g，乌梢蛇15g，生甘草3g。

四诊：服上方14剂后，患儿躯干、四肢及面部皮疹基本退净，症情痊愈。嘱加强饮食起居调摄，防止复发。

验案53

田中某（日本），女，5岁。

初诊：2007年10月24日。

主诉：皮疹瘙痒反复5年。

现病史：患儿数月时即有"婴儿湿疹"，以后全身反复起疹，瘙痒剧烈，抓后流黄水，冬季加重。近一周来皮疹瘙痒加剧。其父有"湿疹"病史。

检查：头面、躯干、四肢散在红斑、丘疹、水疱、脱屑，肘窝、腘窝处皮疹融和成片，多处抓痕、血痂。舌质淡红，苔薄，脉细。

西医诊断：异位性皮炎。

中医诊断：四弯风（胎毒湿热型）。

辨证分析：禀性不耐，胎毒夹风湿热蕴积肌肤。

治则治法：疏风清热，健脾利湿。

处方：

牛蒡子 9g	荆芥 6g	防风 6g	桑叶 6g
菊花 6g	金银花 9g	黄芩 6g	白鲜皮 9g
生薏苡仁 30g	土茯苓 30g	山药 12g	焦六曲 15g
生甘草 3g	陈皮 9g		

医嘱：合理调节饮食起居，防止新感。

二诊：服药 14 剂，皮疹已干，色转淡，瘙痒不甚，自觉乏力，上方加太子参 9g 益气，小胡麻 9g 养血润燥。

三诊：服药 14 剂，瘙痒已止，皮肤干燥粗糙，上方加丹参 12g 巩固疗效。

四诊：服药 28 剂，皮疹瘙痒基本消退，临床治愈。注意患儿饮食起居。

验案 54

钟某，男，18 岁。

初诊：2007 年 12 月 31 日。

主诉：皮疹反复发作 10 年，加重 2 天。

现病史：幼年时全身发疹，反复发作，以冬季为多，夏季稍好转，6 岁时有"过敏性鼻炎"。家族中无"哮喘"病史。大便干结，小溲短赤。

检查：面部丘疹、水疱、脓疱，结痂，少量脱屑。躯干、四肢散在红斑丘疹，颈后皮肤肥厚，皮纹增深加宽，伴色素沉着。腘窝、肘窝苔藓样变明显。舌红苔薄黄，脉弦数。

西医诊断：特应性皮炎。

中医诊断：湿疮（心肝火炽证）。

辨证分析：先天禀赋不耐，肾精不足，湿热蕴积肌肤，属本虚标实之证。

治则治法：宜泻火存津，除肝胆之湿热，以保肾阴。龙胆泻肝汤合黄连泻心汤治之。

处方：

龙胆草 6g	龙葵 30g	柴胡 9g	黄芩 9g
黄连 6g	生地 30g	赤芍 9g	玄参 12g
银翘 9g	土茯苓 30g	白茅根 30g	生大黄 6g
生甘草 6g			

外用三黄洗剂。

二诊：上药 7 剂后，面部皮疹结痂脱屑显著好转。查舌红苔薄脉数，余热未尽，前法再进，加养肤滋润之药。上方去龙胆草、龙葵，加当归 9g、小胡麻 9g。

三诊：续服 7 剂后，面部皮肤已恢复正常，腘窝和肘窝皮肤仍粗糙肥厚，有肌肤甲错之证，苔薄舌淡紫，脉濡，病久肾虚血瘀不能润肤。日服金匮大黄䗪虫丸下干血，除余邪。晚服六味地黄丸补肾阴，缓缓治之，终致奏效。

验案 55

和田某某（日本），男，10 岁。

初诊：2007 年 12 月 1 日。

主诉：皮疹 8 年余。

现病史：患者幼时（3 岁）有婴儿湿疹，以后每年冬季发作，5 岁时伴发"过敏性鼻炎"，今冬全身发疹瘙痒。其父有湿疹和花粉过敏。

检查：头面、躯干、四肢丘疹，小水疱和点滴状糜烂，结痂，脱屑少。舌质红，苔薄，脉细数。

西医诊断：异位性皮炎。

中医诊断：湿疮（脾虚证）。

辨证分析：过敏体质，肺系虚弱，风热之邪，易从鼻咽而入，肺主皮毛，蕴阻肌肤。

治则治法：病属急性，治标为主，拟祛风清热，佐以健脾和胃。

处方：

荆芥 6g	防风 6g	蝉衣 6g	紫草 6g
桑叶 6g	菊花 6g	金银花 9g	黄芩 6g
焦白术 9g	淮山药 12g	生薏苡仁 30g	茯苓 9g
白鲜皮 9g	焦山楂 9g	焦六曲 15g	生甘草 3g

二诊：服药 7 剂后，皮疹逐渐消退，但仍瘙痒，喉痒咳嗽。检查：丘疹、结痂、脱屑，舌质红，苔薄，脉细数。前方有效，不必更换。前方加姜半夏 6g、陈皮、枇杷叶（包煎）各 9g。

三诊：服药 14 剂后，皮疹大部消退，咳嗽亦除。检查：丘疹不多，肘弯和腘窝、足背皮肤肥厚，色素沉着，伴血痂、抓痕。舌质红，苔薄，脉细。风热之邪渐除，肌肤失养之证显现。治拟养血祛风，清热利湿。处方：生地 12g，丹参 12g，赤芍、白芍各 6g，桑叶、菊花各 6g，金银花 9g，焦扁豆 12g，黄柏 6g，生薏苡仁 30g，土茯苓 20g，首乌藤 20g，白鲜皮 9g，山药 15g，谷芽、麦芽各 15g，焦六曲 15g，生甘草 3g。

四诊：服药 30 剂，皮疹稳定，无明显瘙痒。症情基本痊愈，嘱患者注意饮食起居。

验案 56

王某某，男性，10 岁。

初诊：2008 年 7 月 13 日。

主诉：全身皮疹瘙痒流滋反复 5 年余。

现病史：患儿幼有"奶癣"史。5 年前春季，由颜面涉及躯干、四肢，泛发水疱，瘙痒流滋。外院就诊拟"湿疹"而予以治疗。严重时曾用激素静脉注射，症情反复不已，尤以春秋为重。近 2 周因感冒后皮疹又见加重，夜痒难寐，纳差便干，滋水渗衣。

检查：颜面、躯干、四肢对称性散发红斑、丘疹、滋痂、糜烂，伴抓痕，脱屑。舌质红，苔薄腻，脉数。

西医诊断：异位性皮炎。

中医诊断：湿疮（脾虚湿蕴证）。

辨证分析：禀赋不耐，脾虚失运，湿热蕴结，泛发肌肤。

治则治法：清热凉血，健脾除湿。

处方：

生地 12g	赤芍 9g	丹皮 6g	金银花 9g
黄芩 6g	白术 12g	白芍 12g	茯苓 9g
白鲜皮 15g	蝉衣 4.5g	车前草 12g	首乌藤 15g
生甘草 3g			

医嘱：每日一剂水煎服后，第 3 煎取汁外洗。

二诊：服药 7 剂复诊，皮疹已无渗液，亦无新发水疱，痒减，再加丹参 9g、玄参 9g 以益气养阴，润燥活血。

三诊：连续服药 14 剂，皮疹大部分趋于色淡平伏，无明显瘙痒，纳增寐安，大便转调，惟皮肤干燥，仍有脱屑，舌淡红，苔薄，脉细。证属湿热之邪，久则伤阴耗血，治拟滋阴养血，除湿润燥，处方：生地 15g，玄参 9g，麦冬 9g，当归 9g，小胡麻 9g，茯苓 9g，丹参 9g，制首乌 9g，白术 9g，淮山药 15g，生薏苡仁 15g，乌梢蛇 15g，生甘草 3g。

四诊：服药 28 剂，症情俱缓，纳寐均调，无瘙痒不适，判为痊愈，嘱增强体质，防止新感诱发皮疹。

[**按语**] 小儿异位性皮炎是为先天禀性不耐，肺、脾、肾三脏虚弱，多属过敏体质，伴有"鼻炎"、"哮喘"，肺虚易受风热外袭，脾虚易生湿浊，肾虚不能纳气，以致"哮喘"频作，治宜益气润肺、补肾纳气、健脾和胃，多方位调理，或能除疾，坚持服药，以待痊愈，尚需随访观察，益气润肺、和胃补肾之，以增强体质，气充足，外邪难以侵袭。风热外感所致者，治宜祛风清热为主，用辛微温的荆芥为君，有祛风止痒、透疹消疮之功效，配以蝉衣、紫草、防风等有"透疹汤"之意，加桑叶、菊花、金银花、黄芩助以清热解毒，佐以白术、山药、茯苓、薏苡仁健脾化湿，兼顾治本。方药对证，治之见效。脾失健运则湿浊内生，日久化热，外阻肌肤则发疹，下注肠道则腹泻，治需标本兼顾，乃有疗效。

验案 49，初用泻白散加味，乃因肺有伏火，肌肤发疹，桑白皮、地骨皮甘寒清肺热，泻肺气为君；牛蒡子、桑叶、菊花、金银花、黄芩、甘苦寒清热解毒消疹为臣，薏苡仁、甘草等健脾和中为佐使。

验案 50，初用"泻黄散"、"参苓白术散"合方，意在前者清泻脾胃伏火，山栀苦寒泄热，防风升散脾火，乃"火郁发之"为君，白术、山药、扁豆、甘草健脾为臣，藿香、木香、陈皮、六曲和胃为佐使。泻脾不伤脾，和胃扶正气，驱邪解毒，不伤正气，治小儿之疾，尤为重要。

验案 51，初用黄芪，其性味甘微温，健脾益气，利水消肿，白术苦甘温，补气健脾，燥湿利水共为君；山药甘平，益气养阴，补脾肺肾，北沙参微苦寒，清肺益胃生津共为臣；牛蒡子、荆芥、防风、桑叶、菊花、金银花、黄芩、六曲等辛凉解毒，清热解毒和胃共为佐使。

验案 54，急性发疹时，应除邪为主，辨证准确，用药适度，能取得良效。稳定时，皮损如《金匮要略》所说："食伤、忧伤、饮伤、房室伤、饥伤、劳伤、经络营卫气伤，内有干血，肌肤甲错，面目黯黑，大黄䗪虫丸主之。"尤如说："内有干血不去，适足以留新血而渗灌不周，故去之不可不早也。此方润以濡其干，虫以动其瘀，通以去其闭，而以地黄、芍药、甘草和养其虚，攻血而仍滋夫血也。"方用炼蜜为丸，蜂蜜甘平补中润燥，清热解毒。

十五、光敏性皮炎

验案 57

许某某，男性，50 岁。

初诊：2007 年 5 月 24 日。

主诉：全身皮疹反复发作 8 年，面部皮疹加重 3 月。

现病史：患者从事房地产开发，经常涉外出差，8 年来全身皮疹反复发生，瘙痒流滋，屡经抗组胺西药羟氯喹（奥沙尼喹）等治疗，症情迁延不愈，近 3 个月来皮疹加重，尤以颜面、颈项、手部为甚，瘙痒剧烈，心烦失眠，口苦口干，溲赤便干。

检查：颜面、耳廓、颈项、双前臂及手背部丘疹、结节、斑块，色泽暗红，伴有点状糜烂、滋痂，舌红，苔薄，脉弦。

西医诊断：光敏性皮炎。

中医诊断：湿疮（湿热蕴结证）。

辨证分析：禀性不耐，脾湿内蕴，复受风热之邪侵袭，风湿热三邪蕴结，外泛肌肤而成。

治则治法：凉血清热，化湿止痒。

处方：

生地 30g	赤芍 9g	丹皮 9g	银柴胡 9g
青蒿 9g	地骨皮 15g	白鲜皮 30g	苦参 9g
土茯苓 30g	徐长卿 15g	金银花 9g	连翘 9g
野蔷薇 15g	焦六曲 15g	生甘草 3g	

二诊：服上方 14 剂后，瘙痒明显减轻，渗液已净，无糜烂所见，但面部皮疹遇光照后仍易发红，伴少量脱屑，时有嗳气，苔薄，舌红，脉弦，于上方去徐长卿、野蔷薇，加青皮、陈皮各 9g，煨木香 9g 以理气和胃。

三诊：服上方 14 剂后，症情又见好转，双前臂、手背皮疹减薄，皲裂亦愈，但仍诉夜间阵痒，睡眠欠安，治拟疏肝理气，和胃清心除烦。处方：柴胡 9g，当归 9g，赤芍、白芍各 9g，黄芩 9g，胡黄连 6g，藿香 9g，煨木香 9g，枳壳 9g，合欢皮 6g，焦六曲 15g，生甘草 3g。

四诊：服上方 28 剂后，患者面部皮疹亦见显著缓解，瘙痒轻微，原皮损基本消退，无脱屑，仅遗有褐色斑片，纳寐转佳，二便通调，舌边尖红，苔薄，脉细。嘱注意减少光照，避免日晒，饮食忌辛辣、饮酒。症情好转，再投养阴清热之剂服用一月，以助痊愈。处方：生地 15g，赤芍 9g，丹皮 9g，桑白皮 15g，地骨皮 15g，金银花 12g，黄芩 9g，玄参 9g，白花蛇舌草 30g，垂盆草 30g，平地木 30g，蜀羊泉 30g，焦六曲 15g，煨木香 9g，生甘草 3g。

验案 58

徐某某，女性，83 岁。

初诊：2007 年 12 月 6 日。

主诉：面部皮疹一年，加重伴脓疱 2 周。

现病史：患者自今年初起病，皮疹初发于面颊，呈豌豆大小红斑，伴灼热瘙痒，时有眼睑红肿，遇日晒后加重，在外院多次就诊，拟"皮炎"而予局部外搽激素药膏等。皮疹逐渐增多，涉及下颌、颈项，瘙痒剧烈，2 周前在外院予"地塞米松"静脉滴注，症情未解，又出现脓疱、午后低热诸症，患者为此焦虑不安，郁闷不舒，纳呆失眠，口苦口干，大便不畅。

检查：颜面、颈项弥漫性红斑、丘疹，伴有群集状米粒大小脓疱，壁厚，基底红晕，舌质红，苔黄根腻，脉弦数。

西医诊断：光敏性皮炎。

中医诊断：湿疮（湿热蕴结证）。

辨证分析：禀性不耐，肝郁化火，湿热内蕴，外泛肌肤。

治则治法：疏肝清热，除湿解毒。

处方：

柴胡 9g	黄芩 9g	桑叶 9g	菊花 9g
金银花 9g	连翘 9g	煨葛根 12g	牛蒡子 9g
蒲公英 15g	白花蛇舌草 30g	石上柏 15g	白鲜皮 15g
谷芽 15g	麦芽 15g	焦六曲 15g	白茅根 30g
生甘草 6g			

医嘱：减少户外活动，避免日晒及搔抓刺激。

二诊：服药 7 剂后，脓疱均干涸结痂，午后低热缓解，瘙痒减轻，口苦便干，心烦失眠诸症俱减，舌质红，苔薄腻，脉弦数，证属湿热未清，耗津伤阴，治拟养阴清热，除湿止痒，处方：生地 18g，赤芍 9g，玄参 9g，桑叶、菊花各 9g，金银花、连翘各 9g，黄芩 9g，白鲜皮 15g，木贼草 9g，苦参 9g，生薏苡仁 30g，首乌藤 30g，焦六曲 15g，车前草 15g，生甘草 3g。

三诊：服上药 14 天后，面部、颈项皮疹大部消退，未见新生脓疱，瘙痒轻微，纳寐均调，大便正常，舌红，苔薄，脉弦。上方去首乌藤、木贼草、苦参、白鲜皮，加陈皮 9g、地骨皮 12g 以清解余热，引药透达肌肤。

四诊：服药 14 剂后，患者面颈部仅见淡红斑片，无痒，纳便如常，夜寐转安，舌边尖红，苔薄，脉弦细。症情趋愈，再拟前方加天冬、麦冬各9g，旱莲草30g益肾养阴之品，连服2周以资巩固。

[按语] 光敏性皮炎是见于光照部位的一组慢性皮炎和湿疹性疾病，多发生于暴露部位，往往对称分布，易反复发作，属于中医学"湿疮"范畴，乃因素体禀赋不耐，皮毛腠理不密，外感风温及日光照射，风邪入里化热，与内生之湿热相搏，郁于肌肤而成。患者自身对日光敏感，长期在外奔波，光毒侵袭，蓄积体内，加之素有脾湿内蕴，内外合邪，内不得疏，外不得泄，而致皮疹泛发，迁延难愈。病初瘙痒剧烈，炎症反应明显，故治当以凉血清热、化湿止痒，减轻局部症状为主。药用生地、赤芍、丹皮同用，以凉血清热；青蒿、银柴胡、桑白皮、地骨皮等清解虚热，其中青蒿芳香清热透络，功可引邪外出，桑白皮、地骨皮入肺经，肺主皮毛，肺气实，则腠理密，"邪不可干"，以降低对光毒敏感度。白鲜皮、苦参、土茯苓、徐长卿等以除湿祛风止痒。煨木香和胃，垂盆草护肝，兼能清热解毒。诸药合用，热清湿去，肤腠得密，则疾病乃愈。

十六、自身敏感性皮炎

验案59

王某某，男性，72岁。

初诊：2008年2月21日。

主诉：右小腿溃疡半年，全身发疹、瘙痒1个月。

现病史：患者素有下肢静脉曲张史，半年来右小腿内踝上方因搔抓破皮后渐成溃疡，久不愈合，近1个月来躯干、上肢也渐现豌豆大小皮疹散发，伴有瘙痒，曾服"肤痒冲剂"等治疗，效果不显。纳可便干，口干口苦，夜寐欠安。

检查：小腿内踝上方见1.5cm×1cm大小表浅溃疡，少量渗液，躯干、上肢对称性散在豌豆大小丘疹，色红，伴抓痕，血痂。苔薄黄腻，舌红，脉弦数。

西医诊断：自身敏感性皮炎。

中医诊断：湿疮（湿热蕴结证）。

辨证分析：气血失和，湿热内蕴，外泛肌肤。

治则治法：凉血清热，除湿止痒。

处方：

苍术12g	白术12g	黄柏9g	草薢12g
猪苓12g	茯苓12g	红藤30g	败酱草30g

车前草 30g	虎杖 30g	白鲜皮 30g	苦参 9g
忍冬藤 30g	生地 30g	丹参 15g	赤芍 9g
焦六曲 15g	生甘草 3g		

医嘱：忌开水烫洗，右小腿溃疡予配合微波照射。

二诊：服药 14 剂，患者躯干、上肢皮疹趋于消退，痒减，右小腿溃疡无渗液，皮损范围渐缩小，纳增便调，舌红，苔薄，脉弦。仍守前法，前方去萆薢、苍术，又加鸡血藤 30g、络石藤 30g 以活血通络。

三诊：服上方 14 剂，患者躯干、上肢皮疹基本退净，无瘙痒，夜寐转安，右小腿溃疡平伏，色暗褐，症情基本痊愈，守前方再服 2 周以资巩固。

[按语] 本例患者素有下肢静脉曲张史，半年前右小腿内踝因搔抓破皮后渐成溃疡，久不愈合，且近期于躯干、上肢也渐现豌豆大小皮疹散发，伴有便干，口干口苦，夜寐欠安。中医辨证为湿热俱盛，重用清热利湿凉血之剂，并配合微波治疗，渗出已见控制。再续以活血通络之品，病情很快控制。

十七、神经性皮炎

验案 60

赵某某，女性，59 岁。

初诊：2008 年 2 月 6 日。

主诉：皮疹 2 年余，加剧 1 周。

现病史：患者 2 年多来双眼睑反复出现皮疹，瘙痒明显，逐渐加重。1 周前因使用氯霉素滴眼液皮疹瘙痒加重，目前已停用，但皮疹反复不愈。平素性情急躁，心烦易怒，大便偏干。

检查：双侧眼睑皮肤潮红肿胀，轻度肥厚，少量脱屑。苔薄，舌质淡红，脉细。

西医诊断：神经性皮炎。

中医诊断：牛皮癣（风湿热证）。

辨证分析：风湿热邪，阻滞肌肤，肌肤失养。

治则治法：疏风清热，利湿止痒。

处方：

| 生地 30g | 赤芍 9g | 丹皮 9g | 牛蒡子 9g |
| 荆芥 6g | 防风 6g | 桑叶 6g | 菊花 6g |

金银花 12g 黄芩 6g 白鲜皮 9g 土茯苓 20g

生薏苡仁 30g 山药 12g 焦六曲 15g 全瓜蒌（打碎）12g

生甘草 3g

医嘱：局部避免搔抓及刺激。

二诊：服药 7 剂，红肿渐退，仍诉瘙痒，大便正常，上方去全瓜蒌，加龙胆草 6g 清热燥湿。

三诊：服药 14 剂，皮疹消退，瘙痒减，大便干结。原方加龙葵 30g 加强通便。

四诊：服药 28 剂，皮疹无明显瘙痒，症情好转。嘱患者注意饮食起居，谨慎用药，以防再次诱发皮疹。

[**按语**] 神经性皮炎，中医统称为"顽癣"。临床上由于皮损形态不同，又有牛皮癣、风癣、刀癣等不同名称（见《医宗金鉴·外科心法要诀》）。此外如《巢氏病源》记载："摄领疮如癣之类，生于颈上，痒痛，衣领拂着即剧。"不仅说明了项后为本病好发部位，而且指出发病与物理摩擦的关系。本病以内因为主，由于心绪烦扰，七情内伤，内生心火而致。初起皮疹较红伴肿胀，瘙痒较剧，兼见心烦易怒，大便偏干。因心主血脉，心火亢盛，伏于营血，产生血热，血热生风，属于风湿热邪，阻滞肌肤，继而风盛则燥，而见血热风燥。

十八、多形性日光疹

验案 61

金某某，女性，45 岁。

初诊：2008 年 5 月 12 日。

主诉：皮疹反复 2 年。

现病史：患者 2 年来每逢春夏季节面部及手臂出现皮疹瘙痒，天气转凉后逐渐好转。近日外出郊游后面部及手臂出现皮疹，较以往加重，瘙痒明显。自服抗过敏药，症状不能缓解。

检查：面部、颈项、双前臂及手背部红斑、丘疹，伴有轻度糜烂、渗液、结痂。舌质红，苔薄，脉细弦。

西医诊断：多形性日光疹。

中医诊断：湿疮（湿热蕴结证）。

辨证分析：湿热内蕴，复受阳光毒热之邪，外泛肌肤。

治则治法：凉血清热，解毒除湿。

处方：

生地 30g	赤芍 9g	丹皮 9g	白鲜皮 30g
地肤子 9g	苦参 9g	土茯苓 30g	菝葜 30g
徐长卿 15g	青蒿 9g	黄芩 9g	苍术 12g
白蒺藜 9g	白芷 9g	焦六曲 15g	生甘草 3g

医嘱：避免日光照射。

二诊：服药 14 剂，皮疹干燥结痂，瘙痒逐渐减轻。上方去苍术、白芷，加白菊花 12g、地骨皮 15g。

三诊：服药 14 剂，双前臂及手背皮疹逐渐消退，时有胃部不适。上方去徐长卿，加陈皮 9g、煨木香 9g 理气和胃。

四诊：服药 14 剂，面颈部皮疹显著缓解，瘙痒轻微，遗有少量脱屑和褐色斑片。舌边尖红，苔薄，脉细。再投养阴清热之剂以助痊愈。处方：生地 30g，赤芍 9g，丹皮 9g，玄参 9g，黄芩 9g，金银花 12g，桑白皮 15g，地骨皮 15g，白花蛇舌草 30g，鹿衔草 15g，蒲公英 30g，白鲜皮 30g，焦六曲 15g，生甘草 3g。

五诊：服药 2 月，皮疹基本消退，症情好转。嘱患者避免日晒，饮食忌辛辣、酒类。

[按语] 多形性日光疹，多发于夏季，冬季缓解，于日光照射暴露部位后，出现多形性皮损。好发于成年妇女。本病多为患者素体腠理不固，外受暑毒而发斑疹。方中多用凉血清热、祛暑解毒之剂而愈。

十九、结节性痒疹

验案 62

华某，女性，67 岁。

初诊：2007 年 12 月 12 日。

主诉：全身皮疹反复发作 1 年余，近两个月加重。

现病史：患者 2006 年 4 月初在小腿部发疹，某院诊断为"湿疹"，内服雷公藤制剂、抗组织胺药物，效不显，后诊断为"结节性痒疹"，用大静封治疗，住院用多种药物，有好转，出院又泛发皮疹，瘙痒剧烈，寝食不安。

检查：胸前、后背、臀部、四肢散在绿豆到黄豆大小，高出皮面的结节、丘疹，质地坚实。褐红到紫褐色，少数红色丘疹，抓痕、血痂，腘窝、前臂部分皮肤粗糙肥厚。舌质红，苔薄腻，脉弦滑。

实验室检查：免疫球蛋白 A（IgA）2.53g/L，IgE 257 IU/ml，嗜酸性粒细胞 14.2%，C 反应蛋白（CRP）18.7mg/L。

西医诊断：结节性痒疹。

中医诊断：痒证（痰湿互结证）。

辨证分析：脾胃失其健运，湿浊热毒内生，风热交阻肌肤，日久成痰凝结，气血运行不畅。

治则治法：当先清热利湿，软坚化痰，活血祛风治其标。

处方：

丹皮 9g	生槐花 15g	苦参 12g	车前草 30g
茯苓 15g	炙僵蚕 12g	夏枯草 15g	牡蛎（先煎）30g
当归 9g	川芎 9g	生地 30g	白蒺藜 12g
首乌藤 30g	生甘草 3g		

14 剂。

清开灵注射液、甘利欣（甘草酸二铵）注射液静脉滴注。

二诊：皮疹瘙痒好转，近日咽干咳嗽，胃纳夜眠可。舌质红，苔薄腻，脉弦滑。

热毒渐除，湿浊尚存。治宜健脾利湿，清热活血，化痰软坚，祛风止痒。处方：苍术 12g，白术 12g，茯苓 15g，车前草 30g，生薏苡仁 30g，白鲜皮 30g，地肤子 9g，炙僵蚕 12g，黄芩 9g，黄柏 9g，丹皮 15g，丹参 15g，海浮石 9g，姜半夏 9g，陈皮 9g，生甘草 3g，14 剂。

验案 63

纪某某，女性，60 岁。

初诊：2008 年 3 月 15 日。

主诉：全身皮疹反复 13 年，加剧 2 月。

现病史：患者 13 年前夏秋之季起病，皮疹初发于四肢，腰背部呈黄豆至豌豆大小，色红，瘙痒，入冬后好转，次年再发，渐渐加重，皮疹延及躯干全身，久不消退，曾在多家医院就诊，屡经西药治疗，症情反复不愈，近 2 月来皮疹又见增多，瘙痒不堪，纳寐不佳。

检查：颜面、躯干、四肢泛发性豌豆大小丘疹、结节，色暗红至褐色，部分表面轻度糜烂、血痂，舌质红，苔薄黄腻，脉弦带数。

西医诊断：结节性痒疹。

中医诊断：痒证（顽湿聚结证）。

辨证分析：素体不耐，脾运失调，湿热内蕴，痰湿结聚。

治则治法：健脾渗湿，化痰软坚。

处方：

生地 30g	赤芍 9g	丹皮 9g	白鲜皮 30g
地肤子 9g	苦参 9g	土茯苓 30g	菝葜 30g
泽漆 15g	桑叶 9g	菊花 9g	忍冬藤 30g
车前草 30g	焦六曲 15g	生甘草 3g	

二诊：服上方 14 剂后，患者颜面、躯干皮疹渐消，四肢结节糜烂已止，血痂已脱，色褐，无新疹出现，瘙痒减轻，纳增寐安，苔薄，舌淡红，脉弦。治守前法，加夏枯草 15g、全瓜蒌（打碎）15g，以助软坚化痰之功。

三诊：服上方 28 剂后，患者症情持续好转，全身皮疹趋于平伏，几无瘙痒，仅见双下肢散在褐色斑片。再投祛风化湿、凉血活血方以资巩固。处方：生地 30g，赤芍 9g，丹皮 9g，白鲜皮 30g，地肤子 30g，桑叶、菊花各 9g，车前草 30g，白蒺藜 9g，焦六曲 15g，生甘草 3g。

四诊：服上方 14 剂后，皮疹基本消退，症情痊愈，嘱患者注意饮食慎用辛辣，鱼腥发物。

[按语] 结节性痒疹是一种以丘疹、结节为主的瘙痒性炎症性皮肤病，又称疣状固定性荨麻疹，为疣状结节性损害，属中医"痒证"范畴，乃由素体禀性不耐，或受虫咬毒邪内侵；或脾失健运，肠胃传导失职，湿热内生；或脏腑功能失调，风湿热内蕴，阻于肌肤而成。日久反复发作，以致形成气滞血瘀、痰湿凝结之候。

验案 62 中患者急性发作，以苦、辛，微寒的丹皮为君，用其清热凉血的功能。《本经》谓本品"除坚瘕瘀血"，《本草纲目》云："治血中伏火"。配以生槐花苦，微寒，凉血止血，清肝火；苦参、茯苓、车前草，清热利湿。佐以生地、当归、川芎，养血活血；夏枯草、牡蛎、炙僵蚕、白蒺藜，化痰软坚、祛风止痒。标本兼治，继以健脾清热利湿活血之品巩固，取得良效。

本案中患者发病正处夏秋蚊虫盛行之际，加之本身体质过敏，后天调养不当，湿热内蕴，内外合邪，郁于腠理，蕴结肌肤而致发疹；久治不愈，湿邪留恋，黏滞不去，终致顽湿聚结之证。故治以健脾渗湿、软坚散结，标本兼治。湿邪久蕴化热，留恋伤阴，阴虚血滞，肌肤失养，故以生地、赤芍、丹皮苦寒之品凉血清热，兼以养阴活血，"真水运行而邪湿必无所容"。地肤子、白鲜皮、苦参、土茯苓等除湿解毒止痒，泽漆、菝葜利湿而兼有化痰散结之功，配以桑叶、菊花轻清宣肺，升降相率，厚薄相宜，而给邪以出路。诸药配伍，治标而求其本，湿去痰化热清，则脾胃自调、顽疾乃愈。

二十、银屑病

验案 64

于某，男性，12 岁。

初诊：2008 年 12 月 22 日。

主诉：皮肤反复发疹 8 年。

现病史：患者 4 岁时头皮发疹，曾按"湿疹"治疗，仅用药膏，时好时发，每年冬季增多。6 岁时下肢均有类似发疹，以后每感冒后全身泛发，方确诊为"银屑病"。曾服"消银合剂"等，皮疹不能全部消退，今年更加严重。

检查：头皮、胸背、四肢散在绿豆到黄豆大小红斑，上有白色鳞屑，抓后有出血，臀部有手掌大斑块，鳞屑较厚，咽壁充血，扁桃体肿大。舌尖红，苔薄白，脉细数。

西医诊断：寻常型银屑病。

中医诊断：白疕（风热伤肺证）。

辨证分析：肺气虚弱，卫外不固，风热侵袭，蕴积肌肤。

治则治法：治宜祛风清热治其标，益气补肺治其本。

处方：

牛蒡子 9g	荆芥 6g	防风 6g	金银花 9g
黄芩 6g	白鲜皮 9g	土茯苓 15g	太子参 12g
焦白术 9g	淮山药 15g	丹参 12g	首乌藤 15g
焦六曲 15g	生甘草 3g		

14 剂。

二诊（2009 年 1 月 19 日）：皮疹部分消退，伴有口干，咳嗽痰不多。检查：点滴状皮疹渐淡，暗红到灰白色，扁桃体已不肿，咽壁仍充血。舌质红，苔薄，脉细。风热渐除，肺气仍弱，邪有入里之势。宜于前方加宣肺化痰之品。处方：前方加杏仁 6g，桔梗 6g，姜半夏 6g，陈皮 9g，14 剂。

三诊（2月23日）：大部分皮疹已经消退，咳嗽已愈。检查：点滴到斑片色素减退斑，舌质红，苔薄，脉细。外邪已除，内毒未清，为防复发。宜加入清热解毒，益气养血之品。处方：前方去杏仁、半夏、陈皮，加紫草12g，白花蛇舌草30g，大枣15g，14剂。

验案65

张某某，男性，39岁。

初诊：2008年4月6日。

主诉：皮疹8个月余。

现病史：患者8个月前无明显诱因双肘部开始起疹，稍痒，抓之脱白屑，易出血，以后皮疹逐渐发至全身，瘙痒明显。

检查：躯干、四肢泛发绿豆至黄豆大小红斑，上覆多层银白色鳞屑，周围有红晕圈，基底部有明显浸润，刮除白色鳞屑，可见淡红色半透明薄膜，再刮除薄膜，可见明显的筛状出血点。舌质红，苔薄，脉滑数。

西医诊断：寻常型银屑病（进行期）。

中医诊断：白疕（热毒炽盛证）。

辨证分析：血热毒邪，外泛肌肤。

治则治法：清热解毒，凉血活血。

处方：

生地30g	赤芍9g	丹皮9g	板蓝根30g
桔梗9g	白茅根30g	土茯苓30g	菝葜30g
苦参15g	蜀羊泉30g	石见穿30g	石上柏15g
丹参30g	虎杖30g	平地木30g	苏木9g
焦六曲15g	生甘草6g		

医嘱：注意保暖，防止感冒，饮食忌牛、羊肉及辛辣刺激之品。

二诊：服药28剂，皮疹新发不多，鳞屑较前变薄，上方去苏木，加莪术12g。

三诊：服药28剂，皮疹开始消退，上方加鸡血藤30g。

四诊：服药28剂，皮疹基本痊愈，躯干部、四肢见淡褐色色素沉着斑，再予原方加减巩固治疗。嘱患者注意休息和保暖，避免感冒。

验案66

张某某，男性，38岁。

初诊：2008 年 9 月 7 日。

主诉：皮疹反复发作 10 年。

现病史：患者 10 年前先在双肘出现散在红斑，表面有白屑，以后皮疹逐渐增多，融合成片，躯干部也出现同样皮疹。皮疹冬重夏轻，屡治不愈。近 1 个月症情加重，脱屑增多，伴剧烈瘙痒。

检查：躯干、四肢散在绿豆至黄豆大小红色斑丘疹，表面覆银白色鳞屑，部分皮损融合成小片。刮除白色鳞屑，可见淡红色半透明薄膜，再刮除薄膜，可见明显的筛状出血点。舌质红，苔薄，脉滑数。

西医诊断：寻常型银屑病（进行期）。

中医诊断：白疕（血热证）。

辨证分析：内有蕴热，郁于血分，兼感毒邪。

治则治法：清热凉血，活血解毒。

处方：

生地 30g	赤芍 9g	丹皮 9g	板蓝根 30g
紫草 9g	白茅根 30g	土茯苓 30g	菝葜 30g
蜀羊泉 30g	石见穿 30g	半边莲 30g	鸡血藤 30g
虎杖 30g	苏木 9g	焦六曲 15g	生甘草 6g

医嘱：防止感冒，饮食忌牛、羊肉及辛辣刺激之品。

二诊：服药 14 剂，不慎感冒，皮疹无增多，上方去鸡血藤，加桑叶、菊花、金银花、连翘各 9g 疏风清热。

三诊：服药 14 剂，皮疹无新发，原方加丹参 30g 凉血活血。

四诊：服药 28 剂，皮损颜色转淡，部分皮疹自边缘开始消退，脱屑减少，上方加莪术 9g 破血祛瘀。

五诊：服药 28 剂，皮疹大部分消退，鳞屑几无，遗有少许褐色斑片，瘙痒不显。上方加柴胡、黄芩各 9g。

六诊：服药 28 剂，患者皮疹基本痊愈，躯干部、四肢见淡褐色色素斑。再予原方加减巩固治疗。嘱其防止感冒，注意劳逸结合。

验案 67

张某，女性，20 岁。

初诊：2008 年 6 月 30 日。

主诉：全身皮疹瘙痒、脱屑反复 6 年。

现病史：患者于 6 年前无明显诱因下，双侧肘底部出现红斑皮疹，伴白色鳞屑，渐渐增多，涉及头皮、躯干及手足，伴瘙痒，皮疹反复发生，冬重夏轻，屡治不愈。近一月症情加重，纳可便干，夜寐尚安。

检查：头皮、颜面、躯干、四肢散在分布点滴、钱币状红斑、丘疹，覆有蛎壳状鳞屑，刮蜡症（＋），奥斯皮茨征（＋）。舌质红，苔薄黄，脉弦数。

西医诊断：寻常型银屑病。

中医诊断：白疕（血热证）。

辨证分析：血热炽盛，外泛肌肤。

治则治法：凉血清热解毒。

处方：

水牛角（先煎）30g	生地 30g	赤芍 9g	紫草 9g
白花蛇舌草 30g	板蓝根 30g	桔梗 9g	白茅根 30g
蛇六谷（先煎）30g	蛇莓 30g	半边莲 30g	半枝莲 30g
预知子 12g	生甘草 3g		

医嘱：防止感冒，饮食忌牛、羊肉及辛辣刺激之品。

二诊：服上方 14 剂后，患者自觉肌肤灼热瘙痒减轻，脱屑减少，纳便均调。舌质红，苔薄，脉弦。检查：头皮、躯干、四肢点滴至钱币状红斑，鳞屑菲薄。于上方去白花蛇舌草、蛇莓、蛇六谷，加泽漆 15g、石见穿 30g、莪术 9g、大枣 10g。

三诊：服上方 14 剂后，皮疹消退明显，原蛎壳状鳞屑均已消退，皮损呈环状，边缘略高，中央色淡。舌质红，苔薄，脉弦滑。治拟凉血活血之法，处方：水牛角（先煎）30g，板蓝根 30g，桔梗 9g，白茅根 30g，生地 30g，土茯苓 30g，赤芍 9g，菝葜 30g，白花蛇舌草 30g，败酱草 30g，柴胡 9g，黄芩 9g，香附 9g，虎杖 30g，平地木 30g，苏木 9g，生甘草 6g。

四诊：服上方 14 剂后，颜面、躯干、四肢皮疹大部分消退，鳞屑几无，遗有少许褐色斑片，瘙痒不显。舌质红，苔薄，脉弦。再拟凉血活血为主，佐以疏肝理气，调畅情志以资巩固，处方：柴胡 9g，黄芩 9g，香附 9g，预知子 12g，丹参 30g，石见穿 30g，生地 30g，赤芍 9g，紫草 12g，白茅根 30g，土茯苓 30g，生甘草 3g。

五诊：服上方 14 剂后，患者皮疹基本痊愈，躯干部、四肢见淡褐色色素斑。嘱其防止感冒，注意劳逸结合。再予四物消风散加减治疗 2 周以资巩固疗效。

验案 68

宋某，男性，28 岁。

初诊：2008 年 6 月 25 日。

主诉：皮疹反复 3 年余。

现病史：患者 3 年来皮疹反复增多，初起冬天发病，夏季消退，今年夏天起皮疹不再消退，自觉瘙痒明显。

检查：头面、躯干、四肢红斑，上覆多层银白色鳞屑，周围有红晕圈，基底部有明显浸润，刮除白色鳞屑，可见淡红色半透明薄膜，再刮除薄膜，可见明显的筛状出血点。苔薄，舌质红，脉滑数。

西医诊断：寻常型银屑病（进行期）。

中医诊断：白疕（热毒炽盛型）。

辨证分析：风寒、风热之邪侵袭，与阳热之体相搏，而从热化，热毒蕴积，外透肌肤。

治则治法：清热解毒，凉血活血。

处方：

生地 30g	赤芍 9g	丹皮 9g	板蓝根 30g
桔梗 9g	白茅根 30g	土茯苓 30g	菝葜 30g
苦参 15g	蜀羊泉 30g	石见穿 30g	石上柏 15g
丹参 30g	虎杖 30g	平地木 30g	生甘草 6g

医嘱：注意保暖，防止感冒，饮食忌牛、羊肉及辛辣刺激之品。

二诊：服药 14 剂，期间患者不慎感冒，咽痛明显，皮疹有新发，呈点滴状，色鲜红，上方加桑叶、菊花各 9g，金银花、连翘各 9g 疏风解表清热。

三诊：服药 14 剂，感冒缓解，皮疹新发不多，色转淡红，原方加紫草 12g 清热解毒凉血。

四诊：服药 14 剂，皮疹无新发，原方加莪术 9g 破血祛瘀。

五诊：服药 28 剂，皮疹开始逐渐消退，再予原方加减巩固治疗。嘱患者注意休息和保暖，避免感冒。

验案 69

许某某，女性，48 岁。

初诊：2008 年 11 月 19 日。

主诉：皮疹瘙痒反复2年。

现病史：患者2年前无明显诱因下，双侧肘底部反复出现皮疹，伴白色鳞屑，渐渐增多，涉及头皮、躯干，伴瘙痒，皮疹冬重夏轻，屡治不愈。近一月症情加重，纳可便干，夜寐尚安。

检查：头皮、颜面、躯干、四肢散在分布点滴、钱币状红斑，覆有白色蛎壳状鳞屑，刮除白色鳞屑，可见淡红色半透明薄膜，再刮除薄膜，可见明显的筛状出血点。舌质红，苔薄黄，脉弦数。

西医诊断：寻常型银屑病（进行期）。

中医诊断：白疕（热毒炽盛型）。

辨证分析：血热炽盛，外泛肌肤。

治则治法：清热解毒，凉血活血。

处方：

生地30g	赤芍9g	丹皮9g	板蓝根30g
紫草12g	白茅根30g	土茯苓30g	菝葜30g
苦参15g	蜀羊泉30g	石见穿30g	柴胡9g
黄芩9g	白鲜皮15g	焦六曲15g	生甘草6g

医嘱：注意保暖，防止感冒，饮食忌牛、羊肉及辛辣刺激之品。

二诊：服药14剂，皮疹略有增多，上方去柴胡、黄芩，加丹参30g、虎杖30g、平地木30g、苏木9g活血解毒。

三诊：服药14剂，皮疹新发不多，色转淡红，自觉胃中不适，上方去虎杖、苏木、白鲜皮，加香附9g、陈皮9g理气和胃。

四诊：服药28剂，皮疹开始部分消退，色转白，少量脱屑，上方加鸡血藤30g活血解毒。

五诊：服药28剂，皮疹基本痊愈，躯干部、四肢见淡褐色色素沉着斑，再予原方加减巩固治疗。嘱患者注意休息和保暖，避免感冒。

验案70

顾某某，男性，53岁。

初诊：2008年4月7日。

主诉：皮疹反复3年余。

现病史：患者3年多来皮疹反复增多，局部外用皮质类固醇激素有效。初起冬天发病，夏季消退，今年皮疹发生无明显季节性。自觉瘙痒明显。

检查：四肢伸侧、背部红斑，明显隆起，上覆多层银白色鳞屑，刮除白色鳞屑，可见淡红色半透明薄膜，再刮除薄膜，可见明显的筛状出血点。苔薄，舌质红，脉滑数。

西医诊断：寻常型银屑病（进行期）。

中医诊断：白疕（热毒炽盛证）。

辨证分析：风寒、风热之邪侵袭，与阳热之体相搏，而从热化，热毒蕴积，外透肌肤。

治则治法：清热解毒，凉血活血。

处方：

生地 30g	赤芍 9g	丹皮 9g	板蓝根 30g
桔梗 9g	白茅根 30g	土茯苓 30g	菝葜 30g
苦参 15g	蜀羊泉 30g	石见穿 30g	石上柏 15g
丹参 30g	虎杖 30g	平地木 30g	白鲜皮 30g
焦六曲 15g	生甘草 6g		

医嘱：注意保暖，防止感冒，饮食忌牛、羊肉及辛辣刺激之品。

二诊：服药 14 剂，皮疹色稍淡，上方加苏木 9g 活血祛瘀。

三诊：服药 28 剂，上半身皮疹消退，小腿皮疹仍存，上方去丹参、平地木，加虎杖 30g、鸡血藤 30g、三棱 9g、莪术 9g 活血祛瘀软坚。

四诊：服药 28 剂，小腿皮疹逐渐消退，再予原方加减巩固治疗。嘱患者注意休息和保暖，避免感冒。

验案 71

戴某，女性，9 岁。

初诊：2007 年 12 月 1 日。

主诉：皮疹 1 年余。

现病史：去年冬季感冒发热后全身皮疹，不痒，可消退，以后感冒或咽喉疼痛后即发疹。

检查：全身散在小红斑、丘疹，上有鳞屑，抓之有出血。咽壁红，扁桃体肿大。舌质红，苔薄，脉细。

西医诊断：寻常型银屑病。

中医诊断：白疕（风热伤肺证）。

辨证分析：风热外袭，蕴积肌肤。

治则治法：祛风清热。

处方：

牛蒡子9g	桑叶6g	菊花6g	金银花9g
黄芩6g	紫草6g	玄参9g	白花蛇舌草15g
桔梗6g	白茅根15g	胖大海2枚	陈皮9g
生甘草3g			

7剂。

二诊（12月8日）：药后咽喉疼痛好转，皮疹未有新发，大便干结。舌质红，苔薄，脉细。再拟前法。处方：前方加生地15g，赤芍6g，龙葵15g，制大黄6g，14剂。

三诊（12月22日）：皮疹大部分消退，近日咳嗽，咯痰不畅，有喘息声。舌质红，苔薄，脉细数。外感风寒，肺失清肃，参考儿科处方，宜祛风散寒、宣肺化痰。处方：炙麻黄6g，杏仁6g，象贝母6g，姜半夏6g，陈皮6g，甘草3g，荆芥、防风各6g，桑叶、菊花各6g，金银花、连翘各6g，黄芩6g，桔梗6g，焦六曲15g，白茅根15g，7剂。

四诊（12月29日）：咳喘已安，又有皮疹复发，咽干唇燥。检查：点滴状如米粒大小斑丘疹，鳞屑不多。舌尖红有刺，苔薄，脉细数。寒化为热，风邪未净，宜祛风清热解毒。处方：生地12g，赤芍6g，紫草9g，金银花12g，黄芩6g，牛蒡子9g，桑叶、菊花各6g，白花蛇舌草15g，丹参12g，桔梗6g，陈皮9g，生甘草3g，14剂。

五诊（2008年1月11日）：皮疹消退，头皮有红斑。检查：头皮蚕豆大5处红斑脱屑。苔薄，舌质红，脉细。处方：前方加焦六曲15g。

服加减方2个月痊愈。2008年12月有皮疹少量，按原方服药。

验案72

彭某，女性，31岁。

初诊：2008年12月12日。

主诉：皮疹12年余。

现病史：全身发疹，每冬严重，曾服"乙双吗啉"好转，后用"青黛丸"腹泻严重，去加拿大服中药无效，遂来就诊。

检查：头皮、颈、躯干、四肢红斑，大如手掌，小如核桃，白色脱屑，有血迹。苔薄，舌质红，脉弦数。

西医诊断：寻常型银屑病。

中医诊断：白疕（血热证）。

辨证分析：心肝火旺，热毒疏溢，血热伤及肌肤。

治则治法：治宜凉血清热，平肝泻火。

处方：

生地 30g	赤芍 9g	丹皮 9g	板蓝根 30g
山豆根 9g	白茅根 30g	土茯苓 30g	菝葜 30g
泽漆 15g	蜀羊泉 30g	石见穿 30g	石上柏 15g
丹参 30g	虎杖 30g	平地木 30g	柴胡 9g
黄芩 9g	苦参 12g	香附 9g	生甘草 6g

二诊：服药 14 剂后，又自行连服中药 1 个多月，皮疹大部分消退，惟面部潮红，有烘热感，口干唇燥。检查：头皮红斑、脱屑，躯干、四肢散在淡红色斑片。舌质红，苔薄，脉细数。宜前方加减。处方：前方减柴胡、黄芩、香附、苦参、泽漆，加玄参 12g，紫草 12g，桑白皮 15g，地骨皮 15g，生薏苡仁 30g。

三诊：服药 30 剂后，皮疹继续消退，头皮和小腿尚有皮疹。检查：淡红、紫褐色斑片，脱屑较少。苔薄，舌质红，脉细数。处方：生地 15g，赤芍 10g，丹皮 10g，白鲜皮 15g，苦参 10g，丹参 10g，苏木 10g，平地木 15g。

四诊：服药 3 个月，皮疹基本消退，稳定无新发，临床治愈。嘱患者注意饮食起居。

验案 73

朱某某，男性，37 岁。

初诊：2008 年 4 月 12 日。

主诉：全身红斑脱屑反复一年。

现病史：患者于 2007 年春季感冒后起病，皮疹初起于头皮，呈片状红斑，伴有白色脱屑，瘙痒，曾服"迪银片"及激素药膏外搽，皮疹反复，渐渐增多，涉及躯干、四肢，遇热及夜间痒甚，以致患者焦虑忡忡，寝食不安。

检查：头皮、躯干、四肢散在钱币至片状红斑，伴有疏松白色鳞屑，双小腿斑块肥厚呈苔藓化，指（趾）甲混浊，凹凸不平。舌质红，苔薄，脉弦数。

西医诊断：寻常型银屑病。

中医诊断：白疕（血热证）。

辨证分析：风热外袭，营卫失和，气血不畅，热阻肌表。

治则治法：凉血清热，解毒化瘀。

处方：

水牛角（先煎）30g	生地30g	玄参9g	紫草15g
白花蛇舌草30g	蛇莓30g	半边莲30g	石见穿30g
预知子12g	丹参30g	虎杖30g	焦六曲15g
生甘草3g			

二诊：服上方14剂后，患者皮疹偶有新发，瘙痒已减，头发脱屑减少，小腿伸侧苔藓化皮损减薄。于上方去预知子、玄参，加白蒺藜12g、土茯苓30g以祛风除湿。

三诊：服上方14剂后，皮疹已无新发，鳞屑细薄，瘙痒大减，夜寐转安，苔薄，舌暗红，脉弦，再拟解毒化瘀，佐以护胃之品。处方：白花蛇舌草30g，半边莲30g，鸭跖草30g，紫草15g，白茅根30g，土茯苓30g，水牛角（先煎）30g，珍珠母（先煎）30g，藿香12g，煨木香9g，陈皮9g，焦六曲15g，柴胡9g，黄芩6g，生甘草3g。

四诊：服上方14剂后，皮疹明显消退，尤以双下肢小腿伸侧肥厚斑块基本平伏，仅留色素沉着，无瘙痒，纳寐均调，症获痊愈。嘱患者防止感冒，生活起居规律，调畅情志，并再服祛风润燥中药汤剂一个月以资巩固。

验案74

刘某，女性，29岁。

初诊：2008年9月29日。

主诉：皮疹反复发作6年，近3日加重。

现病史：2002年双足发疹，曾按"湿疹"治疗。2000年成片脓疱伴疼痛，某院诊断为"脓疱型银屑病"，服迪银片而好转，后服中药病情稳定，后自行停药，皮疹泛发。2005年4月后曾用"新体卡松（阿维A）"、泼尼松，使病情好转，近几日突然皮疹泛发，伴有发热，关节疼痛。

检查：躯干、四肢散发红斑，有的呈大片，上有散在脓疱，部分融合成"脓湖"状，四周有环状脱屑，有的呈米粒到绿豆大小脓疱，分散在大块皮肤损害的周围。皮肤触痛，有热感。舌质红，苔薄腻，脉滑数。

实验室检测：白细胞 16×10^9/L，中性粒细胞 79.8%，中性粒细胞绝对值12.8，血沉60mm/h。脓培养（3次）：无细菌生长。

西医诊断：脓疱型银屑病

中医诊断：白疕（湿热火毒证）

辨证分析：湿热内蕴，火毒伤阴，防入营血。

治则治法：凉血滋阴，清热解毒利湿。

处方：

生地 30g	赤芍 9g	丹皮 9g	玄参 9g
天冬 9g	麦冬 9g	南沙参 30g	北沙参 30g
茯苓 15g	金银花 12g	紫花地丁 15g	草河车 15g
败酱草 30g	生薏苡仁 30g	肥玉竹 12g	生甘草 3g

10 剂。

清开灵、甘利欣（甘草酸二铵）注射液静脉滴注，新体卡松（阿维 A）、泼尼松、希刻劳（头孢克洛）口服。

外用清凉油乳剂、三黄洗剂。

二诊（10 月 10 日）：皮疹大部好转，结痂。舌质红，苔薄，脉细数。再拟前法，处方：生地 30g，玄参 9g，丹皮 9g，太子参 30g，肥玉竹 12g，茯苓 15g，紫花地丁 15g，黄芩 9g，生薏苡仁 30g，旱莲草 30g，淫羊藿 15g，生甘草 3g，7 剂。

验案 75

徐某某，女性，71 岁。

初诊：2008 年 1 月 17 日。

主诉：掌跖皮疹 3 月。

现病史：患者于 2007 年 9 月中旬始起病，皮疹初见于手掌、足底，为米粒大小水疱，脓疱，约一周左右干涸脱屑，周期性发作，并渐渐伴发掌跖皮肤增厚、发硬，甚则皲裂，曾在外院就诊，拟"掌跖脓疱病"而予以雷公藤多苷、三藤合剂等治疗。皮疹时轻时重，反复不已。后因外周血白细胞下降而停服药物，症情随即加剧，掌跖脓疱，瘙痒颇甚，心烦失眠，口苦口干，大便干结。

检查：掌跖部对称性角化性斑块，伴粟粒大小脓疱，部分干涸脱屑。苔薄黄腻，舌质红，脉弦数。

西医诊断：掌跖脓疱病。

中医诊断：白疕（湿热蕴结证）。

辨证分析：湿热蕴结，外不宣泄，内不利导，郁阻肌肤。

治则治法：清热利湿，凉血解毒。

处方：

生白术 12g	山栀 9g	黄芩 9g	土茯苓 30g
车前草 30g	生薏苡仁 30g	苦参 12g	生地 30g
赤芍 9g	白芍 9g	丹皮 9g	白鲜皮 30g
白蒺藜 12g	首乌藤 30g	生甘草 3g	

医嘱：局部减少碱性洗涤物刺激，饮食宜忌牛羊肉及海鲜之品。

二诊：服药 14 剂，掌跖部有少量脓疱新发，瘙痒已减，口苦不觉，大便较前为畅，苔薄黄，舌红，脉弦。再予前方中加藿香 12g、虎杖 30g 以助化湿解毒。

三诊：服药 14 剂复诊，已无新生脓疱，原增厚斑块也较薄，脱屑减少，纳增寐安，舌红，苔薄，脉弦。证属湿热日久，灼津伤阴，治拟养阴益气，除湿祛邪。处方：生地 20g，玄参 9g，麦冬 9g，生黄芪 15g，白花蛇舌草 30g，蛇莓 15g，白鲜皮 15g，地肤子 9g，苦参 9g，藿香 12g，虎杖 15g，苏木 9g，煨葛根 15g，大枣 15g，生甘草 6g。

四诊：服药 28 剂，诸症俱缓，掌跖部无脱屑，无皲裂，亦无自觉不适，惟见皮纹略增粗，症情痊愈。再予活血润燥之肤痒颗粒冲服，连续 2 周以资巩固。

验案 76

沈某某，男性，69 岁。

初诊：2007 年 12 月 23 日。

主诉：全身红斑鳞屑反复 21 年，加重半年。

现病史：患者病起于 1983 年，皮疹初发于头皮，肘底及双小腿，呈钱币大小红色斑块，伴有白色鳞屑，瘙痒，外院诊为"银屑病"。先后应用"山海棠片"、"祛银合剂"及"甲氨蝶呤"等治疗，皮疹每遇冬春季节而复发。一年前，自服邮购药"克癣康"治疗，皮疹一度退尽。3 个月后，血白细胞下降至 1.5×10^9/L，遂停服药物，嗣后 2 个月皮疹泛发全身，痒痛相兼，纳减便干，心烦口苦，夜不能寐。

检查：颜面、躯干四肢弥漫性焮红肿胀，几无完肤，伴麸皮状鳞屑。舌质红绛，苔黄燥，脉滑数。

西医诊断：银屑病（红皮病倾向）。

中医诊断：白疕（热毒炽盛证）。

辨证分析：心肝火旺，热毒炽盛，侵及营血，泛发肌肤。

治则治法：清心泻火，凉血解毒。

处方：

水牛角（先煎）30g	生地 30g	赤芍 9g	丹皮 9g
板蓝根 30g	桔梗 9g	白茅根 30g	土茯苓 30g
白花蛇舌草 30g	蛇莓 30g	石见穿 30g	石上柏 15g
柴胡 9g	香附 9g	虎杖 30g	焦六曲 15g
生甘草 6g			

医嘱：局部外用宜温和无刺激制剂，予以清凉油乳剂外搽。饮食忌牛、羊肉、海鲜发物及饮酒。

二诊：服上剂 14 天后，皮肤肿胀消退，鳞屑减少，自觉症状好转，但皮疹色泽仍红。苔薄黄，舌红，脉滑数，再拟前方中加丹参 30g、煨葛根 12g 以助理气活血，引药入经。

三诊：服上剂 14 天复诊，患者症情持续好转，纳增寐安，大便转畅，全身皮疹色泽趋淡，鳞屑细薄，瘙痒轻微，但时有口干，夜寐盗汗，苔剥，舌质红，脉弦。证属气阴耗伤，余邪未清，治拟益气养阴兼清余邪，处方：生地 30g，玄参 9g，麦冬 9g，北沙参 15g，金石斛 15g，丹参 30g，生黄芪 15g，白花蛇舌草 30g，蛇莓 30g，蜀羊泉 30g，石见穿 30g，连翘 12g，谷芽、麦芽各 15g，生甘草 6g。

四诊：服上剂 28 天，皮疹基本消退，无肿胀，无脱屑，仅遗淡红至褐色斑片，纳便均调，证属痊愈。再拟前方基础上加肥玉竹 12g、太子参 30g 以资巩固，续服一月。并嘱慎起居，防新感，忌擅自服用非正规"药物"。

[**按语**]"白疕"在中医文献有多种名称，如《诸病源候论》中说："干癣，但有匡郭，皮枯索痒，搔之白屑出是也。"至今日本和东南亚地区仍称之为"干癣"。《医宗金鉴》中称"白疕"，第五版教材沿用至今。即西医的银屑病，俗称"牛皮癣"，是一种常见的红斑鳞屑性皮肤病。以红斑上覆以疏松银白色鳞屑，刮去鳞屑，可及薄膜现象及点状出血为特征。《外科证治全书》对本病特点进行了详尽的描述，"白疕（一名疕风），皮肤燥痒，起如疹疥而色白，搔之屑起，渐至肢体枯燥折裂，血出痛楚……"，又指出"因岁金太过，至秋深燥金用事，乃得此证，多患于血虚体弱之人。"西医学认为，本病发病原因极为复杂，可能与遗传、变态反应、免疫功能失调、代谢失调、精神、饮食因素等有关。患者初因风寒之邪外袭，营卫失和，气血不畅，阻于肌表，日久化热而生；进而耗伤气血，化燥生风，血行不畅，瘀阻肌表而成，故治拟凉血清热、解毒化瘀之法，方中水牛角、生地、紫草配伍，清解血分热毒；桔梗、桑叶、菊花、金银花、连翘疏风清热解毒；白花蛇舌草、蛇莓、半边莲、石见穿、鸭跖草、土茯苓等清热利湿解

毒；丹参、白茅根、虎杖、凉血活血。苦寒败胃，则佐以煨木香、陈皮等以健脾和胃。诸药合用，使血分热毒得解，则肌肤斑疹得消。

其中儿童银屑病多与感冒、上呼吸道感染有关，而上述疾病又多发生在期终或升学考试前，如验案71。可见精神紧张，睡眠减少，引发肝火，木火刑金，以致肺系虚弱，卫外不固，易受风寒或风热之邪侵袭所致。用牛蒡解肌汤加减，佐以健脾和胃之品。疗效稳定。

又如验案64中，患者每年冬季扁桃体炎而发皮疹，因不愿行扁桃体摘除术，而服中药，经两个冬季服祛风清热解毒的中药而痊愈，观察三年未再复发，说明针对发病因素治疗，疗效肯定。

验案72中，患者生活在寒冷的加拿大，室外冰天雪地，室内温暖如春，外受寒邪郁于内，难以发散，久而化火；加之工作紧张劳累，心肝火旺，热毒流溢肌肤，皮疹头面部为多。适值壮年，用大剂量泻肝凉血、清热解毒之品，疗效明显。

脓疱型银屑病，如验案74患者全身泛发者，病情危重，单用中药没有把握，多年来，我们均中西药合用，效果显著。就辨证而言，多属"热毒炽盛证"，本案也不例外，方用清营汤加减。以甘寒养阴清热生津的生地、玄参、麦冬为主，配以赤芍、丹皮、金银花、紫花地丁、草河车、败酱草凉血清热，解毒散瘀；佐以沙参、玉竹、生薏苡仁养阴清肺，益胃生津，防其"阴伤胃败"。治疗很快控制病情，需随访观察，逐渐递减西药。

二十一、硬皮病

验案77

吴某，女性，31岁。

初诊：2006年10月23日。

主诉：面部、四肢皮肤发硬6年，近3个月加重。

现病史：2000年发现面部和四肢有肿块，稍红，不能消退，次年冬季手指发红、发紫、苍白，交替出现，有麻木刺痛感，曾用丹参片治疗。某院诊断"硬皮病"，服泼尼松30mg/d，有好转，1年后停药。近3个月，皮肤硬块增大，伴咳嗽，吞咽困难，手足发紫。近日咳嗽，咯痰不畅。

检查：颜面皮肤绷紧，口唇变薄，现放射状沟纹，四肢皮肤色灰白，肢端难以捏起，手指变细，指关节活动受限。舌质暗红，苔薄腻，脉沉细。

实验室检查：血沉40mm/h；抗核抗体弱阳性（1：100，颗粒型）；抗双链

DNA 抗体 2.9IU/ml；IgG 24.7g/L，IgA 3.38g/L，免疫球蛋白 M（IgM）2.72g/L；免疫复合物（CIC）0.13；总补体 CH50 39U/ml；谷草转氨酶60U/L；肌酐/尿素 14。

特殊检查：胸片：两肺间质性炎症；食管钡餐：钡剂经过缓慢，管腔动力稍差；肺功能检查：重度混合性通气功能障碍。

辨证分析：寒湿阻络，气血凝滞，病久损伤内脏，以致脾肾阳虚，土不生金，水亏不能上润，金水难以相生，肺气虚弱，失其清肃，而咳嗽、痰少不畅，病机复杂，先拟健脾润肺、化痰止咳，观其进退。

治则治法：健脾润肺，化痰止咳。

处方：

太子参12g　　焦白术12g　　茯苓12g　　北沙参12g

炙紫菀12g　　款冬花12g　　黄芩9g　　炙百部9g

杏仁9g　　桔梗9g　　姜半夏9g　　陈皮9g

生甘草3g

14剂。

泼尼松每次5mg，每日3次，口服。

丹参注射液、脉络宁注射液静脉滴注。

二诊（11月3日）：全身皮疹依然，咳嗽咯痰好转。检查：两肺未闻及干、湿啰音。舌质暗红，苔薄，脉沉细。拟温阳散寒，健脾补肾，润肺化痰之法。处方：炙麻黄6g，川桂枝6g，熟地20g，淫羊藿30g，太子参12g，焦白术12g，茯苓12g，北沙参12g，炙紫菀12g，枇杷叶（包煎）9g，姜半夏9g，陈皮9g，白芥子9g，生甘草3g，7剂。

三诊（11月10日）：皮疹已稍软，咳嗽已减，胃纳可。舌质暗红，苔薄，脉细。继守前法，前方续服14剂。

四诊（11月24日）：皮肤发硬已稍软，指关节活动好转，咳嗽已少，胃纳可，眠也安，大便溏。舌质暗红，苔剥，脉沉细。再拟前方加减：北沙参12g，炙紫菀12g，炙冬花12g，生地、熟地各12g，天冬、麦冬各9g，肥玉竹9g，银花炭9g，黄芩炭9g，淮山药12g，马齿苋15g，白花蛇舌草30g，鱼腥草9g，白鲜皮15g，炙麻黄6g，杏仁9g，姜半夏9g，陈皮9g，炙甘草3g，14剂。

五诊（11月28日）：皮疹好转，偶有咳嗽，便溏已愈，关节活动不利，手指遇冷仍有发白和紫绀。舌质暗红，苔薄，脉沉细。治拟益气活血通络，健脾补肾止咳。处方：黄芪15g，茯苓15g，丹参15g，益母草15g，当归12g，虎杖30g，忍冬藤30g，鸡血藤30g，桑枝15g，羌活、独活各9g，山萸肉12g，桑寄生15g，白花蛇舌草30g，姜半夏9g，陈皮9g，生甘草3g，14剂。

验案78

李某，女性，18岁。

初诊：2007年12月27日。

现病史：皮肤型硬皮病2年余，由华山病理切片确诊。咳嗽，纳可，月经量少，腰酸乏力。

检查：左肩背、下肢长形斑片，淡白，周围色素稍深，发硬。舌红苔薄，脉濡细。

辨证分析：脾虚皮腠不密，寒湿内侵；脾弱不能化湿，日久化热；肾亏肝火偏旺，风湿热蕴阻肌肤而成皮痹。宜益气养阴，疏肝补肾。气血充足则邪可除。

处方：

太子参120g	焦白术120g	茯苓120g	生地300g
玄参90g	麦冬90g	枸杞子120g	女贞子120g
旱莲草300g	丹参300g	川芎90g	白花蛇舌草300g
柴胡90g	当归90g	赤芍90g	白芍90g
香附90g	煨木香90g	枳壳90g	淫羊藿150g
桔梗90g	姜半夏90g	陈皮90g	谷芽150g
麦芽150g	鹿衔草150g	金银花120g	虎杖300g
平地木300g	焦山楂120g	焦六曲150g	生甘草60g

另取：

| 生晒参50g | 西洋参50g | 阿胶100g | 龟板胶50g |
| 鳖甲胶50g | 饴糖120g | 冰糖150g | |

复诊：2008年12月1日，患者服膏方后皮疹有好转。月经欠调，量少，腰酸乏力，怕冷。检查：皮疹渐软。舌红苔薄，脉细濡。方药：前方加益母草150g、留行子120g、桑寄生120g、炙狗脊120g。另取：生晒参50g，西洋参50g，阿胶150g，龟板胶50g，鹿角胶50g，鳖甲胶50g，饴糖150g，冰糖150g。

[**按语**] 硬皮病，中医文献称"皮痹"，《素问·痹论》说："风寒湿三气杂至，合而为痹也。""以秋遇此者为皮痹"，"皮痹不已，复感于邪，内合于肺。""痹在于骨则重，在于脉则凝而不流，在于筋则屈不伸，在于肉则不仁，在于皮

则寒。"由此可见，本病总由肺气薄弱，卫外不固，风寒湿邪乘虚而入，阻于皮肤肌肉之间，痹塞不通，营卫不和，气血凝滞，外邪入里，内侵脏腑，五脏六腑皆为其害。所以治疗总先宜温经散寒、调和营卫、祛风通络为主，再辨证施治而加减。本病例已久病，伤及脏腑，证候繁多，先按脾为后天之本，肺为五脏华盖，拟健脾补肺，化痰止咳，标本兼顾；次拟温阳散寒，健脾益肾润肺；再后加入活血化瘀通络之品，病情方有好转。危急证候，也需西药抢救，也必不可少。

患者月经量少，腰酸乏力，苔薄舌红，脉濡细。所谓肺虚则咳嗽，脾虚则疲软，肾虚则腰酸，虽是皮肤之疾，与内脏息息相关，补肺脾之气，益肝肾之阴，气血旺盛，则风湿热之邪可除。

二十二、红斑狼疮

验案 79

赵某，女性，67 岁。

初诊：2008 年 5 月 15 日。

主诉：面部发疹 30 余年，近 2 个月增多。

病史：患者 1975 年产后面部出现红斑，日晒后更加明显，数年后前臂和胸前也有类似症状，某院诊断为"盘状局限性红斑狼疮"，给予对症治疗，时好时发，近年来关节酸痛，而服雷公藤总苷片、羟氯喹（奥沙尼喹），效果不明显，且伴低热和口腔黏膜溃疡。舌质淡红有齿印，苔薄，脉弦细。

检查：两面颊、颈后、前臂散在暗红色斑片，上有粘着性鳞屑，不易剥去，伴毛细血管扩张，中心部分色素减退，周围色素沉着，下唇灰白色斑片、萎缩，背部数处色素减退斑，伴萎缩，周围色黑。

实验室检查：抗核抗体（－），免疫复合物 0.19，IgG 19.7g/L，IgA 5.57g/L。

特殊检查：肺功能提示中度通气功能障碍。

西医诊断：盘状狼疮。

中医诊断：红蝴蝶疮（阴虚内热证）。

辨证分析：高年久病，气阴两亏，病出产后，血虚已知，日晒加重，火毒内侵。女子以肝为先天，肝藏血宜疏泄，肾藏精，主蛰，封藏之本，肝肾不足，应宜健脾和胃入手，乃因脾胃为气血生化之源。《灵枢·决气》云："中焦受气取汁，变化而赤，是谓血。"

治则治法：健脾和胃，补肝肾，益精血。

处方：

党参15g	白术9g	茯苓12g	淮山药15g
白扁豆15g	制首乌12g	生地15g	山萸肉12g
丹参12g	丹皮12g	干蟾皮9g	生甘草3g

7剂。

清开灵注射液、胸腺肽静脉滴注，羟氯喹（奥沙尼喹）口服。

二诊（5月24日）：皮疹稳定，面部潮红，胃纳可，口干渴，二便正常。苔少，舌质淡红有齿印，脉细数。胃气渐复，阴虚内热证显现，治宜养阴清热和胃。处方：生地20g，玄参9g，麦冬9g，知母9g，竹叶9g，芦根30g，黄芩6g，白花蛇舌草30g，鹿衔草15g，焦六曲15g，生甘草3g，7剂。

外用黄柏霜。

三诊（6月1日）：皮疹没有新发，颜色变暗，胃纳二便正常。苔薄白，舌质红，脉细数。气阴两虚，肝肾不足。拟益气养阴，补益肝肾，清热通络。处方：太子参9g，焦白术9g，茯苓9g，生地15g，玄参9g，天门冬9g，枸杞子9g，桑椹子9g，丹参15g，虎杖15g，白花蛇舌草30g，忍冬藤30g，焦六曲15g，生甘草3g，14剂。

验案80

曹某，女性，15岁。

初诊：2008年7月7日。

主诉：口唇、小腿皮疹3年，遇光照加重。

现病史：患者于2005年春季始，面颊出现红斑，伴瘙痒，遇光照后加重，平素常有口腔黏膜破溃及四肢关节酸痛不适，外院多次血常规均示白细胞计数低于4.0×10^9/L，ANA（＋）（1：100），抗SSA抗体（＋），抗SSB抗体（＋）。近2年皮疹涉及小腿，伴见脱发。

检查：口唇黏膜、双侧踝上方见盘状斑块，色暗红，上有灰白色膜片及结痂，口腔黏膜1~2枚浅在性溃疡，基底红晕，直径0.2cm。舌质红，苔薄，脉细数。

西医诊断：盘状狼疮。

中医诊断：红蝴蝶疮（阴虚内热证）。

辨证分析：肝肾亏损，气阴不足。

治则治法：养阴清热，活血通路。

处方：

生地30g	玄参9g	麦冬9g	知母9g
黄柏9g	地锦草30g	鹿衔草15g	白花蛇舌草30g
垂盆草30g	丹参20g	虎杖20g	焦六曲15g
生甘草6g			

医嘱：避光，忌食五辛发物。

二诊：服上方14剂后，口唇、小腿皮损略有好转，无痒，口腔溃疡已愈。舌质红，苔薄，脉细。治拟原法再进，取上方去垂盆草，加夏枯草30g、菟丝子12g。

三诊：服上方14剂后，口唇、小腿盘状皮损均趋消退。化验血白细胞示正常，血沉正常，但抗SSA抗体、抗SSB抗体仍示（+），且补体C4降低。纳便尚调，夜寐安，无乏力盗汗，无午后低热。舌质红，苔薄，脉细数。治宜阴清热，活血软坚，处方：生地30g，玄参9g，麦冬9g，知母9g，黄柏9g，白花蛇舌草30g，鹿衔草15g，夏枯草30g，金钱草30g，丹参15g，鸡血藤15g，路路通9g，青蒿15g，生甘草3g。

四诊：服上方14剂后，患者皮疹痊愈。嘱其注意休息，避免光照。再予六味地黄汤加减内服半月以巩固疗效。

验案81

王某，女性，44岁。

初诊：2007年12月14日。

主诉：皮疹反复发作16年，加剧4月。

现病史：患者16年前颜面部出现暗红色斑片，日晒后加重，当时诊断为"盘状红斑狼疮"，皮疹时作时止。今年8月起突然发热，体温最高达38.7℃，伴面部皮疹，在"上海市第六人民医院"住院治疗，予泼尼松治疗，最高剂量达40mg/d，患者皮疹发热稍有好转，泼尼松逐渐减量至17.5mg/d。目前每日仍有低热，大便干结。

检查：体温37.3℃，面部潮红斑片，部分皮损表面有粘着性鳞屑。舌质红，苔黄腻，脉滑数。

西医诊断：系统性红斑狼疮。

中医诊断：红蝴蝶斑（湿热证）。

辨证分析：湿热内蕴，外泛肌肤。

治则治法：清热利湿解毒。

处方：

苍术 12g	白术 12g	黄柏 9g	萆薢 12g
猪苓 12g	土茯苓 30g	红藤 30g	败酱草 30g
车前草 30g	姜半夏 9g	陈皮 9g	马齿苋 15g
龙葵 30g	焦六曲 15g	生甘草 3g	

医嘱：注意休息，避免光照，合理调节饮食起居。

二诊：服药 28 剂，低热已退，皮疹无新发，泼尼松减量至 12.5mg/d，大便正常，上方去龙葵，加太子参 12g 补气生津，旱莲草 20g、仙鹤草 20g 滋阴凉血止血。

三诊：服药 28 剂，皮疹逐渐消退，自觉神疲乏力。舌质红，苔薄白，脉细。证属肝肾不足，气阴亏虚。治拟益气养阴，补益肝肾。处方：太子参 12g，焦白术 12g，茯苓 12g，生地 30g，玄参 9g，麦冬 9g，枸杞子 12g，女贞子 12g，旱莲草 30g，丹参 30g，川芎 9g，白花蛇舌草 30g，苍术 12g，黄柏 9g，姜半夏 9g，陈皮 9g，焦六曲 15g，生甘草 3g。

四诊：服药 28 剂，皮疹基本消退。症情好转，上方去苍术、黄柏，加谷芽、麦芽各 15g 以巩固治疗。嘱患者合理调节饮食起居，避免过度劳累。

[按语] 红斑狼疮在中医文献中未有明确记载，根据其皮损特点描述为"红蝴蝶斑"，中医学认为，其发病乃因素为阴虚内热之体，肝肾不足，日晒和毒邪内侵，入于肌肤经络，燔灼营血，机体阴阳气血失衡，以致面发红斑，故而当以养阴清热为先。方中生地养阴生津，清热凉血，与玄参、麦冬三味合用，共奏养阴清热之功，以改善患者的阴虚内热之象，且可"增液行舟"，润燥通便；配以竹叶、芦根、知母以加强清热生津之功，热清则耗液无由，津足则热毒自解。肾为先天之本，生命之根，柯韵伯曰："肾虚不能藏精，坎宫之火无所附而妄行"，故在本病缓解期当"大补肾阴，填精补髓，壮水之主。"由此，阴阳气血调和为用，症稳趋愈。

本病总由先天禀赋不足，肝肾亏损，肝藏血，肾藏精，精血不足则虚火内生，若腠理不密，日光照射，内外两热，毒盛瘀阻，肌肤受伤则发疹，伤及脏腑则症状繁多，应辨证施治。

案例 79 中患者年老体衰，气血亏损，内热不炽，外毒显现，脾为后天之本，

"胃者，水谷之海，六腑之大源也。五味入口，藏于胃，以养五脏气。"（《素问·五脏别论》）故健脾胃补肝肾同用，加用辛温之干蟾皮，解毒消肿。《本草汇言》云："蟾酥，疗疳积，消膨胀，解疔毒之药也。能化解一切瘀郁壅滞诸疾。"次用养阴清热方，再用补肺脾之气，补肝肾之精血，方为治本之法。

二十三、多形红斑

验案 82

张某，女性，51 岁。

初诊：2008 年 2 月 7 日。

主诉：颜面、手足发疹 1 月余。

现病史：患者先在面部起红斑，后逐渐在额部、耳轮、手足均起红斑、丘疱疹，瘙痒，刺痛，伴有发热，有"慢性肾炎"病史三十多年，伴蛋白尿。舌质红，苔薄，脉细数。

检查：抗核抗体均质型（1：200），抗双链 DNA 抗体 491IU/ml，IgG 17.8g/L，C3 0.43g/L，C4 0.12g/L，B 因子 0.15g/L，尿蛋白浓度 0.93，24 小时尿蛋白 2.33g/24h，ESR 97mm/h。

辨证分析：禀赋薄弱，病久体衰，脾肾阳虚，伤及于肺，卫外不固，复受风寒，本虚标实之证。

治则治法：健脾补肾利湿，益肺祛风散寒。

处方：

党参 9g	焦白术 9g	茯苓 9g	熟地 15g
山萸肉 9g	北沙参 12g	炙紫菀 12g	枇杷叶（包煎）9g
桂枝 6g	泽泻 9g	猪苓 12g	车前子（包煎）15g
玉米须 15g	薏苡仁根 30g	煨木香 9g	砂仁壳（后下）6g
炙甘草 6g			

10 剂。

清开灵、甘利欣、丹参注射液，胸腺肽静脉滴注。

二诊（2 月 17 日）：皮疹明显好转，额部、耳轮、手足指（趾）部皮疹消退。建议风湿科继续治疗。

验案 83

吴某某，女性，73 岁。

初诊：2008 年 6 月 9 日。

主诉：手足部皮疹伴口腔溃疡 2 周。

现病史：患者于 2 周前食枸杞子后，手足部出现黄豆大小红色皮疹，伴有水疱，灼热瘙痒，继则口腔内也出现米粒大小溃疡，疼痛不甚，伴有乏力盗汗，午后低热，体温：37.9℃左右。去年同季也有类似病史。

检查：颈部、双前臂、小腿伸侧见水肿性风团、丘疹，色红，部分呈虹彩状，上颚部 3 枚直径 0.2cm 浅在溃疡，表面色黄，基底红晕。舌质红，苔薄黄腻，脉弦。

西医诊断：多形性红斑。

中医诊断：猫眼疮（湿热证）。

辨证分析：湿热蕴肤。

治则治法：清热利湿凉血。

处方：

生地 30	赤芍 9g	丹皮 9g	苍术 9g
黄柏 9g	姜半夏 9g	陈皮 9g	粉草薢 12g
猪苓 12g	土茯苓 30g	桑枝 15g	川牛膝 9g
汉防己 9g	焦六曲 15g	生甘草 3g	

医嘱：忌食海鲜发物。

二诊：服上方 14 剂后，皮疹逐渐消退，口腔溃疡愈后，乏力、低热诸症亦有好转，但仍有盗汗，时有咽痒咳嗽。检查：双前臂伸侧暗红色斑片，无丘疱疹，无水疱，口腔黏膜未见溃破。舌质红，苔黄腻，脉弦。证属湿热夹杂，外泛肌肤。治宜化湿清热，佐拟益气敛汗，处方：南沙参、北沙参各 15g，知母 12g，枇杷叶（包煎）9g，杏仁 9g，姜半夏 9g，陈皮 9g，黄芩 9g，党参 30g，焦白术 12g，浮小麦 30g，藿香 12g，焦六曲 10g，炙甘草 3g。

三诊：服上方 14 剂后，皮疹均消，盗汗亦止，纳便均调。舌质红，苔薄，脉小弦。治宜益气健脾，养阴清热，处方：焦白术 12g，茯苓 15g，南沙参、北沙参各 15g，太子参 30g，生薏苡仁 30g，淮山药 15g，藿香 9g，砂仁壳 6g，陈皮 9g，肥玉竹 12g，生地 18g，天冬、麦冬各 9g，焦六曲 15g，生甘草 3g。

四诊：服上方 14 剂后，患者皮疹俱消，症情痊愈。嘱其饮食宜忌海鲜发物，注意休息。

[按语] 多形红斑，中医文献名"猫眼疮"、"寒疮"，冬季发病者，乃风寒

当代中医皮肤科临床家丛书

马绍尧

外袭，营卫气血不和而成；夏季发病者，多为风热外感，湿热内蕴，郁于肌肤所致；若因药毒、食物毒、外感毒引起者则四季可发；也有是红斑狼疮等疾病的伴发症状，临床宜以辨证为依据。本病例先有"肾炎"三十多年，后发多形红斑，脾肾两虚在先，外染毒邪在后，本虚标实，治之兼顾，皮疹消退较快，"肾炎"需专科治之为妥。

二十四、天疱疮

验案 84

肖某，男性，18 岁。

初诊：2008 年 6 月 15 日。

主诉：全身水疱反复发作 1 年，近来加重。

现病史：患者 2007 年 6 月开始胸前起水疱，以后逐渐增多，至某院诊断为"天疱疮"，服雷公藤合剂、美满霉素（米诺环素）等，皮疹仍有反复发作。

检查：躯干、四肢散在米粒到钱币大小的水疱，疱壁薄易破裂，流滋，结痂，小片糜烂。舌质红，苔薄，脉滑。

实验室检查：总补体 CH50 20g/L。

辨证分析：湿热内蕴，火毒伤阴。

治则治法：治宜清热解毒，养阴除湿。

处方：

金银花 15g	紫花地丁 15g	蒲公英 30g	苦参 9g
生地 30g	玄参 9g	肥玉竹 12g	太子参 30g
丹皮 15g	丹参 15g	生薏苡仁 30g	淮山药 15g
生甘草 3g			

14 剂。

清开灵、甘利欣（甘草酸二铵）注射液静脉滴注，美满霉素、羟氯喹（奥沙尼喹）口服。

二诊（6 月 27 日）：皮疹未新发，大部分结痂，胃纳二便正常。舌质红，苔薄，脉细数。湿毒渐除，虚热未清，治拟养阴生津，清热解毒。处方：生地 30g，天花粉 12g，白茅根 30g，青蒿 15g，地骨皮 12g，金银花 12g，连翘 12g，紫花地丁 15g，黄芩 9g，草河车 15g，丹皮 15g，丹参 15g，莲子心 9g，生甘草 3g，14 剂。

胸腺肽针，每次 10mg，肌内注射，每周 2 次。

验案 85

蒋某，男性，78 岁。

初诊：2008 年 6 月 20 日。

主诉：全身水疱反复发作 1 年，近 2 个月加剧。

现病史：患者 2007 年 6 月，口腔发生数处溃疡，灼热疼痛，反复发作，经某院诊断为"天疱疮"，服泼尼松 5mg，每日 4 片，逐渐减轻而痊愈。后因过度劳累（去外地），而全身皮肤泛发水疱，日渐增多，口腔黏膜多处溃疡，伴有疼痛。

检查：颜面部散在大小不等之红斑、丘疱疹，躯干、四肢散在性水疱，疱壁薄，易破裂，小片糜烂，流汁，结痂，少量血痂。舌质红，苔薄黄腻，脉滑数。

特殊检查：胸片：肺气肿；B 超：脂肪肝；皮肤病理：表皮大疱形成。

辨证分析：脾气不健，湿邪内生，蕴久化热，结于肌腠。

治则治法：治宜健脾利湿，清热解毒。

处方：

苍术 12g	白术 12g	生薏苡仁 30g	败酱草 30g
车前草 30g	黄芩 9g	黄连 3g	茵陈 12g
竹叶 9g	枳壳 9g	朱灯心 9g	生地 30g
生甘草 3g			

7 剂。

清开灵注射液、胸腺肽静脉滴注。外用三黄洗剂、白玉膏。

二诊（6 月 27 日）：皮疹大部在消退，部分结痂，面部红斑变暗，四肢尚有新发小水疱如黄豆。苔薄腻，舌质红，脉滑数。湿热未清，再拟清热利湿为主。处方：苍术、白术各 12g，茵陈 12g，黄芩 9g，黄连 3g，山栀 9g，淡竹叶 9g，生地 30g，生薏苡仁 30g，败酱草 30g，车前草 30g，枳壳 9g，炙僵蚕 12g，生甘草 3g，14 剂。

三诊（7 月 11 日）：皮疹在消退，部分结痂未脱，面部红斑，时鲜红，伴头痛口渴，胃纳二便正常，夜眠安，舌质红，脉滑。实验室检查：血常规、血电解质正常。湿毒渐除，热邪未清，阴液受伤，拟养阴清热，以除湿毒。处方：生地 30g，白茅根 30g，天花粉 12g，地骨皮 12g，青蒿 15g，金银花 9g，黄芩 9g，紫花地丁 15g，土茯苓 30g，丹皮 9g，羚羊角粉（分吞）0.6g，生甘草 3g，7 剂。

硫唑嘌呤口服。

[按语] 天疱疮，中医文献无类似病名，而中医的"天疱疮"实是传染性脓疱疮，必须鉴别。本病由心火脾湿，阻于肌肤而成。心火旺盛者，热毒炽盛证候为主；脾虚不运者，则以湿浊郁阻为甚；病久则湿火化燥，灼津伤胃，正气虚弱，导致阴伤胃败。本病例临证所见以湿热火毒伤阴为主，所以用五味消毒饮加减治之。金银花甘寒，清热解毒，疏散风热，散痈消肿，是治一切肿疡、疮疡的要药。《本草纲目》云治"一切风湿气，及诸肿毒、痈疽疥癣、杨梅诸恶疮。散热解毒。"金银花为君药，配以苦甘寒的紫花地丁、蒲公英、苦参，助以清热解毒，消痈散结，利尿燥湿之功；佐以益气养阴、健脾养血之太子参、生地、玄参、肥玉竹、淮山药、生薏苡仁、丹参、生甘草等。诸药合用，清热利尿不伤阴，解毒燥湿不伤正。防其"阴伤胃败"，病有转机，好转后即以养阴生津为主，清热解毒为辅，避免伤其正气，而误入歧途。

本案中患者是老年性天疱疮，伴有多种慢性病，体质虚弱，难以承受重药。《素问·五常政大论》云："不胜毒者，以薄药。""大毒治病，十去其六，常毒治病，十去其七，小毒治病，十去其八，无毒治病，十去其九。谷肉果菜，食养尽之。无使过之，伤其正也。"《素问·至真要大论》云："诸湿肿满，皆属于脾。诸热瞀瘛，皆属于火。诸痛痒疮，皆属于心。"心火脾湿之病，先从健脾燥湿，清心火解毒邪入手，再用其他药去其痼疾为妥。先以苍术、白术、生薏苡仁、车前草、败酱草为主，再以黄芩、黄连、茵陈、竹叶为辅，佐以生地、甘草、灯心为引，加胸腺肽等固本，以保万无一失。治疗顺利 3 周即皮疹消退。再拟养阴清热药，加硫唑嘌呤巩固治疗，定期随访观察。

二十五、干燥综合征

验案 86

刘某，女性，48 岁。

初诊：2009 年 1 月 9 日。

主诉：口唇干燥 3 个月。

现病史：2008 年 10 月初眼有干燥、发热、疼痛，去眼科诊治，确诊为"干燥性角膜结膜炎"，服用泼尼松，每片 5mg，每日 6 片，有好转，减为每日 3 片，但口腔也干燥，小腿有红斑和紫癜。

检查：泪腺功能检测：Schirmer 试验（－），荧光素试验阳性。现有小腿结节、紫癜。舌质红，苔剥，脉细数。

辨证分析：气阴两虚，肝肾不足。

治则治法：益气养阴，补益肝肾。

处方：

太子参12g　　焦白术12g　　茯苓12g　　北沙参12g

天门冬12g　　生地20g　　玄参12g　　枸杞子12g

女贞子12g　　桑椹子12g　　旱莲草30g　　白花蛇舌草30g

青葙子9g　　焦六曲15g　　生甘草3g

14剂。

二诊（1月23日）：眼、口腔干燥，欲哭无泪，唾液减少，需时时饮水，干咳无痰。检查：口唇干燥，小腿结节不多，色褐，紫癜隐退。舌质红，苔薄，脉细数。免疫检查：排除其他结缔组织病，血清抗SSA抗体阴性，抗SSB抗体阳性。燥邪伤肺，肾阴渐亏，金水不能相生。拟清燥救肺汤合沙参麦门冬汤加减。处方：北沙参15g，麦门冬15g，肥玉竹12g，天花粉15g，桑叶12g，杏仁9g，生石膏20g，枇杷叶（包煎）9g，桔梗9g，姜半夏9g，陈皮9g，炙百部9g，丹参15g，黄芩9g，焦六曲15g，生甘草3g，14剂。

三诊（2月27日）：服药1个月，口干稍有好转，仍有咳嗽，神疲乏力。检查：小腿结节、紫癜已退。舌质红，苔剥，脉细。肺肾两伤，累及肝脾。拟补肺脾之气，益肝肾之阴，佐以宣肺止咳，标本兼顾。处方：太子参12g，焦白术12g，茯苓12g，淮山药15g，生地20g，北沙参12g，炙紫菀12g，枇杷叶（包煎）9g，杏仁9g，前胡9g，炙百部9g，陈皮9g，焦六曲15g，生甘草3g，胖大海2只，14剂。

泼尼松减量，每次5mg，每日2次。

四诊（3月26日）：咳嗽已愈，仍有口干，近日关节酸痛。检查：舌质红，苔薄，脉细数。拟前法，去止咳、加通络之品。处方：太子参12g，焦白术12g，茯苓12g，淮山药20g，北沙参12g，炙紫菀12g，枸杞子12g，天花粉12g，丹参30g，虎杖30g，平地木30g，忍冬藤30g，鸡血藤30g，焦六曲15g，生甘草3g，14剂。

泼尼松减量至每次5mg，每日一次。

五诊（4月30日）：诸症皆除，仍有口干唇燥，时有大便干结。检查：舌质红，苔剥，脉细数。正气渐复，肾阴不足，中土不健。拟培土生金，补肾养肝。处方：太子参12g，焦白术12g，茯苓12g，生地20g，山萸肉9g，淮山药15g，枸杞子

12g，女贞子12g，旱莲草30g，丹参20g，青葙子9g，白花蛇舌草30g，虎杖30g，平地木30g，北沙参12g，焦六曲15g，生甘草3g，14剂。

停服泼尼松。

后间断服药至今，症状稳定。

[按语] 干燥症，中医文献有类似记载，如《素问·至真要大论》中说："燥淫所胜"，"嗌干面尘"，"目昧眦疡"，"病本于肝"。《素问·气交变大论》："燥气流行，肝木受邪"，"目赤痛眦疡"。本病由肝郁化火，木旺克土，脾气虚弱，营血亏损，金水不能相生，精血空虚，燥邪伤津，眼、咽、皮肤失去濡养而成。治宜益气血、补肝肾、健脾胃为本。

二十六、毛囊皮脂腺疾病

验案87

张某某，女性，28岁。

初诊：2008年3月19日。

主诉：面部皮疹反复发作10年。

现病史：患者自18岁起面部皮疹日益增多，曾至外院就诊，效果不显，皮疹逐渐增多，且互相融合，形成硬结，挤破后流出渣样物，愈后留疤。平时口干喜饮，腰酸倦怠，大便不畅，2~3日一行，月经周期延长，经期皮疹加重。

检查：前额、面颊、下颌见炎性丘疹、粉刺、脓疱、结节、囊肿，伴见表浅疤痕及色素沉着，面部油腻。舌质红，苔黄腻，脉弦滑。

西医诊断：痤疮。

中医诊断：粉刺（痰湿聚结证）。

辨证分析：阴虚内热为本，肺胃湿热、痰湿蕴结为标。

治则治法：清热凉血，利湿解毒。

处方：

紫花地丁15g	金银花12g	黄芩9g	丹参15g
茵陈12g	山栀9g	地骨皮12g	生石膏（先煎）30g
生地30g	玄参9g	夏枯草15g	煅牡蛎（先煎）30g
全瓜蒌15g	当归12g	益母草9g	生甘草3g

医嘱：温水洗脸，硫黄皂去脂，少食油炸、辛辣之物。

二诊：服上方14剂后，自觉面部硬结变软，偶有新发，大便转调，但面部仍觉油腻不舒。舌质红，苔薄腻，脉弦。治守原法，于上方去茵陈、生石膏，加生山楂15g、生侧柏叶12g。

三诊：服上方14剂后，面部皮疹基本消退，面部油腻减少，月经亦调，但仍有疤痕及色素沉着，自诉进食辛辣之品后易有反复。舌质红，苔薄，脉弦。治拟凉血清热，理气活血之法。处方：生地30g，玄参9g，赤芍9g，白花蛇舌草30g，蒲公英30g，黄芩9g，桑白皮15g，地骨皮12g，生薏苡仁30g，桑叶、菊花各9g，金银花、连翘各9g，夏枯草15g，丹参15g，生山楂15g，生甘草3g。

四诊：服上方14剂后，症情稳定，未见新疹，纳便均调，舌红苔薄，脉弦。症情基本痊愈，继拟养阴清热，凉血活血之法，以资巩固。处方：南沙参、北沙参各15g，生地30g，玄参9g，天冬、麦冬各9g，白茅根30g，桑白皮15g，地骨皮12g，丹皮、丹参各15g，紫花地丁15g，金银花12g，黄芩9g，全瓜蒌15g，生薏苡仁15g，生山楂15g，生甘草3g。

五诊：服上方14剂后，面部皮疹均已消退，症情痊愈。嘱患者饮食宜忌辛辣、油炸之品，多食蔬菜、水果。

验案88

谢某某，男性，23岁。

初诊：2008年12月17日。

主诉：皮疹反复4年余。

现病史：患者4年前面部开始发疹，出油多，皮疹时轻时重，一直未曾就诊。数月来皮疹逐渐增多，胸背部时有少量皮疹。自觉痒痛不舒，不易消退。

检查：前额、面颊、下颏、前胸、背部散在粟粒至黄豆大小红色丘疹，部分皮疹顶部有小脓疱，面部皮肤油腻。舌质红，苔薄，脉细。

西医诊断：寻常型痤疮。

中医诊断：粉刺（肺热阴虚证）。

辨证分析：肺胃湿热，外感毒邪，血热蕴结，热盛伤阴。

治则治法：泻肺清热解毒，养阴生津。

处方：

生地30g	赤芍9g	丹皮9g	玄参12g
竹叶12g	黄芩9g	丹参30g	虎杖30g
鹿衔草15g	垂盆草30g	桑叶9g	菊花各9g
金银花9g	连翘9g	焦六曲15g	白花蛇舌草30g

生甘草 3g

医嘱：忌酒类及辛辣食物。

二诊：服药 14 剂，原有皮疹开始消退，但有少量新发皮疹，上方加蒲公英 30g、野菊花 12g 清热解毒。

三诊：服药 14 剂，不再有新发皮疹，皮损大部分变平，留有色素沉着，原方加桑白皮 15g、地骨皮 15g 泻肺清热养阴。

四诊：服药 28 剂，皮疹基本消退，达临床治愈。嘱患者注意饮食起居。

验案 89

罗某某，女性，33 岁。

初诊：2009 年 3 月 5 日。

主诉：面部皮疹反复 1 年余。

现病史：患者 1 年前面部出现皮疹，未经治疗，反复增多，面部易出油，大便干结，月经尚调。

检查：前额、面颊、下颏较多红斑、丘疹、脓疱，面部皮肤油腻。舌质红，苔薄，脉细。

西医诊断：痤疮。

中医诊断：粉刺（肺热阴虚证）。

辨证分析：肺胃湿热，外感毒邪，血热蕴结，热盛伤阴。

治则治法：泻肺清热解毒，养阴生津。

处方：

生生地 30g	赤芍 9g	丹皮 9g	玄参 12g
竹叶 12g	黄芩 9g	鹿衔草 15g	白花蛇舌草 30g
垂盆草 30g	苍术 12g	姜半夏 9g	陈皮 9g
龙葵 30g	全瓜蒌 12g	焦六曲 15g	生甘草 3g

医嘱：忌牛、羊肉及辛辣酒类。

二诊：服药 7 剂，面部脓疱较多，上方去苍术、陈皮，加金银花、连翘各 9g 疏风清热解毒。

三诊：服药 21 剂，面部皮疹部分消退，上方加野菊花 12g、蒲公英 30g 清热解毒。

四诊：服药 14 剂，面部皮疹全部消退，留有红色疤痕，上方去野菊花，加白菊花 12g、地骨皮 15g 续服一月。嘱患者注意饮食起居。

验案 90

王某某，男性，28 岁。

初诊：2009 年 3 月 17 日。

主诉：面部皮疹反复发作 10 年。

现病史：患者自 18 岁起面部皮疹日益增多，曾至当地医院就诊，效果不显，皮疹逐渐增多，且互相融合，形成硬结，伴有红肿疼痛，挤破后流出渣样物，愈后留疤，平时口干喜饮。

检查：面部见表浅疤痕，双下颏部见 2 个硬结状囊肿，面部油腻。舌质红，苔腻，脉弦滑。

西医诊断：痤疮（囊肿型）。

中医诊断：粉刺（痰湿聚结证）。

辨证分析：肺胃湿热，痰湿蕴结。

治则治法：凉血清热解毒，软坚散结。

处方：

紫花地丁 15g	金银花 12g	黄芩 9g	生甘草 3g
蒲公英 30g	败酱草 30g	夏枯草 15g	车前子（包煎）15g
泽泻 15g	生薏苡仁 30g	桑白皮 15g	全瓜蒌 15g
地骨皮 12g	当归 12g	赤芍 9g	煅牡蛎（先煎）30g

医嘱：温水洗脸，硫磺皂去脂，少食油炸、辛辣之物。

二诊：服上方 14 剂后，自觉面部硬结变软，无疼痛感，大便调。苔薄腻，舌质红，脉弦。继守原法原方。

三诊：服上方 14 剂后，面部囊肿基本消退，但仍有疤痕及色素沉着，自诉进食辛辣之品后易有反复。舌质红，苔薄，脉弦。治拟凉血清热，佐拟理气活血之法，处方：生地 30g，玄参 9g，赤芍 9g，白花蛇舌草 30g，蒲公英 30g，黄芩 9g，桑白皮 15g，地骨皮 12g，生薏苡仁 30g，桑叶、菊花各 9g，金银花、连翘各 9g，陈皮 10g，丹参 15g，生山楂 15g，生甘草 3g。

四诊：服上方 14 剂后，症情稳定，未见新疹，纳便均调，症属痊愈，再服上方 7 剂以资巩固。

五诊：服上方 7 剂后，面部皮疹均已消退，症情痊愈。嘱患者饮食宜忌辛辣、油炸之品，多食蔬菜、水果。

验案 91

管某某，男，20 岁。

初诊：2008 年 10 月 10 日。

主诉：面部皮疹 3 年，加剧 2 月。

现病史：患者于 2005 年夏季起病，面部时常出现绿豆大小皮疹，或伴脓疱，遇热及汗出后微痒，平素面部常易油腻，口干，大便欠畅，夜寐较迟。

检查：前额、面颊、下颏部绿豆至赤豆大小毛囊性炎性丘疹，黑头粉刺，挟杂少量脓疱。舌质红，苔薄黄，脉滑数。

西医诊断：痤疮。

中医诊断：粉刺（肺经风热证）。

辨证分析：肺胃热盛。

治则治法：疏风清肺，通腑泄热。

处方：

桑白皮 15g	地骨皮 15g	丹皮 15g	丹参 15g
山栀 9g	黄芩 9g	金银花 12g	白花蛇舌草 30g
生地 30g	生山楂 15g	莲子心 6g	生石膏（先煎）30g
玄参 9g	制大黄 9g	天花粉 12g	生甘草 3g

痤疮洗剂 1 瓶外用。

医嘱：忌辛辣、甜腻之品，忌用手挤压皮疹。

二诊：服上方 14 剂后，药后皮疹几无新发，原皮疹有减轻之势，大便通畅，面部油腻减少。舌质红，苔薄，脉滑。再拟原法续治，予上方加紫花地丁 15g、夏枯草 15g、虎杖 15g。

三诊：服上方 14 剂后，面部皮疹大部消退，无痒，纳便正常，原黑头粉刺及炎性丘疹较原先显著减少，遗有褐色斑点。舌质红，苔薄，脉小弦。治宜养阴清热，处方：生地 30g，玄参 9g，麦冬 9g，白花蛇舌草 30g，桑叶、菊花各 9g，金银花 12g，鹿衔草 15g，黄芩 9g，全瓜蒌 15g，生薏苡仁 15g，生山楂 15g，生甘草 3g。

四诊：服上方 14 剂后，症情基本痊愈，面部无新疹，纳便均调，舌质红，苔薄，脉弦。再宗前法，加陈皮 10g。

五诊：服上方 14 剂后，患者面部皮疹无再发，仅有少量淡褐色斑点，症情痊愈。嘱饮食宜多食水果、蔬菜，保持面部清洁。

验案 92

王某某，女，29 岁。

初诊：2008 年 5 月 11 日。

主诉：皮疹反复 3 年，加剧 2 周。

现病史：患者 3 年前面部开始发疹，时轻时重，近 2 周来皮疹明显增多，局部痒痛不舒，面部易出油。平素心烦易怒，喜食辛辣，大便秘结。

检查：前额、面颊、下颌米粒至绿豆大小毛囊性炎性丘疹，夹杂少量脓疱，面部皮肤油腻。舌边尖红，苔薄黄，脉弦数。

西医诊断：寻常型痤疮。

中医诊断：粉刺（心火亢盛证）。

治则治法：泻火解毒，方用泻心汤加减。

处方：

生地 30g	赤芍 9g	丹皮 9g	竹叶 9g
黄芩 9g	炙百部 9g	丹参 30g	白花蛇舌草 30g
蒲公英 30g	龙葵 30g	生甘草 3g	

医嘱：忌食牛、羊肉及辛辣酒类。

二诊：服药 14 剂，面部皮疹几无新发，原皮疹有减轻，大便通畅，面部多油，上方去龙葵，加生侧柏叶 12g、焦山楂 12g。

三诊：服药 14 剂，面部皮疹部分消退，上方加野菊花 12g 清热解毒。

四诊：服药 14 剂，面部皮疹全部消退，留有红色瘢痕，上方去野菊花，加白菊花 12g，白鲜皮 15g。

五诊：服药 14 剂，面部皮疹色素渐退，症情痊愈。

验案 93

陈某，男性，15 岁。

初诊：2009 年 2 月 11 日。

主诉：皮疹 3 年余。

现病史：患者 3 年多来鼻尖及口周时时出现潮红，逐渐扩大并起红疹，有时有脓疱，自觉灼热微痒，久治不愈。平素心烦易怒，渴喜冷饮，大便干结。

检查：鼻部、鼻旁、口周潮红，散在粟粒大小红色丘疹，伴有毛细血管扩张。舌质红，苔薄白，脉弦滑。

当代中医皮肤科临床家丛书

马绍尧

西医诊断：玫瑰痤疮。

中医诊断：酒齄鼻（肺胃蕴热证）。

辨证分析：肺胃蕴热，血热郁结。

治则治法：清肺胃热，凉血活血。

处方：

生地 30g	赤芍 9g	丹皮 9g	玄参 12g
竹叶 12g	黄芩 9g	桑叶 9g	菊花 9g
金银花 9g	连翘 9g	丹参 30g	虎杖 30g
鹿衔草 15g	蒲公英 30g	龙葵 30g	白花蛇舌草 30g
全瓜蒌 15g	焦六曲 15g	生甘草 3g	

医嘱：忌食酒类及辛辣助火之品，减少局部刺激。

二诊：服药 14 剂，局部灼热潮红减轻，大便通畅，上方去龙葵、桑叶、菊花、金银花、连翘，加紫花地丁 30g 以加强清热解毒，生槐花 12g 以凉血活血。

三诊：服药 14 剂，红斑明显消退，皮疹无新发，上方去蒲公英，加桑白皮、地骨皮各 15g 以泻肺清热。

四诊：服药 14 剂，面部红斑消退，丘疹变平，症情痊愈，再予原方加减巩固治疗 1 月。嘱患者注意饮食起居，避免辛辣刺激。

验案 94

毛某，女性，37 岁。

初诊：2008 年 7 月 27 日。

主诉：皮疹反复 3 年，加剧 1 个月。

现病史：患者 3 年来面颊及口周反复发疹，时轻时重，自觉微痒。近 1 月来，皮疹反复增多，不易消退，局部出油多。平素心烦易急躁。

检查：面颊及口周潮红斑片，散在粟粒大小红色丘疹，伴有毛细血管扩张。舌质红，苔薄白，脉细数。

西医诊断：酒齄皮炎。

中医诊断：酒齄鼻（肺热阴虚证）。

辨证分析：肺胃积热，熏蒸颜面，血热蕴结，热盛伤阴。

治则治法：泻肺清热解毒，养阴生津。

处方：

生地 30g	赤芍 9g	丹皮 9g	玄参 12g

竹叶 12g	黄芩 9g	丹参 30g	虎杖 30g
鹿衔草 15g	忍冬藤 30g	蒲公英 30g	白花蛇舌草 30g
桑白皮 15g	地骨皮 15g	焦六曲 15g	生甘草 3g

医嘱：忌酒类及辛辣食物，避免寒冷及太阳曝晒。

二诊：服药 28 剂，面部丘疹减少，瘙痒减轻，上方去蒲公英，加桑叶、菊花各 9g 疏风清热。

三诊：服药 28 剂，面部丘疹逐渐消退，仍有潮红，原方去忍冬藤，加生槐花 12g 凉血止血。

四诊：服药 28 剂，面部皮疹消退大半，上方加焦山楂巩固治疗。

五诊：服药 28 剂，面部潮红基本消退，丘疹变平，达临床治愈。嘱患者注意饮食起居。

验案 95

赵某某，女性，42 岁。

初诊：2008 年 10 月 15 日。

主诉：面颊、鼻翼部皮疹反复 3 年。

现病史：近 3 年来面颊、鼻部皮肤时时潮红，伴发疹色红，或有脓疱，自觉灼热微痒，遇日晒及饮食辛辣后尤甚，屡经外用药膏无效。平素心烦易怒，口苦口干，大便干结，经行紊乱。

检查：面颊、颧部红斑，鼻部伴毛细血管扩张，皮肤油腻，散在毛囊性炎性丘疹，绿豆大小。舌红，苔薄，脉弦细。

西医诊断：玫瑰痤疮。

中医诊断：酒齄鼻（肺胃蕴热证）。

辨证分析：肺胃蕴热，血壅外泛。

治则治法：清肺胃热，凉血活血。

处方：

桑叶 9g	菊花 9g	金银花 9g	连翘 9g
地骨皮 12g	丹皮 9g	黄芩 9g	山栀 9g
生地 30g	玄参 9g	全瓜蒌 15g	生石膏（先煎）30g
生山楂 15g	制大黄 9g	夏枯草 15g	生甘草 3g

医嘱：忌饮酒、辛辣食物，避免寒冷及太阳曝晒。

二诊：服上方 14 剂后，大便通畅，灼热潮红减轻，舌红，苔薄，脉弦。治守前法，于上方加玫瑰花 12g、益母草 15g、生槐花 15g。并予以颠倒散洗剂 1 瓶外用。

三诊：服上方 14 剂，面部红斑基本消退，无灼热，无痒，月经已行。舌红，苔薄，脉弦。再拟理气疏肝，活血化瘀之法，予逍遥丸加味以资巩固，处方：柴胡 12g，当归 12g，制香附 12g，黄芩 9g，赤芍 9g，生地 20g，紫草 15g，金银花 12g，枳壳 10g，青皮、陈皮各 9g，益母草 15g，全瓜蒌 15g，生山楂 15g，地骨皮 12g，生甘草 3g。

四诊：服上方 14 剂后，患者面部皮疹俱消，症情痊愈，再予前方加减内服 2 周以资巩固。嘱其饮食宜忌辛辣、油炸之品。

验案 96

尹某某，女性，55 岁。

初诊：2008 年 4 月 11 日。

主诉：皮疹反复 4 年余，加剧 2 个月。

现病史：患者 4 年多来面部反复发疹，局部出油多，皮疹时轻时重，自觉微痒。近 2 个月来，皮疹反复增多，不易消退。平素心烦易急躁，时有烘热。

检查：鼻部及面颊见潮红斑片，并散布粟粒大小红色丘疹，伴有明显的毛细血管扩张。舌质红，苔薄白，脉弦细。

西医诊断：酒齄皮炎。

中医诊断：酒齄鼻（肺热阴虚型）。

辨证分析：肺胃积热，熏蒸颜面，血热蕴结，热盛伤阴。

治则治法：泻肺清热解毒，养阴生津。

处方：

生地 30g	赤芍 9g	丹皮 9g	玄参 12g
竹叶 12g	黄芩 9g	桑叶 9g	菊花 9g
金银花 9g	连翘 9g	丹参 30g	虎杖 30g
焦六曲 15g	鹿衔草 15g	茶树根 30g	白花蛇舌草 30g
生甘草 3g			

医嘱：忌酒类及辛辣食物，避免寒冷及太阳曝晒。

二诊：服药 28 剂，面部潮红减轻，丘疹减少，痒减轻，上方去桑叶、菊花、金银花、连翘、茶树根，加生槐花 12g、生侧柏叶 12g 清热凉血，野菊花 12g 清热解毒。

三诊：服药 28 剂，面部潮红、丘疹明显消退，偶有瘙痒，上方加白鲜皮 15g 解毒除湿，地骨皮 15g 泻肺清热养阴。

四诊：服药 28 剂，面部潮红基本消退，丘疹变平，达临床治愈。嘱患者注意饮食起居。

[**按语**] 痤疮是一种毛囊与皮脂腺的慢性炎症性皮肤病。在中医文献中称为"粉刺"、"面疱"等。隋代《诸病源候论·面体病诸候·面疱候》中记载"面疱者，谓面上有风热气生疱，头如米大，亦如谷粒，白色者是。"其发病与风热、血热、肺热蕴结、湿热、气滞血瘀、胃肠实热、痰凝阻络等相关。马绍尧教授临床擅长运用脏腑辨证的方法治疗痤疮。痤疮好发于面部，尤以口周、鼻部多见。肺主皮毛，开窍于鼻，皮毛和鼻窍病症，均应从肺辨证，肺为"娇脏"，不耐寒热，肺经风热，上熏头面而起疹；胃开窍于口，口面之症，亦可从胃辨证，嗜食辛辣肥甘，化热生火，湿热中阻，循经上蒸，胃经实火，外发面部而发疹；内伤七情，气郁化火，火热之邪内盛于心，心火亢盛，积热上冲颜面而发疹；肝主疏泄，性喜调达，肝郁则病，性情急躁，或情志不畅，肝失疏泄，郁久化火，过食膏粱厚味，则生湿助热，肝郁与湿热共存，外泛肌肤而发疹；先天肾阴不足，肾之阴阳平衡失调，相火偏旺，耗伤阴液，则肺胃津亏，以致阴虚内热，外发本病；脾虚不运，水湿内停，湿聚成痰，日久化热，湿热挟痰，凝结肌肤，出现脓疱、结节、囊肿。故痤疮的发病与肺、脾、胃、心、肝、肾关系密切。

该类疾病患者平素饮食不节，过食肥甘厚味、辛辣刺激之品，脾胃失运，湿热内生，外泛肌肤而致面部油腻，皮疹广泛；日久痰湿凝阻肌肤而见结节、囊肿等损害。然肾乃先天之本，一身阴阳之根，患者正当"天癸"旺盛之时，但因工作紧张，虚火内生，阴血暗耗，加之湿热内阻，故而皮损反复发作，持久不愈，兼见口干舌燥、腰酸肢软诸症。细究本案，乃本虚标实之候。患者初诊之时皮疹泛发，色红，触之疼痛，以炎性丘疹、脓疱为主，热象明显，故当"急则治其标"，以清解肺胃湿热为先，药用生石膏辛甘大寒以清"阳明有余"之热，金银花、黄芩、蒲公英、紫花地丁等凉血解毒，茵陈、栀子清热利湿，药后待湿热去其大半，炎症得以控制，皮疹颜色转淡，则当"缓则治其本"，《素问·至真要大论》曰"诸寒之而热者取之阴，热之而寒者取之阳"，治拟滋肾育阴清热之法，药用生地、玄参、沙参、天冬、麦冬等甘寒、咸寒之品滋阴清热，育阴而涵阳，使虚火除而阳归于阴，所谓"壮水之主，以制阳光"之意；佐以桑白皮入肺经气分，泻肺中余火，地骨皮入肺肾二经，除肺肾虚热。因结节色暗，日久难去，加

180

用夏枯草、煅牡蛎、全瓜蒌化痰软坚散结；月经不调故以当归、益母草调经。诸药合用，乃以求本图治，使肾阴得固，虚火得降，内热得清，阴固则水能制火，热清则耗阴无由，诸症俱除，顽症乃瘥。

二十七、药物性皮炎

验案 97

赵某某，女性，70 岁。

初诊：2008 年 5 月 26 日。

主诉：全身发疹瘙痒 5 天。

现病史：患者有冠心病，心律不齐史多年，3 周前服用"莫雷西嗪"，2 周后突发皮疹，并伴腹部不适，面苍眩晕，外院拟"过敏性休克"而予抢救治疗，嗣后血压稳定，但皮疹未退，灼热瘙痒，且伴见低热，关节酸痛，乏力纳少，大便干硬。

检查：躯干、四肢豌豆至蚕豆大小红斑、丘疹、风团、双下肢部分皮疹色紫红、压之不退色，舌质偏红，苔薄，脉弦数结代。

西医诊断：药物性皮炎（多形红斑型，莫雷西嗪引起）。

中医诊断：中药毒（血热证）。

辨证分析：禀赋过敏，复中药毒，血热蕴盛，外泛肌肤。

治则治法：凉血清热，除湿和胃。

处方：

金银花 12g	黄芩 6g	桑叶 9g	白菊花 9g
白鲜皮 12g	苦参 9g	土茯苓 30g	生薏苡仁 30g
谷芽 15g	麦芽 15g	焦扁豆 12g	焦六曲 15g
生甘草 3g			

二诊：服上方 7 剂后，患者无新发疹，痒减热退，纳增便调。上方去白鲜皮、苦参，加生地 15g、玄参 9g 以养阴清热，太子参 30g 益气生津以护胃气。

三诊：服上方 7 剂后，患者皮疹退净，无瘙痒不适，症情痊愈，嘱其避免再次服用"莫雷西嗪"及同类抗心律失常药，以防复发。

验案 98

钟某某，女性，69 岁。

初诊：2008 年 9 月 22 日。

主诉：全身皮疹，瘙痒伴间歇热 1 个月。

现病史：患者于 1 个月前自躯干、背部及大腿出现皮疹始，渐渐涉及全身，面部伴显著瘙痒。曾因抗过敏药治疗，皮疹反复出现，并时伴有发热，体温在 38℃ 左右，皮疹逐渐加重，遍及全身，几无完肤，追问病史，疹前一月服"别嘌醇"迄今。

检查：颜面、躯干、四肢弥漫性潮红，伴麸皮样脱屑，双下肢小腿伴粟粒大小紫色瘀斑，压之不退色。苔薄，舌质红，脉细。

西医诊断：药物性皮炎（别嘌醇引起）。

中医诊断：中药毒（血热炽盛）。

辨证分析：禀性不耐，复中药毒，日久伤阴，余邪未尽。

治则治法：养阴清热解毒。

处方：

生地 30g	玄参 9g	麦冬 9g	天花粉 12g
田基黄 30g	蒲公英 30g	马齿苋 30g	白花蛇舌草 30g
姜半夏 9g	陈皮 9g	焦六曲 15g	砂仁壳（后下）6g
生甘草 3g			

医嘱：停服致敏药物，及慎用可能引起过敏的药物。

二诊：服上方 7 剂后，患者症情好转，颜面浮肿明显消退，四肢、躯干脱屑也减，瘙痒减轻。舌质红，苔薄，脉细濡。治宜养阴益气，培土生金。处方：太子参 15g，焦白术 12g，茯苓 15g，北沙参 15g，炙百部 9g，丹参 20g，杏仁 9g，桔梗 9g，姜半夏 9g，陈皮 9g，石见穿 30g，野葡萄根 30g，预知子 15g，生甘草 3g。

三诊：服上方 14 剂后，患者皮损大部分消退，但仍干燥、脱屑，自诉仍感瘙痒。舌质红，苔薄，脉细。再拟益气养阴法之法。处方：太子参 15g，焦白术 12g，茯苓 15g，北沙参 15g，炙紫菀 9g，枇杷叶 9g，黄芩 9g，炙百部 9g，平地木 30g，石见穿 30g，石上柏 15g，野葡萄根 30g，桔梗 9g，姜半夏 9g，陈皮 9g，生甘草 3g。

四诊：服上方 14 剂后，皮疹消退，无瘙痒。舌质红，苔薄，脉细。症情痊愈，治拟宗前，于上方去枇杷叶、百部、野葡萄根、平地木，加南沙参 15g、生薏苡仁 30g、天花粉 9g。

五诊：服上方 14 剂后，患者皮疹退净，纳便正常。再拟增液汤加减内服 10

天以助恢复。嘱避免"别嘌醇"再度服用。

验案99

林某某，男性，67岁。

初诊：2009年3月14日。

主诉：全身皮疹瘙痒一周。

现病史：患者近一周来由躯干渐及四肢、颜面出现皮疹，伴瘙痒，脱屑。追问病史诉有"血尿酸增高"史，近半月服"别嘌醇"药物，发疹后至外院就诊，给予"氯雷他定"口服等治疗，症情不解。皮疹逐渐增多，色红，灼热，瘙痒颇甚，心烦难眠，口苦便干。

检查：颜面、躯干、四肢密集成片红色斑疹，伴脱屑，舌质红，苔黄，脉弦数。

西医诊断：药物性皮炎。

中医诊断：中药毒（血热证）。

辨证分析：禀赋不耐，复中药毒，血热炽盛，泛发肌肤。

治则治法：凉血清热，除湿解毒。

处方：

生地20g	赤芍9g	金银花12g	黄芩9g
车前草30g	焦山楂9g	焦六曲15g	丹皮9g
白鲜皮20g	地肤子9g	苦参9g	桑叶9g
菊花9g	生甘草3g		

医嘱：停服别嘌醇药物，饮食忌辛辣，肥甘厚味。

二诊：服药7剂，皮疹基本趋退，瘙痒大减，夜寐转安，舌红，苔黄根腻，脉弦数。前方去白鲜皮、地肤子，加败酱草30g、虎杖30g、茯苓15g、白术12g以助除湿解毒。

三诊：服药14剂，瘙痒已无，皮疹退净，纳便均调，症获痊愈，再服10剂以资巩固。

验案100

陈某某，女性，27岁。

初诊：2008年6月2日。

主诉：皮疹瘙痒2天。

现病史：患者1周前因咽痛服用"头孢拉定"。2天前突发皮疹，并迅速蔓延至全身，伴有剧烈瘙痒，在"华山医院"就诊，诊断为"药疹"，予泼尼松15mg/d及泰胃美（西咪替丁）治疗。目前皮疹瘙痒仍甚，伴有恶寒、咽痛等症状。

检查：颜面、躯干、四肢绿豆至蚕豆大小红斑、丘疹，压之不退色。舌质红，苔薄，脉细。

西医诊断：药物性皮炎。

中医诊断：中药毒（风湿热证）。

辨证分析：禀赋过敏，复中药毒，风湿热邪，蕴积肌肤。

治则治法：疏风清热，解毒除湿。

处方：

生地30g	赤芍9g	丹皮9g	白鲜皮30g
地肤子9g	苦参9g	土茯苓30g	蕺葜30g
徐长卿15g	桑叶12g	竹叶12g	金银花15g
黄芩9g	车前草30g	焦六曲15g	生甘草3g

医嘱：停用头孢拉定。多饮水，增加药物排泄。

二诊：服药7剂，皮疹逐渐开始消退，瘙痒减轻，无咽痛，上方去竹叶、黄芩、车前草，加连翘9g以清热解毒。

三诊：服药7剂，皮疹全部消退，无瘙痒不适，症情痊愈，嘱其避免再次服用头孢拉定，以防复发。

[按语] 药物性皮炎是药物进入机体产生的皮肤黏膜急性炎症反应，乃因禀赋过敏，毒邪内侵所致；或因风热之邪侵袭腠理，或因湿热蕴蒸郁于肌肤；或是外邪郁久化热，血热妄行，溢于肌表；或是火毒炽盛，燔灼营血，外伤皮肤，内攻脏腑，久而导致耗伤阴液，气无所生，形成气阴两伤，脾胃虚弱之证。故而早期治疗宜用清热凉血、疏风除湿解毒之剂，后期则宜用益气养阴清热之品。

第六章 医话与文选

一、常见皮肤病的脏腑辨证施治

（一）心

心气心阳，心血心阴。

心主神志，为五脏六腑之主。心主血脉，开窍于舌。

《素问·经脉别论》："食气入胃，浊气归心，淫精于脉。"

"舌为心之外候。"

《素问·灵兰秘典论》："心者，君主之官也，神明出焉。"

《素问·六节藏象论》："心者，生之本，神之变也，其华在面，其充在血脉，为阳中之太阳，通于夏气。"

《素问·金匮真言论》："南方赤色，入通于心，开窍于耳，藏精于心，故病在五脏，其味苦，其类火。"

《素问·阴阳应象大论》："南方生热，热生火，火生苦，苦生心，心生血，血生脾，心主舌。其在天为热，在地为火，在体为脉，在脏为心，在色为赤。"

《素问·阴阳应象大论》："喜伤心。"

《灵枢·本神》："天之在我者德也，地之在我者气也，德流气薄而生者也。故生之来谓之精，两精相搏谓之神，随神往来者谓之魂，并精而出入者谓之魄。所以任物者谓之心。心有所忆谓之意，意之所存谓之志；因志而存变谓之思，因思而远慕谓之虑，因虑而处物谓之智。"

《灵枢·口问》："思忧则心系急，心系急则气道约，约则不利，故太息以伸出之。"

1. 心火亢盛证

内因肝气不疏，气郁化火；外由六淫内侵，毒邪所伤，化热扰动心火；或食辛辣、海鲜、烟酒、药物等均可导致心火亢盛。

皮肤损害：口角糜烂，舌尖碎痛，口腔黏膜溃疡。

全身症状：心烦意乱，多梦难眠；面赤口渴；溲赤、便难；吐血、衄血。舌质红绛尖有刺，苔多薄黄而剥，脉细数。

常见疾病：复发性口腔黏膜溃疡、白塞综合征、皮肌炎等。

治法：清心火，解热毒，化湿热。

方药：大黄泻心汤（《金匮要略》）加味：生大黄、黄连、黄芩、黄柏、苍术、竹叶、生地、赤芍、丹皮、土茯苓、生薏苡仁、生甘草。

2. 痰火扰心证

外感毒邪，热毒燔灼营血，内传脏腑，热陷痰火相结；或七情内伤，情绪抑郁，气郁化火，灼津为痰，火与痰结，以致痰热内闭心窍，心神失运，意识障碍，脏腑功能紊乱。

皮肤损害：眼睑浮肿，或有紫斑，瘀点。

全身症状：心烦意乱，胸闷眩晕，口渴，失眠，神昏谵语，狂躁胡言，甚则发狂。面目红赤，喉间痰鸣。舌质红，苔黄腻，脉滑数或弦洪数。

常见疾病：系统性红斑狼疮。

治法：清热解毒，化痰宁心。

方药：清宫汤（《温病条辨》）加味：玄参、莲子心、竹叶心、麦冬、连翘、犀角尖（磨冲）、姜半夏、陈皮、首乌藤、酸枣仁、茯苓、生甘草。

3. 痰迷心窍证

突感外来热毒，如日光曝晒，与阴虚内热之毒相结，或精神刺激，情绪波动，抑郁化火，灼津为痰，痰热闭阻心窍而成，以致意识障碍，脏腑功能失调，神志混乱。

皮肤损害：红斑鲜艳或灰白色暗，面目浮肿，或按有凹陷，瘀点、紫癜、青斑。

全身症状：高热或低热，心烦意乱，狂躁不安，神志昏迷，或喉间有痰。舌质红，苔腻，脉滑或弦缓。

常见疾病：系统性红斑狼疮脑损害。

治法：清火化痰，镇心安神。

方药：涤痰汤（《济生方》）加减：黄芩、黄连、姜半夏、陈皮、胆南星、茯苓、钩藤、石菖蒲、龙齿、炙远志、首乌藤、酸枣仁、生甘草。

4. 心气虚衰证

先天禀赋不足，或慢性病日久耗气，或高年脏气虚弱，全身阳气耗伤，或由肺脾肾等脏器损伤，导致心气虚衰。

皮肤损害：皮肤浮肿、发硬、萎缩，色素减退，或伴色素沉着，唇薄，牙龈萎缩。

全身症状：面色灰白，消瘦畏寒，心悸怔忡，胸闷气短，神疲乏力。舌质淡，苔白，脉细弱或有结代。

常见疾病：系统性硬皮病。

治法：益气养心。

方药：甘麦大枣汤（《金匮要略》）加味：炙甘草、淮小麦、大枣、黄芪、党参、当归、丹参、远志、白术、茯苓、合欢皮、五味子、麦冬。

5. 心阳虚寒证

久病气虚或暴病伤阳，以致阴损及阳，形成心阳虚寒证。本证显示全身功能衰竭征候。由于虚寒可兼挟出现血瘀、水泛、湿痰等症状。

皮肤损害：面色苍白或有浮肿，紫斑，脱发，指甲青紫。

全身症状：心悸、胸闷，或有绞痛，畏寒，肢冷，乏力，动则气短，自汗，失眠。舌质淡胖，苔白滑，脉细微，时有结代。

常见疾病：系统性红斑狼疮心脏损害。

治法：益气养心，温阳散寒。

方药：参附汤（《妇人良方》）合生脉饮（《备急千金要方》）加减：人参、茯苓、五味子、天冬麦冬、熟地、熟附块（先煎）、首乌藤、酸枣仁、炙甘草、大枣、丹参、仙鹤草、功劳叶。

6. 心阳暴脱证

先有心气虚寒，或急病突发而心阳受伤所致；或由某些禀赋不足之病，反复发作，治疗不当，突然停药；或意外伤害如创伤失血，情志波动，大毒突袭，致使心阳暴脱，机体极度衰弱，生命垂危。

皮肤损害：紫斑色暗，面色苍白，肢端冰冷。

全身症状：心悸，胸闷，大汗淋漓，四肢厥冷，甚者口唇青紫，神志昏迷。舌质淡，脉微欲绝。

常见疾病：皮肌炎、系统性红斑狼疮。

治法：中西医结合抢救。回阳救逆，益气固脱。

方药：独参汤。

7. 湿毒扰心证（脚气冲心证）

外感风湿热毒，或多食油腻之品，或久居卑湿之地，或生活环境恶劣，难以食饱裹腹，或先天体弱，食少便泄，日久毒邪化热，形成脚气。毒邪上攻心胸，侵犯神明之府，形成脚气冲心之证。

皮肤损害：形态多样，红斑、丘疹、脱屑、干燥，口唇肿胀，糜烂，裂隙。

全身症状：脚弱无力，麻木难以行走，可突然发生心悸，喘满，烦躁不安，神志恍惚，言语错乱，小便不利。舌质红，无苔，脉细数。

常见疾病：维生素 B_1 缺乏症。

治法：健脾燥湿解毒以安心神。

方药：参苓白术散（《太平惠民和剂局方》）合甘麦大枣汤（《金匮要略》）加减：党参、白术、茯苓、山药、焦扁豆、炙甘草、淮小麦、大枣、首乌藤、酸枣仁、白菊花、珍珠母、谷芽、麦芽。

8. 心脉痹阻证

先天禀赋不足，又受慢性疾病煎熬，阴损及阳，胸阳不振，阴寒凝结，络脉受阻，瘀血内停；或由七情内伤，气机郁结，血脉循行受阻，均可致使心气虚弱，血脉流行不畅，而成心脉痹阻。

皮肤损害：口唇、指端青紫，或有紫红斑片，皮肤肿胀、硬化。

全身症状：心悸，胸闷，或胀痛、刺痛，畏寒肢冷，得温则减，受寒加重，情绪激动时发作。舌质暗或青紫，脉细涩或结代。

常见疾病：系统性红斑狼疮、硬皮病、皮肌炎等病心脏损害。

治法：活血化瘀，通脉止痛。

方药：血府逐瘀汤（《医林改错》）加减：生地、当归、赤芍、川芎、桃仁、红花、柴胡、枳壳、牛膝、乳香、莪术、香附、延胡索。

9. 水气凌心证

外邪侵及脏腑，肺失清肃，水液失常，致使心阳不振，水饮内停，或慢性疾病，反复急性发作，脾肾阳虚，不能制水，水饮上逆，水湿泛滥，以致水气凌心，是一种危重的心脏功能衰退的征候。

皮肤损害：面目苍白肿胀，指端青紫。

全身症状：形寒肢冷，心悸气短，肢体浮肿，胸脘胀满，眩晕气喘，小便不利，渴不欲饮，或有咳嗽。舌质淡胖，苔薄，脉沉缓。

常见疾病：系统性红斑狼疮危重期（心包积液）。

治法：中西医结合抢救。回阳救逆。

方药：参附汤（《妇人良方》）、急救回阳汤（《医林改错》）、救逆汤（《温病条辨》）加减：人参、附子、干姜、白术、炙甘草、地黄、白芍、阿胶、麦冬、五味子、桃仁、红花。

10. 寒阻心脉证（寒阻血脉证）

素体阳虚，或七情内伤，肝气郁滞，或外感寒湿之邪，以致阴寒内盛，血脉受阻，营行不畅，寒盛血凝，心脉受阻。

皮肤损害：指端色红、色紫、色白，受寒或情绪激动时交替出现。

全身症状：畏寒肢冷，四肢麻木，活动不利。舌有紫斑，苔薄，脉濡细。

常见疾病：雷诺病。

治法：温阳散寒通络。

方药：当归四逆汤（《伤寒论》）合阳和汤（《外科全生集》）加减：当归、熟地、鹿角胶、桃仁、赤芍、红花、桑枝、忍冬藤、络石藤、炮姜、白芥子。

（二）肝

《素问·灵兰秘典论》："肝者，将军之官，谋虑出焉。胆者，中正之官，决断出焉。"

《素问·六节藏象论》："肝者，罢极之本，魂之处也，其华在爪，其充在筋，以生血气。其味酸，其色苍。此为阳中之少阳，通于春气。"

《灵枢·本输》："肝合胆，胆者，中清之府。"

《素问·阴阳应象大论》："东方生风，风生木，木生酸，酸生肝，肝生筋，筋生心，肝主目；其在天为玄，在人为道，在地为化，化生五味；……怒生肝，悲胜怒。"

《灵枢·本神》："肝悲哀动中则伤魂，魂伤则狂妄不精，不精则不正，当人阴缩而挛筋，而胁骨不举，毛悴色夭。"

1. 肝气郁结证

外因病邪侵袭，阴血不足，肝失濡养；内因情志抑郁，精神刺激所致。

皮肤损害：黄褐色斑点或斑片，分布于面颊和额部，甚则延及下颌。

全身症状：时有胸闷，胸胁胀痛，或咽痒不适，胃纳不香，嗳气叹息，女子月经不调。舌质淡红，或有裂纹，苔薄，脉弦细。

常见疾病：黄褐斑、色素沉着。

治法：疏肝理气，解郁养血。

方药：逍遥散（《太平惠民和剂局方》）加减：柴胡、当归、赤芍、白芍、香附、延胡索、白鲜皮、白菊花、白蒺藜、白术、茯苓、白芷、焦六曲、生甘草。

2. 肝气郁热证

心情不畅，情志郁闷，肝失疏泄，肝气郁结，气郁化火，形成肝气郁热证。多发生于围绝经期女性。

皮肤损害：面有红斑，毛细血管扩张，躯干、四肢遍发丘疹、结节。

全身症状：自觉时有烘热，心烦意乱，夜难安眠，性情急躁，胸胁胀满，口苦咽干，经前乳房胀痛，月经不调。舌质红，苔薄，脉弦细。

常见疾病：围绝经期痒疹、皮炎、瘙痒症。

治法：疏肝理气，泻热散结。

方药：柴胡疏肝散（《景岳全书》）加减：柴胡、当归、赤芍、香附、延胡索、厚朴、枳壳、黄芩、白鲜皮、苦参、田基黄。

3. 肝火上炎证

外感毒邪或情志不畅，气郁化火，循经上逆所致。亦可由过食辛辣烟酒，湿热成毒，积热化火而成。

皮肤损害：丘疹、丘疱疹簇集成片。

全身症状：面红目赤，口苦咽干，或有发热，大便干结，小便黄赤，心烦，夜眠不安。舌质红，苔黄，脉弦数。

常见疾病：单纯疱疹初发或复发者。

治法：清肝火，解热毒。

方药：大柴胡汤（《金匮要略》）加减：柴胡、黄芩、赤芍、丹皮、大黄、枳实、白花蛇舌草、紫草、生薏苡仁、马齿苋、生甘草。

4. 肝阴血虚证

肝阴血虚多由情志不畅，肝气郁结，日久化火，热盛灼津耗血阴亏；或湿热化火，阴津受损，也有因病久津伤，滋润无力所致。

皮肤损害：唇燥皲裂，眼干目涩。

全身症状：面色萎黄，头昏耳鸣，两目干涩，口干咽燥，五心烦热，胁肋隐胀，爪甲干枯，月经量少。舌红少津，苔无，脉弦细数。

常见疾病：干燥综合征、唇炎、掌跖角化症等。

治法：养阴生津，补血润燥。

方药：四物汤（《太平惠民和剂方》）加减：生地、熟地、知母、玉竹、当归、白芍、川芎、石斛、白茅根、仙鹤草、功劳叶等。

5. 肝阳上亢证

肝阳上亢多由肝气郁结，日久化火，损耗阴液；或因肾阴不足，不能养肝，以致肝肾阴亏所致。亦可由毒邪侵袭，肝肾受损而成。

皮肤损害：面部潮红，毛细血管扩张。

全身症状：性情急躁，面部烘热，夜眠不安，五心烦热，头昏耳鸣，腰膝酸软。舌质红，苔薄，脉弦细。

常见疾病：复发性面部皮炎、红斑狼疮、皮肌炎等。

治法：滋阴补肾，平肝潜阳。

方药：一贯煎（《续名医类案》）加味：生地、北沙参、麦冬、当归身、枸杞子、川楝子、白芍、川芎、知母、黄芩、白花蛇舌草、鹿衔草、生甘草。

6. 肝郁火毒证

肝火多由性情急躁者，气郁日久化火；或多食辛辣、烟酒者，湿邪内郁，积热化火；或由风热毒邪侵袭所致。

皮肤损害：红斑成片，四周水肿，夹有水疱，或糜烂流滋，皮肤灼热胀痛。

全身症状：头痛耳鸣，目赤肿痛，口苦咽干，便秘溲赤。舌质红，苔黄，脉弦数。

常见疾病：面部皮炎、耳轮湿疹（旋耳疮）。

治法：清热解毒，平肝泻火。

方药：丹栀逍遥散（《内科摘要》）加减：丹皮、山栀、柴胡、生地、赤芍、苦参、白鲜皮、土茯苓、黄芩、牛蒡子、生甘草。

7. 肝经湿热证

湿热毒邪内侵，沿肝经下注而成。因足厥阴肝经沿大腿内侧入阴毛，绕阴器，左右相贯，自曲骨穴入少腹。湿热浸淫，形成湿疹；郁蒸阴器，则肿胀疼痛；女性患者则黄白带下，稠厚臭秽。

皮肤损害：红斑、丘疱疹、水疱，糜烂、流滋、结痂，甚而肿胀。

全身症状：阴部肿胀，潮热瘙痒疼痛，或有低热，夜眠不安，大便干结，小便黄赤。舌质红，苔黄腻，脉弦滑数。

常见疾病：阴部湿疹、阴部疱疹。

治法：清肝火，解热毒，祛湿邪。

方药：芍药汤（《刘河间医学六书》）加减：柴胡、黄芩、黄连、当归、赤芍、木香、槟榔、大黄、白鲜皮、苦参、生甘草、桂枝。

8. 肝胆湿热证

外感湿热毒邪或过食辛辣厚味，生湿化热，或脾失健运，湿热内蕴等，均可导致湿热之邪蕴结肝胆而成。

皮肤损害：簇集性水疱，糜烂，流滋，结痂，重者有血疱、脓疱、坏死、肿胀、灼热。

全身症状：发热恶寒，口苦纳呆，或有恶心呕吐，腹胀厌食，便结溲赤等。舌质红，苔黄腻，脉弦滑数。

常见疾病：带状疱疹。

治法：泻肝胆实火，清湿热之邪。

方药：龙胆泻肝汤（《医方集解》）加减：龙胆草、龙葵、柴胡、山栀、黄芩、生地、赤芍、白芍、当归、车前草、白花蛇舌草、香附、生甘草。

9. 肝经寒凝证

老年阳气衰弱，肝失疏泄，阳气受阻，气血运行不畅，寒邪凝结。肝经绕阴器，抵少腹，经络运行障碍引起肝经寒凝证。

皮肤损害：簇集性色素沉着斑。

全身症状：少腹阴部坠胀冷痛，遇寒重，得温轻，或有形寒怕冷，面白唇青。舌暗紫，苔白滑，脉弦紧。

常见疾病：阴部疱疹神经痛。

治法：温经散寒，养血活血。

方药：温经汤（《金匮要略》）加减：吴茱萸、桂枝、当归、赤芍、丹皮、川芎、阿胶、党参、麦冬、姜半夏、陈皮、荔枝核。

10. 肝风内动证

本证多由危重疾病，阴虚津亏，阴不制阳，血虚不能濡养筋脉，肝阳妄动不能制约所致。"诸风掉眩，皆属于肝。"红斑狼疮重证，高热邪毒炽盛，津液迅速

当代中医皮肤科临床家丛书　马绍尧

内耗，筋脉失于荣养，热邪内陷心包，扰乱心神而致昏迷，属"热极生风"。

皮肤损害：红斑鲜艳或紫暗，伴有瘀点、瘀斑。

全身症状：高热烦渴，神志昏迷，或抽搐乱动。舌质红绛，苔黄糙，脉弦滑数。

常见疾病：系统性红斑狼疮脑病。

治法：中西医结合抢救。清肝泻火，育阴潜阳。

方药：天麻钩藤汤（《杂病诊治新义》）加减：天麻、钩藤、柴胡、黄芩、黄连、夏枯草、白芍、桑寄生、首乌藤、地龙、珍珠母。

11. 肝失疏泄证（肝不藏血证）

本证乃是肝的疏泄和藏血功能失调所致。肝主疏泄，能调节气机，贮藏血液，若疏泄过之，肝气横逆，藏血功能失调，犯胃可呕血，刑肺可咳血，循经外溢则皮下出血。

皮肤损害：点滴状皮下瘀点散在于颈胸部或下肢。

全身症状：性情急躁，发怒则面红耳赤，捶胸蹈足，或有胸胁胀痛，偶有咳出血丝。舌质红，苔薄，脉弦细。

常见疾病：压力性紫癜、下肢紫癜性皮炎。

治法：疏肝理气，活血止血。

方药：柴胡疏肝散（《景岳全书》）合丹参饮（《时方歌括》）加减：柴胡、香附、川芎、白芍、丹参、檀香、砂仁、仙鹤草、白茅根、陈皮、生甘草。

（三）脾

《素问·灵兰秘典论》："脾胃者，仓廪之官，五味出焉。大肠者，传道之官，变化出焉。小肠者，受盛之官，化物出焉。"

"脾者，仓廪之本，营之居也，其华在唇四白，其充在肌，其味甘，其色黄，通于土气。胃、大肠、小肠、三焦、膀胱，名曰器，能化糟粕转味而入出者也。"（按秦伯未所改动的引文）

《素问·六节藏象论》："凡十一脏，取决于胆也。"

《灵枢·本输》："脾合胃，胃者，五谷之府。"

《素问·金匮真言论》："中央黄色，入通于脾，开窍于口，藏精于脾，故病在舌本。其味甘，其类土，……是以知病之在肉也。"

《素问·阴阳应象大论》："中央生湿，湿生土，土生甘，甘生脾，脾生肉，肉生肺，脾主口；其在天为湿，在地为土，在体为肉，在脏为脾，在色为黄，……在窍为口，在味为甘，在志为思；思伤脾，怒胜思；湿伤肉，风胜湿；甘伤肉，酸胜甘。"

1. 脾虚湿阻证

外感阴雨潮湿之邪，多食生冷油腻、辛辣海鲜酒类，损伤脾胃，脾失健运，水湿内阻，外伤肌肤，内损脏腑。

皮肤损害：水疱不多，糜烂、流滋、结痂，反复发作，弥漫性分布，或局限于四弯、脐部等。

全身症状：纳呆食少，脘腹胀满，大便不爽或溏泻，四肢困倦乏力。舌质淡红，苔薄白腻，脉濡缓。

常见疾病：亚急性湿疹、皮炎。

治法：健脾化湿。

方药：平胃散（《太平惠民和剂局方》）加味：苍术、白术、茯苓、厚朴、姜半夏、陈皮、党参、生薏苡仁、车前草、谷芽、麦芽、焦六曲、大枣。

2. 脾胃湿热证

外感风湿热邪，或多食油腻醇酒炙煿之品，留于脾胃，湿邪日久，郁而化热，内外邪合，损伤脾胃，生湿生热，二邪相结，不易清除，病易反复发作。

皮肤损害：红斑、丘疹、水疱、流滋、结痂、脱屑，弥漫性分布。

全身症状：发热不高，口苦咽干，纳呆泛恶，腹胀不舒，大便干结，小便黄赤。瘙痒难眠。舌质红，苔黄腻或厚黄腻，脉滑数或濡数。

常见疾病：湿疹、异位性皮炎。

治法：健脾和胃，清热化湿。

方药：清中汤（《医宗金鉴》）加减：白术、茯苓、枳壳、山栀、黄连、枳实、厚朴、大黄、藿香、白鲜皮、蒲公英、生甘草。

3. 脾虚食积证

先天体质虚弱，多次反复伤食，日久食积停滞，脾胃功能受损，形成脾虚食积证。

皮肤损害：面部散在淡白色斑片。

全身症状：面色萎黄，形体消瘦，纳呆腹胀，大便时溏薄或干结，肛门瘙痒，多见于少儿。舌质淡，苔白，脉缓弱。

常见疾病：单纯糠疹、蛔虫蛲虫病。

治法：健脾消食。

方药：健脾丸（《证治准绳》）加减：焦白术、茯苓、山药、党参、木香、豆蔻、麦芽、山楂、神曲、陈皮、使君子、黄连。

4. 脾不统血证

外感毒邪或多食辛辣海鲜，过食不节，过分劳累，情志抑郁，伤及脾胃，脾虚日久，以致脾不统血；或湿热、寒湿等郁久损伤脾胃，以致脾不统血，气不摄血而发生出血症候。

皮肤损害：皮下瘀点、紫癜、出血斑片，颜色由鲜红、紫暗到黄褐色。

全身症状：面色淡白或萎黄，神疲乏力，四肢酸软，关节疼痛；重者纳少腹胀，眩晕气短，便血。舌质淡，苔少，脉濡细。

常见疾病：过敏性紫癜、老年性紫癜。

治法：益气健脾，和营摄血。

方药：人参养荣汤（《太平惠民和剂局方》）加减：党参、白术、茯苓、生地、熟地、当归、白芍、黄芪、五味子、桂枝、仙鹤草、甘草、大枣。

5. 脾虚水肿证

外感毒邪或疾病反复急性发作，伤及于脾，则调节全身水液功能减退，水气泛滥则水肿。《素问·经脉别论》说："脾气散精，上归于肺，通调水道，下输膀胱，水精四布，五经并行。"由此可见，脾虚水肿是全身性的。

皮肤损害：面部灰暗，或有紫斑，下肢肿胀，或有网状青斑。

全身症状：全身性水肿，食少腹胀，尿少便溏，神疲乏力，四肢酸软。舌质淡，苔白腻或白滑，脉沉弱。

常见疾病：系统性红斑狼疮肾炎。

治法：健脾益气利水。

方药：黄芪补中汤（《东垣十书》）合五苓散（《伤寒论》）加减：黄芪、党参、白术、猪苓、茯苓、厚朴、大腹皮、车前草、生薏苡仁、野赤豆。

6. 脾胃虚弱证

饮食失节，情志不畅，过分劳累，睡眠不足，慢性疾病等，均可引起脾胃功能衰弱。胃主受纳，胃气虚则纳呆，脾主运化，脾气虚则胃弱，亦可导致纳少。木旺克土，肝气犯脾，均可导致脾胃虚弱。

皮肤损害：淡红斑片，丘疱疹不多，结痂，脱屑。

全身症状：纳食减少，脘腹作胀，肠鸣便溏，面色萎黄，神疲乏力。舌质淡，苔薄腻，脉濡细。

常见疾病：老年性湿疹、皮炎。

治法：健脾益气，补中和胃。

方药：香砂六君子汤（《时方歌括》）加味：煨木香、砂仁壳、党参、白术、茯苓、姜半夏、陈皮、白鲜皮、大腹皮、苦参、马齿苋。

（四）肺

《素问·灵兰秘典论》："肺者，相傅之官，治节出焉。"

《素问·六节脏象论》："肺者，气之本，魄之处也。其华在毛，其充在皮。为阳中之太阴，通於秋气。"

《素问·金匮真言论》："西方白色，入通于肺。开窍于鼻，藏精于肺，故病在背。其味辛，其类金，……是以知府之在皮毛也。"

《素问·阴阳应象大论》："西方生燥，燥生金，金生辛，辛生肺，肺生皮毛，皮毛生肾，肺主鼻；其在天为燥，在地为金，在体为皮毛，在脏为肺，其色为白，……在声为哭，在变动为咳，在窍为鼻，在味为辛，在志为忧；忧伤肺，喜胜忧；热伤皮毛，寒胜热；辛伤皮毛，苦胜辛。"

《灵枢·本输》："肺合大肠，大肠者，传道之府。心合小肠，小肠者，受盛之府。肝合胆，胆者，中清之府。脾合胃，胃者，五谷之府。肾合膀胱，膀胱者，津液之府也。少阴属肾，肾上连肺，故将两脏。"

《类论治载》："肺为气之主，肾为气之根。"

1. 风寒袭肺证

外感风寒，从呼吸道而入，肺开窍于鼻，与皮毛相合，卫外之阳被郁，风寒蕴积肌肤，袭于肺卫所致。

皮肤损害：风团色白，大小不一，时隐时现，遇寒风加剧，逢热消退。

全身症状：时有低热，恶风寒，全身瘙痒，咽干喉痒。舌质淡红，苔薄白，脉浮紧。

常见疾病：寒冷性荨麻疹。

治法：解表散寒，辛温宣肺。

方药：麻黄汤（《伤寒论》）合荆防败毒散（《摄生众妙方》）加减：炙麻黄、

荆芥、防风、柴胡、前胡、羌活、桔梗、浮萍草、木贼草、川芎、生甘草。

2. 风热犯肺证

温暖季节多风邪，若起居不慎，抵抗力下降，风邪外袭，与热邪相合，蕴阻肌肤所致。

皮肤损害：丘疹、风团色红，遇寒渐退，遇热加重。

全身症状：发热，咽干喉痛，口渴欲饮，或有咳嗽。舌质红，苔薄黄，脉浮数。

常见疾病：热性荨麻疹、丘疹性荨麻疹。

治法：疏散风热，宣肺止咳。

方药：桑菊饮（《温病条辨》）加味：桑叶、黄菊、金银花、连翘、杏仁、桔梗、薄荷（后下）、芦根、白鲜皮、豨莶草、生甘草。

3. 痰湿阻肺证

湿疹反复发作，久治不愈，或伴有"鼻炎"、"哮喘"，湿邪困脾，脾失健运，聚湿为痰，上阻于肺所致。脾不健，湿不化，上责于肺则咳痰，下注于肠则泄泻，蕴积肌肤，发于皮表则糜烂，停于中焦则胸闷，流于大肠则便溏。

皮肤损害：丘疱疹，糜烂，流滋，结痂，抓痕，脱屑。

全身症状：咳嗽痰多，或鼻塞流涕，胸闷纳呆，大便不爽，或有溏泄，夜眠不安。舌质淡红，苔白腻，脉濡滑。

常见疾病：异位性湿疹。

治法：燥湿化痰。

方药：金水六君煎（《景岳全书》）加减：半夏、橘红、白茯苓、生地、当归、苍术、川朴、杏仁、前胡、甘草。

4. 肝火犯肺证

情绪波动，肝气郁结，化火上炎，肺失清肃，金虚不能制木，反成木火刑金，肝火犯肺之证。

皮肤损害：面部潮红成片，丘疹不多，细薄脱屑，或有毛细血管扩张。

全身症状：心烦意乱，胸胁胀痛，易于激动，夜眠不安。舌质红，苔薄黄，脉弦细数。

常见疾病：复发性面部皮炎、激素依赖性皮炎。

治法：平肝泻火。

方药：丹栀逍遥散（《内科摘要》）加减：丹皮、山栀、柴胡、当归、赤芍、茯苓、桑白皮、地骨皮、玄参、竹叶、白花蛇舌草、生甘草。

5. 暑湿犯肺证

暑夏季节，天热之气下降，地湿之雾上蒸，相交成湿热之邪，暑多夹湿。日长夜短，劳累过度，夜卧贪凉，外邪易于侵袭，肺主皮毛，邪入毛窍形成暑湿犯肺证。

皮肤损害：红色丘疹融合成片，或夹有水疱，干燥，脱屑，肥厚，色素沉着。

全身症状：低热头胀，身懒乏力，胸闷纳呆，汗出不畅，小便黄赤。舌质红，苔薄黄腻，脉濡数。

常见疾病：夏季皮炎、红色粟粒疹。

治法：清暑化湿宣肺。

方药：清暑汤（《外科全生集》）加减：金银花、连翘、花粉、赤芍、滑石、竹叶、泽泻、车前子、桔梗、杏仁、生甘草。

6. 热邪壅肺证

外染风热毒邪，或六淫内传化热，直中脏腑，壅滞于肺而成。

皮肤损害：玫瑰色斑丘疹，由小渐大，由鲜红到暗红，压之退色。

全身症状：高热，面红目赤，咳嗽，流泪，痰白或黄，口渴欲饮，烦躁不安，大便干结，小便黄赤。舌质红，苔薄白或黄腻，脉滑数。

常见疾病：麻疹并发肺炎。

治法：清热宣肺，解毒化痰。

方药：麻杏石甘汤（《伤寒论》）合苇茎汤（《备急千金要方》）加减：炙麻黄、杏仁、生石膏、甘草、黄芩、芦根、冬瓜子、生薏苡仁、桔梗、姜半夏、陈皮。

7. 燥热伤肺证

秋令无雨，气候干燥，或风热之邪内侵，伤津化燥，或阴虚内热之体，日久耗津伤阴，使肺失濡润而清肃之令不行，形成燥热伤肺证。

皮肤损害：皮肤干燥，附有细薄鳞屑，或有红斑，皮肤肥厚、粗糙、色素轻度沉着。

全身症状：眼、鼻咽、口唇干燥，咳嗽痰少，欲哭无泪，或有口腔溃疡，关节疼痛，淋巴结肿大等。舌质红，苔黄少津，脉数。

常见疾病：干燥综合征。

治法：清热生津润肺。

方药：清燥救肺汤（《医门法律》）合益胃散（《温病条辨》）加减：生地、沙参、玉竹、麦冬、桑叶、生石膏、太子参、阿胶、胡麻仁、杏仁、枇杷叶、甘草。

8. 肺气虚损证

先天禀赋不足，素来体弱，或病久耗气，以致脾弱水谷精微不输于肺，而成肺气虚损证，多为肺的功能衰弱。

皮肤损害：白斑色灰暗，皮肤肿胀、萎缩，毫毛脱落。

全身症状：面色灰白，神疲乏力，恶风自汗，易感风寒，咳嗽声低。舌质淡，苔薄，脉细无力。

常见疾病：系统性红斑狼疮、系统性硬皮病的肺损害。

治法：益气润肺，固表止汗。

方药：四君子汤（《太平惠民和剂局方》）合玉屏风散（《丹溪心法》）加味：黄芪、党参、白术、茯苓、防风、大枣、北沙参、天门冬、黄精、生甘草。

9. 肺阴亏损证

咳嗽日久，或高热已退，阴液亏耗所致；或由燥热火毒灼肺而成；或因痰湿凝结，日久化热，伤及肺阴。

皮肤损害：粟粒丘疹、结节或囊肿，色紫暗。

全身症状：面部潮红，五心烦热，夜眠不安，自汗盗汗。舌质红，苔剥，脉细数。

常见疾病：皮肤结核、颜面粟粒狼疮。

治法：滋阴润肺，清热化痰。

方药：月华丸（《医学心悟》）加减：北沙参、天门冬、生地、玄参、黄芩、炙百部、丹参、白花蛇舌草、夏枯草、地骨皮、桑白皮。

（五）肾

肾为先天之本。

肾阴肾阳，又名真阴真阳，元阴元阳，真水真火。肾脏为水火之脏，阴阳之宅。

肾主水，调节津液输布。

《素问·经脉别论》："饮入于胃，遊溢精气，上输于脾，脾气散精，上归于肺，通调水道，下输膀胱。水精四布，五经并行。"

《灵枢·本输》"少阳（三焦）属肾，肾上连肺。"

《素问·灵兰秘典论》："膀胱者，州都之官，津液藏焉，气化则能出矣。"

《素问·水热穴论》："肾者，胃之关也。关闭不利，故聚水而从其类也，上下溢于皮肤。"

"肾主骨，肾生髓，诸髓者，皆属脑。"

1. 肾阴虚损证

肾为生身之本，性命之根。先天不足，后天失养，过分劳累，情志内伤，房室不节，药毒侵袭，均可肾阴虚损；或全身其他脏腑疾病，使肾阴亏损。阴虚不能制阳，虚火内动，可见阴虚火旺之证。

皮肤损害：红斑时隐时现，多由鲜艳渐成紫暗色。

全身症状：头昏耳鸣，咽干唇燥，失眠多梦，五心烦热，潮热盗汗，腰酸肢软，男子遗精，女子经少。苔少，舌质红，脉细数。

常见疾病：亚急性红斑狼疮、系统性红斑狼疮缓解期。

治法：滋阴补肾降火。

方药：六味地黄丸（《小儿药证直诀》）合百合固金汤（《医方集解》）加减：生地、熟地、山茱萸、山药、茯苓、丹皮、泽泻、百合、玄参、知母、地骨皮、白花蛇舌草、白茅根。

2. 肾阳虚衰证（命门火衰）

慢性疾患反复发作，耗伤精气；年事已高，肾气亏损；先天不足，房劳过度，肾精渐少；或其他脏腑疾病，阴损及阳，均可造成肾阳虚衰证。

皮肤损害：皮肤硬化、僵硬、萎缩，毛发脱落。

全身症状：面色灰白，精神萎靡，形寒肢冷，腰膝酸软，阳痿或闭经，大便溏泄，小便清长。舌质淡，苔白，脉沉细无力。

常见疾病：系统性硬皮病。

治法：温补肾阳，填精和营。

方药：右归饮（《景岳全书》）加味：熟地、山茱萸、山药、枸杞子、杜仲、肉桂、附子、菟丝子、旱莲草、仙鹤草、生甘草。

3. 肾精不足证

先天禀赋不足，后天调摄失宜，劳逸不合，饮食欠调，久病伤害，五脏六腑失养，导致肾精不足。

皮肤损害：红斑、水疱、血疱、糜烂、结痂、瘢痕、色素沉着。

全身症状：形体消瘦，发育不良，身材矮小，智力迟钝，骨骼痿软，早衰，头昏耳鸣，腰酸肢软。舌质淡，苔少，脉细无力。

常见疾病：大疱性表皮松解症（先天性天疱疮）、老年性天疱疮。

治法：填精补髓，益肾壮阳。

方药：龟鹿二仙膏（《医方考》）合二仙汤加减：鹿角胶、龟板胶、枸杞子、女贞子、菟丝子、仙茅、淫羊藿、巴戟肉、当归、党参、白鲜皮、苦参。

4. 肝肾阴虚证

外染毒邪，内伤七情，病久耗阴，以致精血不足而成。肝肾同源，肝阴下藏于肾，肾阴上滋于肝，肝肾阴虚，精血亏损，可累及全身脏腑虚损，引起虚火内生，亦能伤及肝肾。

皮肤损害：红斑鲜艳，鳞屑细薄，或有毛细血管扩张。

全身症状：头晕目眩，时有耳鸣，健忘失眠，腰膝酸软，口干唇燥，五心烦热，遗精或月经不调。舌质红，苔薄，脉细数。

常见疾病：亚急性皮肤型红斑狼疮。

治法：滋阴补肾，泻肝降火。

方药：知柏地黄丸（《医宗金鉴》）加味：知母、黄柏、熟地、生地、山茱萸、山药、茯苓、泽泻、丹皮、白花蛇舌草、鹿衔草、生甘草。

5. 肝肾不足证

肝肾不足，实质上是肾阴不足，肝藏血，肾藏精，血燥精伤，精少阴虚，二者多同见。

皮肤损害：面呈黄斑片，或色素沉着。

全身症状：头昏眼花，耳鸣，夜眠不安，神疲乏力，或有脱发。舌质红，苔薄，脉细。

常见疾病：黄褐斑、黑变病、脱发。

治法：滋阴补肾。

方药：六味地黄丸（《小儿药证直诀》）加味：熟地、山茱萸、山药、茯苓、泽泻、丹皮、枸杞子、女贞子、旱莲草、仙鹤草、生甘草。

6. 脾肾阳虚证

外感毒邪，内中药毒，劳累损伤，其他疾病伤及脏腑，阴损及阳，以致脾肾阳虚，运化失职，水饮停滞，全身脏腑功能失调。

皮肤损害：面如满月，全身皮肤肿，按之凹陷如泥。

全身症状：面色灰白或萎黄，形寒肢冷，神疲倦怠，腰酸肢软，胸闷腹胀，便溏尿少，阳痿或闭经。舌淡胖，苔剥，脉濡细。

常见疾病：系统性红斑狼疮、系统性硬皮病肾病。

治法：温补脾肾，益气利水。

方药：真武汤（《伤寒论》）合五苓散（《伤寒论》）加减：附子、肉桂、白术、茯苓、泽泻、车前子、干姜、木香、厚朴、陈葫芦瓢、桑白皮、大腹皮。

7. 心肾不交证

湿疹反复发作，病久伤阴；情绪紧张，夜眠不足，虚火内生，损耗真阴。以致肾水不足，心火失济，火炽上炎，或心火过盛，下耗肾阴，水亏于下，火炽于上，而成心肾水火失济之心肾不交证。

皮肤损害：头面潮红斑片，丘疹、抓痕、结痂、脱屑。

全身症状：头晕耳鸣，心烦失眠，精神萎靡，潮热盗汗，腰膝酸软，咽干。舌尖红，苔少，脉细数。

常见疾病：老年性头面湿疹、神经性皮炎。

治法：滋阴补心，交通心肾。

方药：交泰丸（《医方集解》）合天王补心丹（《摄生秘剖》）加减：黄连、肉桂、生地、人参、丹参、玄参、茯苓、五味子、远志、天冬、麦冬、柏子仁、酸枣仁。

二、急性湿疹皮炎的辨证施治

1. 风热型

皮损泛发全身，而以头面及上肢为多见，有风团、丘疹等，色白或红，水肿，瘙痒，并伴有轻度的怕风、发热、鼻塞、咳嗽、咽干、喉痛，苔薄、脉浮。治宜祛风清热解毒为主，药用牛蒡子、荆芥、防风、桑叶、薄荷、连翘、金银花、生山栀、白鲜皮。若有口干欲饮，大便干结，小溲黄赤等里热症状者加生石膏、生大黄、车前子（包煎）等。

2. 湿热型

皮损以躯干及下肢为重，有红斑、水疱，搔抓后易糜烂流滋水、结痂，并伴有发热、头胀、胸闷、纳呆、苔腻、脉滑等症状。治宜清热解毒利湿为主，药用蒲公英、生山栀、黄柏、苍术、茵陈、土茯苓、生薏苡仁、萆薢、苦参片、车前子（包煎）等。

3. 血热型

皮损泛发头面、躯干、四肢，有红斑或紫斑，瘀点，大疱，灼热，皮损侵及口腔或阴部黏膜者，易引起糜烂，伴有高热、头痛、骨节疼痛、口渴、便干、溲赤、苔黄舌红尖有刺、脉弦滑数等症状。治宜凉血清热解毒为主，药用鲜生地、赤芍、丹皮、紫草、龙胆草、金银花、连翘、板蓝根、生大黄等。

三、带状疱疹类似大头瘟案

2003 年初，病房中收治了一位年逾 80 的老年女性患者，因右额面部疼痛，出现疱疹 3 天而就诊。

现病史：患者发病前无明显诱因及局部皮肤破溃史。专科检查可见其右额角及右眼睑、面颊大片水肿性红斑，上有簇集状米粒大小水疱，右眼睑浮肿，眼缝几成一线，肿如蟠桃，水疱疱壁厚，尼氏征（－），舌质红，苔黄根腻，脉弦数。

实验室检查：血常规中血白细胞及中性粒细胞无异常。

辨证分析：心肝火旺，湿热蕴阻。

治则治法：泻火清热利湿。

处方：

柴胡 9g	当归 9g	赤芍 9g	白芍 9g
生地 20g	龙胆草 6g	黄芩 9g	紫草 9g
生薏苡仁 30g	车前草 30g	白蒺藜 9g	延胡索 9g
青皮 9g	陈皮 9g	生甘草 3g	

患者服药 3 剂后，颜面肿胀消退，疼痛减轻，右眼睛开合自如，口唇外翻亦消。又予以除湿胃苓汤加减内服，一周后皮损结痂，偶感疼痛，食寐正常，续进汤剂 2 周，患者皮损痊愈，疼痛俱消。

[按语] 患者皮损边界尚清，局限于右侧颜面，可见红斑、水肿、水疱等皮损。且眼睑肿胀明显，状似"大头瘟"，但该病为发于颜面部位的"丹毒"，中医名为"抱头火丹"，往往因局部皮肤黏膜破损而致链球菌感染引起。病初可为水肿性鲜艳红斑，犹如涂丹之状，甚者红斑上有水疱、大疱，灼热不适，但多无疼痛，实验室检查外周血白细胞增多，中性粒细胞比例增高，甚则有核左移现象，

而该病人与之不符。患者年逾八旬，皮损出现前无局部外伤，皮肤破溃史，却有明显疼痛感，虽然右侧颜面肿胀显著，眼睑肿如蟠桃，右上唇外翻，但水肿性红斑上可见典型的集簇状群集米粒大小水疱，且外周血白细胞总数及中性粒细胞比例均无异常，故该状似"大头瘟"者，实为"蛇串疮"，即西医所称的"带状疱疹"。该病为水痘－带状疱疹病毒感染所致，临床多见于成年患者，尤其是在高龄患者，一旦发生，每易伴见剧烈疼痛，皮损多限于单侧，除水肿、红斑外，水疱大多呈群集、簇集状。中医学对"大头瘟"与"蛇串疮"的病因病机认识分别为前者由于素体血分有热，外受火毒搏结而成，如《圣济总录》记载"热毒之气，暴发于皮肤间，不得外泄，则蓄热为丹毒。"发于头面者为天行邪热疫毒之气或风热之邪为火毒而成。而蛇串疮多由肝气郁结，久而化火，肝经火毒，外溢肌肤或脾失健运，蕴湿化热，湿热搏结于皮肤而成，如《医宗金鉴·缠腰火丹》中说："此证俗名蛇串疮，有干、湿不同，红黄之异，皆累累珠形。干者色红赤，形如云片，上有风粟，作痒发热。此属肝、心二经风火，治宜龙胆泻肝汤；湿者色黄白，水疱大、小不等，作烂流水，较干者多疼，此属肺脾二经湿热，治宜除湿胃苓汤。"大头瘟辨证当属火毒证，而蛇串疮为湿热证，治则分别为散风清火解毒与疏肝清热利湿，前者宜予"普济消毒饮"，而后者可给"龙胆泻肝汤"或"除湿胃苓汤"治之。

四、久治不验皮肤病的启示

有一位年近 80 的男性患者，近半年来面部、躯干、四肢反复皮疹，伴进行性加重之瘙痒，曾在多家西医院就诊，均拟"湿疹样皮炎"论治，屡经抗组胺药、激素等治疗，症情反复不已，且皮损逐渐增多，涉及全身，伴日夜加剧之瘙痒，近一月来患者四肢肌肉酸痛，上肢不能抬举过头，下肢上楼困难，尤以颈部前倾，不能后仰。就诊时观察发现患者眼睑、眶周水肿性紫红斑，双侧手背、掌指、指指关节伸侧斑块，伴有溃疡，颈前 V 字征可见，且化验提示 CPK、LDH、AKP、SGOT 均显著升高。至此，根据患者症状、体征、皮损特点及相关实验室检查，该患者应考虑"皮肌炎"诊断，而非湿疹样皮炎，而"皮肌炎"在于中老年患者，要密切注意其有否内脏肿瘤存在之可能性。患者对于各种治疗用药越不敏感，症情迟迟不愈，甚或更加严重，越应该加以注意，必要时予以全面系统的检查以排除占位性病变。6 年前病房曾收治一位女性手部湿疹患者，也是屡治不验，结果在入院后行常规胸部摄片时，发现其纵隔部位有肿瘤病灶，结果去胸科医院行手术治疗后，湿疹也随之告愈。另一位皮肌炎患者，治疗效果不佳，结果3个月后查出鼻咽癌，放疗后得以控制，皮肌炎也逐渐好转，迄今5年症情稳定。因此，对不典型之皮损，或临床屡治不验的疾病，必须加以警惕，以免误诊、漏诊，贻误病情。

五、活血解毒利湿法治疗淤积性皮炎的体会

淤积性皮炎是发生在下肢静脉曲张处的慢性湿疹，故又称静脉曲张性湿疹，是静脉曲张综合征中常见的皮肤表现之一，与中医学记载的"下注疮"、"湿毒疮"相类似。静脉曲张后，下肢血液回流和淋巴回流受阻，造成静脉淤血，局部水肿，局部组织缺乏氧气和营养不良，可产生瘙痒等异常感觉，又因搔抓而引发皮疹。所以其特点是患肢静脉曲张，呈色素沉着，间有瘀点、丘疹和湿疹样变。

本病多见于长期站立工作者，开始常为小腿下1/3轻度水肿，伴有酸胀乏力感，站立和傍晚时明显，次晨起床时可消退或减轻，继发湿疹时则可出现水疱、渗液、糜烂、结痂等急性损害或呈脱屑、皲裂、肥厚甚至苔藓样变等慢性表现，皮疹分布与下肢静脉曲张走行一致，自觉瘙痒。

中医认为本病多由久站久立，担负重物，气虚下陷，致发静脉曲张，青筋盘曲迂回，血脉回流受阻，血气瘀滞于络脉，郁久化热，血瘀湿热下注阻于肌肤所致。治疗当以活血解毒利湿为主。

病案举例如下。

崔某某，男性，65岁。

初诊：2003年9月13日。

主诉：左小腿皮疹反复发作10年。

现病史：患者10年来左小腿近踝部反复起疹瘙痒，迁延不愈。近来皮疹增多，逐渐向上蔓延。自觉左下肢沉重感，夜寐欠安。

检查：左小腿近踝部外侧暗红色粗糙肥厚斑块，伴轻度糜烂、渗出。左下肢静脉曲张明显。舌质淡胖，边有齿痕，苔薄，脉细。

西医诊断：淤积性皮炎。

中医诊断：湿毒疮（血瘀湿热证）。

辨证分析：血气瘀滞，郁久化热，血瘀湿热下注，阻于肌肤。

治则治法：活血通络，解毒利湿。

处方：

泽兰 9g	丹参 30g	虎杖 30g	忍冬藤 30g
络石藤 30g	鸡血藤 30g	生薏苡仁 30g	野赤豆 30g
鸭跖草 30g	车前草 30g	金钱草 30g	徐长卿 15g
汉防己 9g	焦六曲 15g	生甘草 3g	

二诊：服药 14 剂，渗液净，糜烂面已愈合，瘙痒消失，夜寐转安，上方去野赤豆、汉防己，加路路通 15g 活血软坚。

三诊：服药 14 剂，皮疹基本消退，左小腿近踝部见褐色色素沉着，上方加白鲜皮 15g 巩固疗效。

［按语］淤积性皮炎是发生在下肢静脉曲张处的慢性湿疹，患者多因久站久立而致下肢静脉曲张，脉络受阻，继则局部出现湿疹样变，瘙痒明显，单以激素药膏外搽虽可暂时缓解瘙痒，但却有导致激素依赖的不良反应，而且许多患者不愿接受根除曲张静脉的手术治疗。中医治疗本病，因其瘀血湿热下注的病机，遵循"通则不痛"的原则，采用活血通络与解毒利湿并治的方法，对改善患者的症情有独到的效果。方中泽兰、丹参、鸡血藤、路路通活血通络，祛瘀消肿；虎杖活血解毒，清热利湿；忍冬藤、络石藤、汉防己、徐长卿祛风除湿，解毒消肿；野赤豆、鸭跖草、车前草、金钱草、白鲜皮清热解毒利湿。诸药合用，使瘀血得清，络脉得通，湿热得除，则症状得以明显改善，患者亦可暂时免除手术之苦。

六、清热祛风利湿法治疗痒疹的体会

痒疹是一组以丘疹、结节为主的瘙痒性炎症性皮肤病。临床以坚实小丘疹、结节以及血痂、皮肤肥厚、苔藓样变、色素沉着等多种损害为特征。本病多见于儿童及中年妇女，好发于四肢伸侧，瘙痒剧烈，难以忍受，病程呈急性、亚急性、慢性。

中医认为本病的病因病机是素体过敏，禀性不耐，或受虫咬毒邪内侵；或脾失健运，肠胃传导失职，湿热内生；或脏腑功能失调，风湿热内蕴，阻于肌肤。日久反复发作，以致造成气滞血瘀、痰湿凝结的证候。治疗上，儿童患者宜祛风清热，健脾化湿；成人患者宜凉血清热，祛风利湿；结节性痒疹宜活血化瘀，清热止痒。

病案举例如下。

舒某某，男性，67 岁。

初诊：2004 年 6 月 14 日。

主诉：躯干、四肢皮疹瘙痒反复8年，加重1个月。

现病史：患者于1996年夏季起病，皮疹初发于下肢，呈黄豆大小，色红瘙痒，渐渐增多，涉及躯干、上肢，屡治不验，尤以夏秋之季易复发，渐无季节差异，近1个月来皮疹泛发，夜间痒甚，常常搔抓出血，纳可便干，睡眠欠安。

检查：躯干、腰腹、胸背及四肢豌豆大小结节，色暗红至褐色，部分表面糜烂、血痂，舌红，苔薄腻，脉弦数。

西医诊断：慢性痒疹。

中医诊断：痒证（风湿热证）。

辨证分析：禀赋不耐，复染虫毒，风湿热邪，内蕴肌肤。

治则治法：凉血清热，祛风利湿。

处方：

生地30g	赤芍9g	丹皮9g	白鲜皮30g
地肤子9g	苦参12g	土茯苓30g	菝葜30g
徐长卿30g	桑叶9g	菊花9g	金银花9g
连翘9g	车前草30g	萹草30g	藿香12g
首乌藤30g	生甘草6g		

二诊：服药14剂，患者皮疹无新发，痒减，大便转畅，躯干皮损有消退迹象，夜寐转安。上方去桑叶、菊花、金银花、连翘、首乌藤，加夏枯草15g、煅牡蛎（先煎）30g软坚散结。

三诊：服药14剂，患者症情继续好转，夜间瘙痒几无，四肢结节软化，无糜烂，无渗液，纳寐均调。上方加马齿苋30g清热凉血解毒。

四诊：服药14剂，患者皮疹大部消退，四肢、躯干遗有褐色色素沉着，症情痊愈。嘱其再服上方2周以资巩固，并注意饮食宜忌辛辣、酒类。

[按语] 临床上常把痒疹分为急性单纯痒疹、特发性痒疹、成人痒疹及结节性痒疹。本例患者属成人痒疹。这是一种慢性倾向的丘疹性皮肤病，其发病与胃肠功能紊乱、精神因素、内分泌或代谢障碍有关，反复发作，部分患者可演变成结节性痒疹。西医治疗一般予抗组胺药物口服及激素药膏外搽，但患者剧烈瘙痒难以缓解，故改投中药治疗。患者禀性不耐，素体蕴湿，外感风热虫毒，风湿热毒，聚积肌肤而发病；湿性黏腻，故缠绵不愈。方中生地、赤芍、丹皮凉血清热解毒，活血散瘀软坚；桑叶、菊花疏风清热解毒；金银花、连翘清热解毒散结；白鲜皮、地肤子、苦参、土茯苓、车前草、马齿苋等清热利湿解毒；徐长卿祛风

止痒；夏枯草、牡蛎清热散结。全方旨在疏风止痒，除湿解毒，软坚散结，故得以痒止病除。

七、从肾论治脱发和痤疮体会

缪希雍曰："凡言中风，有真假内外之别，……，真气空虚之人，猝为所中。真阴既亏，内热弥甚，煎熬津液，凝结为痰，壅塞气道，不得通利，热极生风，以致猝然僵仆类中风证。此即内虚暗风，确系阴阳两虚，而阴虚者为多，与外来风邪迥别，法当清热、顺气、开痰以救其标；次当治本：阴虚则益血，阳虚则补气，气血两虚则气血兼补，久以持之。若误用治真中风药，如前种种风燥之剂，则轻变为重，重则必死。祸福反掌，不可不察也。"

此说对治疗脱发、痤疮很有启发。以前重用枇杷清肺饮，且以此来解释临床多见皮疹色红，脓疱，且伴头发、皮肤油腻等症与湿热壅盛有关。现在人们生活节奏加快，精神紧张，工作压力重，睡眠不足等均可引起痤疮、脂溢性脱发，单用清化湿热治疗不能奏效，加用滋肾育阴中药治疗，可有效减少皮脂分泌，减轻炎症反应，促使毛发生长，更对伴有月经紊乱、内分泌失调的女性疗效显著因滋肾育阴的中药大多针对 HPA 轴作用，已有相关药理及动物实验所证实，而肾为人体生命之根，先天之本，一身阴阳之真藏，主藏精血，其华在发，若真阴不足，乙癸乏竭，则内热而生，发失所养，多致头发易脱，稀疏难长，颜面持久复发粉刺、痤疮，而应用滋肾育阴的中药如生地、天门冬、玄参、枸杞子、制黄精、旱莲草等以补真阴、除内热，减轻皮肤油腻、头发稀疏易脱诸症。内虚标实进行调治，与缪氏"中风治法大略"吻合，均须"治病求因，审因论治"。

八、慢性荨麻疹"从血论治"体会

荨麻疹是临床常见的过敏性皮肤病，中医称之为"瘾疹"。是以其皮损骤发骤退，皮疹消退后不留痕迹为特征的瘙痒性皮肤病，病程超过 2 个月而不愈者，称之为慢性荨麻疹，许多病人经西医西药治疗，迟迟不愈，则纷纷寻求中医药治疗，中医对本病的认识通常认为与"风邪"致病有关，《黄帝内经》说："风为百病之长"，许多皮肤病的发病与风邪均有着密切的关系，而风有外风与内风之分，凡人体腠理不实，卫外不固，风邪乘隙侵入，阻于肌肤，内不得通，外不得泄，致使营卫不和，气血运行失常而发病，此为外风致病；而若为营血不足，肌肤失养，或痰热壅盛，阴亏阳亢，或肝气郁结，久而化火，耗伤阴血等以致肤失濡养，均为内风致病，而慢性荨麻疹由于病程较长，即使外感六淫，入里日久，往往从热而化，病久伤及正气，多致耗伤阴血，或气血循行失畅，故临床多见皮疹反复，皮肤干燥、脱屑、瘙痒无度，或伴头晕目眩，女性月经紊乱，发枯面㿠，舌质淡或黯红，苔白，脉弦细等肝血不足、肝风内动之证，治疗当宜益肝养血、祛风止痒，常用方剂如地黄饮子、当归饮子、四物消风散等，所用药物均具有养血、活血作用，而非单纯以祛风法论之，常用药物如首乌、当归、生地、熟地、川芎、白芍等。最近在病房一个慢性荨麻疹老年患者治疗处方中，运用了"三草"治疗，取得了满意的效果，即以"茜草"止血，紫草凉血，旱莲草补血，如此调治血分余热、血燥风盛及血瘀致虚、血虚风燥所致慢性荨麻疹可获良效，正是"治风先治血，血行风自灭"，在皮肤病的治疗上，应从整体出发，可以脏病治腑、腑病治脏，也可以从脏腑治体表，从体表治脏腑，更可以从气血论治，或根据皮肤病致病因素及病机的变化而进行调治，如此遣方用药，才能获得理想的结果。

九、调治脾胃在治疗皮肤病过程中的体会

在治疗血分热盛之皮肤病时，难免选用苦寒之品，多易伤及胃气，而在一些顽固性皮肤病中，调治脾胃也常常能取得较为良好的疗效，究其理由何在，马教授从以下几个方面作了解释。

1. 历代文献追溯

《怡堂散记》曰："善补肾者，当于脾胃求之。"

《素问·六节藏象论》曰："肺者，气之本，魄之处也，其华在毛，其充在皮，为阳中之太阴，通于秋气。"

《脾胃论·脾胃胜衰论》："治肝、心、肺、肾，有余不足，或补或泻，惟益脾胃之药为切。"

《脾胃论·脾胃虚实传变论》记载："气者，上焦开发，宣五味，熏肤，充身，泽毛，若雾露之溉。气或乖错，人何以生，病以脾胃生者。"

《脾胃论·脾胃胜衰论》又云："气弱自汗，四肢发热或大便泄泻，或皮毛枯槁，发脱落，从黄芪建中汤"；"胃气一虚，耳、目、口、鼻，具为之病"。

由上述文献论述可见，肤腠虚乃九窍之病，无不与胃中之气的亏虚，以及营养不足有着密切的内在联系。这是由于脾胃既虚，不能顾护肺气，机体防御功能减弱，各种病邪易于侵害，正如《内经》所说："邪之所凑，其气必虚"。

2. 脾胃与皮肤病之关系

皮肤病虽然种类繁多，但从发病机制而言，主要有四种情况：一为六淫外邪，二为劳倦所伤，三是饮食失调，四是情志不遂，四者均与脾胃有关。《医权初编》中曰："是知脾胃实，诸病皆实；脾胃虚，诸病皆虚，此医家之大关也。"《景岳全书》中又说："凡欲察病者，必须先察胃气；凡欲治疗者，必须常顾胃气；胃气无损，诸可无虑。"李杲在其著作中也曾例举用调治脾胃方法治疗皮肤病以佐证：如瘾疹方选消风散；瘰疬，痰火结聚，血滞经络，病位在心、脾两经受邪，病变居阳明经循行区域，选升阳调经汤；病变居少阳经循行区域，选连翘散坚汤。此外在脱发、酒毒（酒性红斑）、湿疮等皮肤病治疗中，也充分体现了脾胃学说与皮肤病的发生有着密切的连锁关系。

3. 常用的脾胃论治方法

（1）健脾益气法：脾胃气虚，表卫失固，外邪乘虚而袭，游走肌腠之间，临床可致皮肤瘙痒，遇冷尤甚，兼见乏力气短，倦怠懒言，舌淡苔薄，脉多细弱。多见冬季瘙痒症、寒冷性荨麻疹，方选人参健脾汤，常用药物有黄芪、党参、白术、陈皮、防风、砂仁、枳壳、木香、甘草等。

（2）健脾化湿法：脾虚失运，湿邪内生，蕴结肌肤，症见水疱、渗液，或湿浊循经上行壅于颜面而致肤色暗晦，兼见脘腹胀满，纳食不香，身重肢困诸症，舌淡少华，苔白腻，脉濡。临床多见湿疮、黄褐斑、静脉曲张综合征，常选益脾散、二妙丸化裁治疗，药物有青皮、陈皮、苍术、白术、薏苡仁、泽泻、茵陈、黄柏、赤小豆、六曲、蝉衣等。

（3）健脾化痰法：脾阳不振，痰浊互结，阻滞脉络，则致皮下结块，压之疼痛或兼四肢乏力，口淡乏味，舌淡胖有齿痕，脉细弱诸症。常见结节性红斑、脂膜炎等病，常选二陈汤、益中汤化裁，常用药物如陈皮、人参、白术、半夏、茯苓、黄芪、橘络、枳壳、浙贝母、僵蚕、甘草等。

（4）清胃泻火法：胃火亢盛，复感风热外邪，上冲则牙龈红肿疼痛，或风火头痛；外泛肌肤则皮肤弥漫焮红，刺痒不适，或伴有发热、口干、大便干结，脉洪大，舌红苔黄燥诸症。临床多见夏季皮炎、药疹、日光性皮炎、酒性红斑、中毒性红斑等，常选方有白虎汤，药用生石膏、知母、绿豆衣、竹叶、灯心、白茅根、丹皮、黄连、生地等。

（5）健脾保肺法：虚损之人，多为阴火所烁，津液不足，筋、脉、皮、骨等皆无所养，临床可见皮肤干燥、脱屑、粗糙、皲裂，毛发枯槁焦黄，兼有瘙痒，入夜尤甚，咽干唇燥，心烦失眠，小便短赤，脉细弦数，舌红少津苔少诸症。常见病有干燥综合征、毛发红糠疹、鱼鳞病等，常选方有增液汤、理脾阴方等，药用人参、白芍、山药、扁豆、茯苓、熟地黄、天冬、麦冬、当归、黄芪、玄参、枸杞子等。

十、养阴清热法治疗复发性单纯疱疹的体会

单纯疱疹是一种由单纯疱疹病毒引起的急性疱疹性皮肤病，最初发病常发生于感冒、肺炎等发热后，故中医文献称为"热疮"。临床以发生在皮肤黏膜交界处的群集性水疱，多在1周左右痊愈，易于复发为特征。除了热病后可以发生外，也可见于平常人，如饮食不节、消化不良、月经不调、妊娠等时发生，而且易于在人体抵抗力低下、疲劳时反复发作，复发时多倾向于在同一部位发疹。反复发作的，又称复发性单纯疱疹。

《圣济总录·热疮》说："热疮本于热盛，风气因而乘之，故特谓之热疮。"故本病的根本病因是热盛。发于头面者，因外感风热之毒，客于肺胃二经，热毒熏蒸肌肤而发，多为风热证，治宜疏风清热解毒，方用辛夷清肺饮加减；发于外生殖器者，因肝胆二经，湿毒下注，阻于阴部而生，多为湿热证，治宜清热利湿，方用龙胆泻肝汤加减；反复发作者，多因阴虚内热，热毒伤津，津液暗耗所致，多为阴虚证，治宜养阴清热解毒利湿。

病案举例如下。

屠某某，女性，37岁。

初诊：2003年4月11日。

主诉：面部皮疹反复一年余，加剧2周。

现病史：患者近一年来左侧眼面部反复发疹，初起在外院用丽珠威（盐酸伐昔洛韦片）治疗后，皮疹消退迅速，但1个月后皮疹又作，约6~8周发疹一次。3周前左侧眼面部又出现相同皮疹，再服丽珠威效果不明显。平时常有咽干、唇燥、口渴喜饮、大便秘结。

检查：左眼角面颊处见成簇疱疹，有的互相融合，四周有红晕。舌质红，苔少，脉细数。

西医诊断：复发性单纯疱疹。

中医诊断：热疮（阴虚内热型）。

辨证分析：久病伤阴，阴虚内热，加之外感风湿热毒，熏蒸肌肤而发。

治则治法：本虚标实之证，宜标本兼治，养阴清热解毒利湿共用。

处方：

生地30g	赤芍9g	丹皮9g	玄参12g
麦冬9g	黄芩9g	鹿衔草15g	白花蛇舌草30g
垂盆草30g	虎杖30g	桑叶9g	菊花9g
金银花9g	连翘9g	车前草30g	生甘草3g

二诊：服药14剂后，皮疹开始结痂、干燥，大便正常。舌边尖红，苔薄，脉细。上方去车前草，加马齿苋30g，继续养阴清热解毒利湿治疗。

三诊：服药28剂后，皮疹基本消退，留有褐色色素沉着斑，舌边尖红，苔薄，脉细。上方去桑叶、菊花、金银花、连翘，加桑白皮15g、地骨皮15g加强养阴清热之功。嘱患者继续服药满3个月，巩固治疗。

[按语] 本病初起由于外感风热之毒，客于肺胃二经，热毒熏蒸肌肤而发，后反复发作，风热挟湿，恋而不去，久病伤阴，阴虚内热，热毒伤津，津液暗耗，故丽珠威初起有效，反复多次后疗效渐不明显。本病实为虚实夹杂之证，既要养阴清热以救阴，又要解毒利湿以祛邪，不可一味祛邪。方中生地养阴生津，清热凉血，与玄参、麦冬三味合用，共奏养阴清热之功，保护津液；与赤芍、丹皮配伍，则可凉血清热解毒。桑叶、菊花、金银花、连翘、黄芩用来疏风清热解毒；车前草、马齿苋、白花蛇舌草、鹿衔草等清热利湿，以祛久蕴肌肤之风湿热邪。治疗后期，皮疹基本消退后，更用桑白皮、地骨皮清泄肺中伏火以消郁热，保存津液。诸药合用，既可清风湿热邪，又可养阴生津，标本兼治，使皮疹迅速消退，又可减少复发，其中尤以养阴清热为要。

十一、养阴清热法治疗多发性疖的体会

多发性疖是指多个疖在一定部位或散在身体各处反复发作的一种疾患，即是西医学所称的"疖病"。其特点为此愈彼起，缠绵日久，治疗往往不能控制其复发。

本病多发于夏秋高温潮湿之时，尤以患有瘙痒性皮肤病、皮肤不洁、多汗以及素体虚弱、贫血、结核、慢性肾炎、糖尿病、长期使用皮质激素、维生素缺乏病等抵抗力降低的患者多见。

本病病因病机复杂，是一种全身性疾病，多由内郁湿火，熏蒸肌肤，外感风热、火毒之邪，蕴阻于皮肤所致。反复发作者，多由于久病体虚，日久伤阴，阴

虚内热所致。中医辨证可分为风热火毒及湿热毒恋二型。风热火毒型以发于项后多见，治宜疏风活血，清热解毒；湿热毒恋型以发于臀腿部为多，治宜清热利湿，和营解毒；反复不愈者，多由阴虚之体，虚火浮越于外，蕴于肌肤所致，故治疗以养阴清热解毒为主。

病案举例如下。

侯某，女性，34 岁。

初诊：2003 年 4 月 2 日。

主诉：皮疹反复 1 个月余。

现病史：患者 3 年前曾发类似皮疹，经中医药治愈。1 个月前自觉劳累后在颈项、背部、臀部等多处出现皮疹，曾在他处予清热解毒中药治疗后，皮疹一处将愈，他处又起，且散发全身，伴有咽干唇燥，大便干结。

检查：项后、背部、臀部、大腿见数个黄豆大小红色、暗红色结节，皮肤温度略高，触之稍痛。舌边尖红，苔薄，脉细带数。

西医诊断：疖病。

中医诊断：多发性疖（阴虚内热型）

辨证分析：久病伤阴，阴虚内热，虚火浮越，熏郁肌肤。

治则治法：养阴清热解毒。

处方：

生地 30g	赤芍 9g	丹皮 9g	玄参 12g
麦冬 9g	黄芩 9g	炙百部 9g	白花蛇舌草 30g
蒲公英 30g	野菊花 12g	半边莲 30g	丹参 30g
虎杖 30g	焦六曲 15g	生甘草 3g	

二诊：服药 14 剂后，皮疹色转暗，无新发。舌边尖红，苔薄，脉细，上方去蒲公英、半边莲，加金银花 12g，鸭跖草 30g 疏风清热利湿。

三诊：服药 14 剂后，皮疹消退，继续服药 14 剂，巩固治疗。嘱患者注意饮食起居。

[按语] 本病临床上以风热火毒及湿热毒恋二型较为常见。患者初起被辨证为风热火毒型，予大量清热解毒药物治疗，效果不明显，皮疹此愈彼起，缠绵不愈。加上患者三年前亦有类似病史，且有咽干唇燥，大便秘结等阴液亏虚的表现，舌边尖红，苔薄，脉细带数亦为阴虚之症，故考虑其为阴虚内热，虚火浮越于外，熏于肌肤而发疹，治疗以养阴清热为主。方中生地养阴生津，清热凉血，

与玄参、麦冬三味合用，共奏养阴清热之功，以改善患者的阴虚之象；与赤芍、丹皮配伍，既能养阴清热，凉血解毒，又能散瘀消积，使结节逐渐消退；黄芩、金银花、野菊花、蒲公英、半边莲、白花蛇舌草、鸭跖草等药物均为清热解毒药，配合应用来祛除蕴于肌肤之火毒；丹参、虎杖活血祛瘀，凉血消痈，与清热解毒药相配，有助于消除痈肿。本方养阴、清热、解毒、活血、消痈配合，使热毒得解，疖病得愈。其中尤以养阴清热为要，既可使已有的结节迅速消退，又减少了疾病的复发。

十二、益气养阴补肝肾治疗鱼鳞病的体会

鱼鳞病是一种皮肤干燥有鳞甲的遗传性角化障碍性皮肤病。中医文献中称为"蛇皮癣"。其特征为皮肤呈蛇皮状，干燥有鳞甲。

本病多数在出生后不久，或于幼年即开始发病，儿童期开始明显，至青春期后可逐渐好转，但不会消失。一般冬季加重，夏季减轻。好发于四肢伸侧，呈对称分布，严重者全身皮肤都可累及。典型皮损为皮肤如蛇皮状，干燥粗糙，伴有糠秕状鳞屑，呈菱形或多角形，相互紧密相连，形如鱼鳞镶嵌于皮肤之上，边缘略为游离。重者皮肤变厚，皮纹明显。自觉干燥、轻度瘙痒，冬季则有皮肤皲裂，感到疼痛。

西医学认为本病除遗传是一个重要因素外，一般认为与内分泌功能障碍，特别是与脂质代谢异常，维生素A水平低下，以及细胞脱屑增加或减少而产生的表皮增生和脱落之间的不平衡有关。

中医认为本病多由先天禀赋不足，肝肾亏虚，后天脾胃失调，气血亏损，营阴不足，以致血虚生风生燥，皮肤失于濡养而成。治疗宜益气养阴，滋补肝肾。

病案举例如下。

楼某，女性，15岁。

初诊：2004年12月22日。

主诉：皮疹反复10年，加重1个月。

现病史：患者幼年开始皮肤干燥瘙痒，尤以小腿明显，冬季加重，夏季减轻。随着年龄的增长，皮疹开始逐年加重。近1月来，皮疹瘙痒明显，皮屑增多，大便干结，夜寐欠安。

检查：小腿伸侧及背部皮肤如蛇皮状，干燥粗糙，伴有糠秕状鳞屑，呈多角形。小腿皮肤略微增厚，皮纹明显。舌质红，苔薄，脉细。

西医诊断：鱼鳞病。

中医诊断：蛇皮癣（肝肾不足证）。

辨证分析：肝肾不足，气阴亏虚。

治则治法：益气养阴，滋补肝肾。

处方：

太子参9g	焦白术9g	茯苓9g	生地15g
玄参9g	麦冬9g	枸杞子9g	女贞子9g
旱莲草30g	丹参30g	川芎9g	白花蛇舌草30g
全瓜蒌12g	焦六曲15g	生甘草3g	陈皮9g

二诊：服药28剂，皮肤干燥脱屑较前好转，仍觉瘙痒，大便通畅，上方去全瓜蒌，加徐长卿15g祛风止痒。

三诊：服药28剂，皮疹明显好转，瘙痒不显，上方加当归9g补血活血以巩固治疗。症情好转。嘱患者饮食忌辛辣刺激之品，避免沐浴用品过度刺激。

[按语] 鱼鳞病是一种遗传性皮肤病，一般持续终身。口服大剂量维生素A或阿维A酸治疗有一定帮助，但长期使用，不良反应较大。中医认为本病先天禀赋不足，后天脾胃失调所致，运用益气养阴，滋补肝肾，养血润燥的方法治疗，疗效较好，且长期服用，一般无不良反应。方中太子参、白术、茯苓、甘草健脾益气；生地、玄参、麦冬养阴生津；枸杞子、女贞子、旱莲草滋补肝肾；丹参、当归、川芎养血活血润肤。患者平时尚需注意生活起居，饮食忌辛辣刺激之品，避免沐浴用品过度刺激，才能有效改善鱼鳞病的症状。

十三、益气养阴法治疗过敏性紫癜的体会

过敏性紫癜是一种毛细血管和细小动脉的过敏性炎症。其特征为血液流溢皮下而形成的各种紫色斑点，血管渗透性或脆性增高所致的皮肤及黏膜下的毛细血管出血。中医文献记载的"斑毒病"、"葡萄疫"与之相类似。

本病临床常见有单纯型、关节型、胃肠型、肾病型四型。单纯型紫癜，又称皮肤型紫癜，好发于小腿伸侧，严重者可泛发到臀部和躯干。一般1～2周可消退，但极易复发。一般无严重全身症状，皮疹发作数天或数月，预后较好。多数患者发病前有发热、咽喉疼痛等上呼吸道感染，或有食鱼虾发物及服药过敏等病史。

中医认为本病总因禀性过敏，外感风寒风热之邪，内有脏腑积热之毒，热毒

盛则脉络受损，血不循经，流溢脉外皮下而成。湿热毒重则流注关节，内攻脏腑；病久则脾气虚弱，营血耗伤，气血两亏，累及于肾。急性发作者，临床辨证分为血热证、风热证、风湿热证和肠胃湿热证。血热证者，治宜凉血清热，方用犀角地黄汤加减；风热证者，治宜疏风清热，方用牛蒡解肌汤加减；风湿热证者，治宜祛风化湿，和营通络；肠胃湿热证者，治宜清热燥湿和胃。若紫癜反复发作者，多属气阴不足，肝肾亏虚，治宜益气养阴，补益肝肾。

病案举例如下。

张某某，女性，29岁。

初诊：2003年3月19日。

主诉：皮疹反复2个月余。

现病史：患者近2个月来下肢反复发疹，发病前有感冒、咽痛病史，继则小腿伸侧出现皮疹，当时未予重视，后皮疹逐渐增多，蔓延至大腿、腹部，在上海市第六人民医院住院治疗，予口服泼尼松40mg/d，皮疹逐渐消退，目前泼尼松减量至10mg/d，又有少量新皮疹出现。患者自觉夜间有兴奋感，夜寐欠佳。

检查：腹部、下肢散在少量米粒至黄豆大小的瘀点、瘀斑，色紫黯，面目浮肿，腰酸乏力。舌质红，苔薄，脉细。

西医诊断：过敏性紫癜。

中医诊断：葡萄疫（肝肾不足型）。

辨证分析：禀性不耐，脏腑蕴热，热伤脉络，血不循经，外溢肌肤。病久脾气虚弱，营阴耗伤，气阴两亏，累及肝肾。

治则治法：急则治其标，缓则治其本，宜益气养阴，补益肝肾，以奏扶正祛邪之功。

处方：

太子参12g	焦白术12g	茯苓12g	生地30g
玄参9g	麦冬9g	枸杞子12g	女贞子12g
旱莲草30g	仙鹤草30g	功劳叶15g	丹参30g
白花蛇舌草30g	焦六曲15g	陈皮9g	生甘草3g

二诊：服药14剂，初起皮疹渐退，后患者停服泼尼松，腹部及下肢又有少量新发皮疹，上方加茜草12g加强凉血止血。

三诊：服药28剂，皮疹消退，嘱患者原方加减续服一月巩固治疗，并注意休息。

[**按语**] 本病患者病程 2 个月余，初起因外感风热，热邪由气分侵入营分，损伤脉络，以致血不循经，外溢肌肤而生紫癜，属风热证，当时予泼尼松治疗后，皮疹消退明显。在泼尼松减量过程中，又出现新皮疹，量不多，且患者已有夜间兴奋，面目浮肿，腰酸乏力的症状，说明已耗伤气阴，累及肝肾。故治疗以益气养阴，补益肝肾为主。方中太子参、焦白术、茯苓、生甘草配伍，健脾益气；生地、玄参、麦冬配伍，养阴清热，以补热邪灼伤之营阴；枸杞子、女贞子、旱莲草、功劳叶补益肝肾，且功劳叶又有安神作用；仙鹤草、茜草凉血止血；焦六曲、陈皮理气和胃，亦有利于诸药的吸收。本例病案说明辨证论治不能拘泥于一个方面，要综合疾病发生发展治疗的全过程，进行全面考虑。

十四、中医辨证治疗神经性皮炎的体会

神经性皮炎是一种与情绪波动密切相关的神经官能性皮肤病。临床上以阵发性剧痒和皮肤苔藓样病变为特征，呈椭圆形或多角形扁平丘疹，融合成片，很快形成皮革化。与中医文献中的"牛皮癣"、"摄领疮"相类似。

本病多见于青年和中年，绝大多数好发于颈项部、肘窝、腘窝、上眼睑等部位，亦可泛发全身。患者常自觉痒感，经不断搔抓或摩擦，继而出现皮疹，并逐渐增厚。自觉瘙痒剧烈，夜间尤甚。西医学认为本病似与神经功能障碍有关。精神紧张，过分劳累，情绪激动，进食辛辣酒类，衣物直接刺激皮肤等，均可导致本病的发生，或使病情加重。

本病的病因病机是由于情志不遂，性情急躁，肝气郁结，肝火与外感风湿相搏，阻于肌肤而发；或因精神紧张，劳累过度，忧虑伤脾，饮食不节，内伤脾胃，运化失调，内生湿热与风邪留滞肌肤而成。病久耗伤阴液，营血不足，血虚生风生燥，皮肤失去濡养。临床辨证可分为风湿热证和血虚风燥证。风湿热证，见于病之早期，治宜疏风清热利湿，方用消风散加减；血虚风燥证，见于病之后期，治宜养血祛风润燥，方用四物消风汤加减。

病案举例如下。

钱某某，女性，37 岁。

初诊：2003 年 12 月 12 日。

主诉：皮疹反复一年余，伴瘙痒。

现病史：患者一年多来自觉颈项部瘙痒，冬季穿高领时尤甚，曾在外院诊断为"神经性皮炎"，予口服抗组胺药及外用皮质类固醇制剂等治疗，皮疹瘙痒仍

不能控制。

检查：颈项部扁平丘疹融合成片，色红，伴有少许抓痕。舌质红，苔薄，脉细。

西医诊断：神经性皮炎。

中医诊断：摄领疮（风湿热证）。

辨证分析：风湿热邪，阻滞肌肤，肌肤失养。

治则治法：疏风清热，利湿止痒。

处方：

生地30g	赤芍9g	丹皮9g	白鲜皮30g
地肤子9g	苦参9g	桑叶9g	菊花9g
黄芩炭9g	土茯苓30g	菝葜30g	徐长卿15g
马齿苋30g	白蒺藜9g	焦六曲15g	生甘草3g

二诊：服药14剂，皮疹稍有减退，瘙痒减轻，上方去马齿苋、白蒺藜，加忍冬藤30g，车前草30g疏风清热利湿。

三诊：服药14剂，瘙痒止，皮疹基本消退。嘱患者避免衣物刺激。

[按语] 本病属于神经功能障碍性皮肤病，常因外界机械性刺激引起瘙痒—搔抓—肥厚—更瘙痒的恶性循环。患者常不由自主地搔抓患处，从而使疾病反复不愈。本例患者因衣物刺激后，颈部皮肤反复瘙痒，病程虽有一年，其间曾经西医治疗，皮疹时作时止，尚属病之早期，风湿热邪是其主要的病因，故治疗着重于疏风清热，利湿止痒。痒自风起，止痒必先疏风，故方中选用桑叶、菊花、忍冬藤、白蒺藜疏风止痒，以祛除在表之风邪；选用白鲜皮、地肤子、苦参、土茯苓、菝葜、徐长卿、车前草清热利湿；选用生地、赤芍、丹皮、马齿苋清热解毒凉血。本方从祛风、清热、利湿三方面祛除阻滞肌肤的外邪，使得肌肤得到濡养，诸症尽消。

十五、玫瑰糠疹的中医药治疗体会

玫瑰糠疹是一种常见的以斑疹脱屑如糠秕状，四周呈玫瑰色的急性炎症性皮肤病。其特征是躯干部大小不等圆形或椭圆形玫瑰色鳞屑斑，其长轴与皮纹走向一致。中医文献中记载的"风热疮"、"风癣"、"血疳"与之相类似。

本病以春秋两季好发，多见于中青年人，好发于躯干和四肢近端，也可泛发全身，但一般不累及头面、掌跖部。病程有自限性，约经4～6周可自愈，消退后一般不留痕迹，或留有暂时性的色素减退斑，大多愈后不再复发。

中医认为本病的病因病机是外感风热之邪，闭塞腠理，内因热邪伤阴，血热化燥，外泛肌肤所致。临床治疗宜散风清热凉血，方用消风散加减。

病案举例如下。

余某，男性，27岁。

初诊：2004年1月2日。

主诉：皮疹反复2个月余。

现病史：患者2个月前自觉易感疲劳，咽痛不适，继则出现胸背部皮疹，稍觉痒感。曾在附近医院就诊，予西替利嗪治疗，皮疹无明显变化。近日四肢又有少量新皮疹出现，瘙痒明显。

检查：躯干及四肢近端散在椭圆形红斑，边缘有细碎糠秕样鳞屑，胸背部皮损横向排列，长轴与皮肤纹理平行。舌质红，苔薄，脉细。

西医诊断：玫瑰糠疹。

中医诊断：风热疮（风热血燥证）。

辨证分析：腠理不密，风热外邪，入里伤阴，血热化燥，外泛肌肤。

治则治法：疏风清热，凉血解毒。

处方：

生地 30g	赤芍 9g	丹皮 9g	荆芥 9g
防风 9g	桑叶 9g	菊花 9g	金银花 9g
连翘 9g	白鲜皮 30g	地肤子 9g	苦参 9g
土茯苓 30g	菝葜 30g	徐长卿 15g	紫草 9g
焦六曲 15g	生甘草 3g		

二诊：服药7剂，皮疹变淡，瘙痒减轻，上方去金银花、连翘，加马齿苋30g凉血解毒。

三诊：服药14剂，皮疹全部消退，临床治愈。嘱患者注意冷暖，避免感冒和上呼吸道感染。

[按语] 本病是一种常见的急性红斑鳞屑性皮肤病，患者发疹前常有咽扁桃体炎、上呼吸道感染病史。所以西医学认为本病与病毒感染有关，但真正原因尚不清楚。有学者认为本病是病毒或细菌感染后诱发的自身免疫性疾病，西医对本病的治疗尚无特效，多以抗组胺药口服对症处理为主。虽然病轻者大多可自愈，但少数患者可长时间迁延不愈，影响工作和生活。这类患者采用中医中药治疗，

一般都有较好的疗效。本例患者发病2月，虽经抗组胺药治疗，但皮疹不消反多，故改投中药治疗。本病多因风热之邪蕴于血分，热毒凝结，发于肌肤而致，故治疗予疏风清热，解毒凉血。痒自风来，止痒必先疏风，故方中荆芥、防风、桑叶、菊花、金银花、连翘疏风清热透表，以祛除在表之风邪；白鲜皮、地肤子、苦参、土茯苓、菝葜清热利湿；生地、赤芍、丹皮、紫草、马齿苋清热凉血解毒。诸药合用，共奏疏风清热，解毒凉血之效。

十六、脂溢性皮炎等皮肤病治疗体会

皮脂分泌是正常生理现象，但分泌异常就成为病态，如脂溢性皮炎、痤疮、酒齄鼻等，一般认为与内分泌、消化系统功能紊乱、病灶感染、细菌毒素等有关。根据临床表现，认为皆是阴虚火旺、肺胃积热、血瘀凝结所致。用养阴清热药加土大黄、生山楂、虎杖、侧柏叶、白花蛇舌草等治疗，有明显效果。但要连续服药2个月左右，方能巩固疗效。

病案举例如下。

姜某某，女，30岁，1975年6月8日门诊。

现病史：5年前鼻两侧和眉毛间经常发出粟粒大疖子，有时成脓溃破，有时自行消退，反复不断，以后鼻部毛孔变粗，皮色变红，曾诊断为"脂溢性皮炎"，多次治疗，效果不显，大便干结，口干唇燥。

检查：两眉附近有油腻性鳞屑，鼻尖两翼毛细血管扩张，毛孔开大，可挤出油腻性粉汁，两颊散在红色丘疹，有两处毛囊炎。苔薄黄，舌质红，脉弦细数。

辨证分析：证属阴虚之体，肺胃积热上蕴。

治则治法：拟养阴清热通腑。

处方：

大生地15g	玄参12g	麦冬9g	白花蛇舌草30g
黄芩9g	土大黄9g	侧柏叶12g	生石膏12g（打碎）
生山楂12g	桑白皮9g		

外用颠倒散洗剂。

上药服用1个月，皮损减少，红色变淡，2个月后痊愈。

[按语]　中医认为，正气为本，邪气为标，"正气存内，邪不可干"。正气虚，不仅是疾病发生的根本原因，而且疾病的发展变化，也多决定于正气的盛衰，因此在治病过程中，治标驱邪，不能忘了固本，如患者出现阴伤症状，必须以养阴

为主进行治疗，才能使正复而邪去。同时，疾病的发生发展过程又是错综复杂的，所以在临床上对养阴法不能孤立地应用，而应联系各种症状，进行辨证分析，协同使用其他治疗法则，才能取得满意效果。

在治疗脂溢性皮炎等皮肤病时，加用白花蛇舌草后，可提高疗效。因白花蛇舌草能抑制精子生成，有类似雌性激素的作用。而脂溢性皮炎等皮肤病，雄性激素水平偏高是发病原因之一，加用白花蛇舌草，推测可降低雄性激素水平，使疾病好转。这些用药方法是以辨病为依据的。临床上辨证和辨病相结合，实践证明可以提高疗效。

十七、泻肺清热法治疗寻常型痤疮的体会

痤疮是一种毛囊与皮脂腺的慢性炎症性皮肤病，临床以丘疹、脓疱、囊肿、结节等多种损害为特征，中医文献中称为"粉刺"。病程缠绵，常此愈彼起，迁延数年不愈。

本病临床常见，好发于青年人，皮疹多发于颜面部，也可累及背部、上胸部及臀部等处。患者自觉稍有瘙痒或疼痛。西医学认为本病可能由于雄激素及其代谢产物增加，皮脂腺分泌增加，毛囊角化增强，痤疮丙酸杆菌感染所致，遗传因素、刺激性食物和高温气候也能使本病诱发和加重。一般随着年龄的增长本病可逐渐痊愈。

中医认为本病多因肺热熏蒸，血热蕴阻肌肤而致；或因饮食不节，过食辛辣油腻之品，内生湿热，阻于肠胃，泛于肌肤而成；或因脾失健运，水湿内停，日久化热，湿热夹痰，凝结肌肤所致。临床上辨证可分为肺热血热证、肠胃湿热证和痰湿凝结证。肺热血热证以红色丘疹为主，治宜凉血清热，方用枇杷清肺饮加减；肠胃湿热证以脓疱为主，治宜清热化湿通腑；痰湿凝结证以囊肿、结节、疤痕为主，治宜健脾化痰，利湿清热。

病案举例如下。

谢某某，男性，23岁。

初诊：2003年12月17日。

主诉：皮疹反复发作4年余。

现病史：患者4年前面部开始发疹，出油多，皮疹时轻时重，一直未曾就诊。数月来皮疹逐渐增多，胸背部时有少量皮疹。自觉痒痛不舒，不易消退。

检查：前额、面颊、下颏、上胸、背部散在粟粒至黄豆大小红色丘疹，部分

皮疹顶部有小脓疱，面部皮肤油腻。舌质红，苔薄，脉细。

西医诊断：寻常型痤疮。

中医诊断：粉刺（肺热阴虚型）。

辨证分析：肺胃湿热，外感毒邪，血热蕴结，热盛伤阴。

治则治法：泻肺清热解毒，养阴生津。

处方：

生地30g	赤芍9g	丹皮9g	玄参12g
竹叶12g	黄芩9g	丹参30g	虎杖30g
白花蛇舌草30g	鹿衔草15g	垂盆草30g	桑叶9g
菊花9g	金银花9g	连翘9g	焦六曲15g
生甘草3g			

二诊：服药14剂，原有皮疹开始消退，但有少量新发皮疹，上方加蒲公英30g、野菊花12g清热解毒。

三诊：服药14剂，不再有新发皮疹，皮损大部分变平，留有色素沉着，原方加桑白皮15g、地骨皮15g泻肺清热养阴。

四诊：服药28剂，皮疹基本消退，达临床治愈。嘱患者注意饮食起居。

［按语］本病属于皮肤科常见病，好发于青年男女，西医治疗常予异维A酸胶囊或美满霉素（盐酸米诺环素）胶囊口服。前者可伴有明显的口干唇燥，后者长期服用可能导致体内菌群失调，都有明显的不良反应。运用中医中药治疗本病则比较温和，而且不良反应较小。本例患者属青年男性，饮食不节，肺热熏蒸，兼感毒邪，血热蕴郁肌肤，并且皮疹反复，病久热盛伤阴，故治疗以清肺泄热解毒为主，佐以养阴生津。方中生地、赤芍、丹皮、虎杖清热解毒凉血；竹叶、黄芩、桑白皮、地骨皮清泻肺热，养阴生津；桑叶、菊花、金银花、连翘、蒲公英、白花蛇舌草等清热解毒。诸药合用，使得肺热得解，津液得存，皮疹亦随之得以消退。

十八、清热凉血活血法治疗酒齄鼻的体会

酒齄鼻又称酒齄性皮炎、玫瑰痤疮，是一种鼻色紫红如酒渣的慢性皮肤病。其临床以鼻部潮红、丘疹、脓疱、水肿和鼻赘为特征。病程进展慢性，多见于中年以后或嗜酒之人，仅发生在面部。临床上分为红斑型、丘疹型、鼻赘型三型。一般无明显自觉症状，有的可有轻微瘙痒。

西医学认为本病的病因可能是在皮脂溢出的基础上，面部血管运动神经功能失调，毛细血管长期扩张而致。其体内或外界的致病因素有：嗜酒、喜食辛辣刺激食物与胃肠道功能紊乱；高温、日晒、寒冷等温度的刺激；内分泌紊乱；病灶感染；心血管疾患；肠寄生虫。

中医认为本病多因风寒外袭，郁久化热，或肺胃积热，熏蒸颜面而成，此属肺热证，相当于红斑型，治宜润肺清热；又因喜食辛辣厚味，或嗜酒之人，酒气熏蒸，助胃生火，湿热蕴阻而致，此属湿热证，相当于丘疹型，治宜清热利湿解毒；日久则气血瘀滞，痰湿凝结，痰瘀交阻以致形成赘瘤。

病案举例如下。

赵某某，女性，42 岁。

初诊：2003 年 10 月 15 日。

主诉：面颊、鼻翼部皮疹反复发作 3 年。

现病史：患者近 3 年来面颊、鼻部皮肤时时潮红，伴发红疹，或有脓疱，自觉灼热微痒，日晒及饮食辛辣后尤甚，屡经外用药膏治疗无效。平素心烦易怒，口苦口干，大便干结，经行紊乱。

检查：面颊、颧部红斑，鼻部伴毛细血管扩张，皮肤油腻，散在毛囊性炎性丘疹，绿豆大小。

西医诊断：玫瑰痤疮。

中医诊断：酒齄鼻（肺胃蕴热证）。

辨证分析：肺胃蕴热，血壅外泛。

治则治法：清肺胃热，凉血活血。

处方：

桑叶 9g	菊花 9g	金银花 9g	连翘 9g
地骨皮 12g	丹皮 9g	黄芩 9g	山栀 9g
生地 30g	玄参 9g	全瓜蒌 15g	生石膏（先煎）30g
生山楂 15g	制大黄 9g	夏枯草 15g	生甘草 3g

二诊：服药 14 剂，大便通畅，灼热潮红减轻，舌红，苔薄，脉弦。治守前法，上方加玫瑰花 12g，益母草 15g，生槐花 15g。并予以颠倒散洗剂 1 瓶外用。

三诊：服药 14 剂，面部红斑基本消退，无灼热，无痒，月经已行。舌红，苔薄，脉弦。再拟理气疏肝，活血化瘀之法，予逍遥丸加味以资巩固。

四诊：服药 14 剂，患者面部皮疹俱消，症情痊愈，再予凉血活血汤加减内服

2周以资巩固。嘱其饮食宜忌辛辣、油炸之品。

[**按语**] 本病是皮肤科的常见病，而且随着现代人生活压力的加重及饮食习惯、饮食结构的改变，本病的发病明显增多。本病在皮脂溢出的基础上常有毛囊虫感染，西医治疗常予异维A酸胶囊或美满霉素（盐酸米诺环素）胶囊、甲硝唑口服。前者可伴有明的口干唇燥，后者长期服用可能导致体内菌群失调，都有明显的不良反应。运用中医中药治疗本病则比较温和，而且不良反应较小，对毛细血管扩张的改善也有一定的效果。本例患者喜食辛辣，肺胃积热，熏蒸颜面，血壅外泛，治宜清肺胃热，凉血活血。方中金银花、连翘、黄芩、山栀、生石膏、地骨皮清肺胃热，泻火解毒；桑叶、菊花疏风清热解毒；生地、玄参、丹皮、生槐花清热凉血止血；益母草活血祛瘀，纠正经行紊乱。诸药合用，肺胃积热得解，面部皮疹渐消。

十九、色素性皮肤病的中医治疗体会

进行性皮肤色素沉着、色素性紫癜性苔藓样皮炎、毛细血管扩张性环状紫癜是一组具有色素沉着和紫癜的皮肤病，均由于毛细血管渗透性的改变，红细胞在皮下破坏，含铁血黄素沉积所致。中医认为，由于血分有热，脉络损伤，血循失常，溢于皮内，郁积不散，便致瘀血凝滞；日久则肌肤失养，生风生燥，皮肤粗糙、肥厚、色黑、脱屑。

初期治疗以凉血清热，活血祛瘀为法，药用：生地18g，赤芍、丹皮、生山栀、黄柏、桃仁泥、红花各9g，忍冬藤、蒲公英各30g，生甘草3g。

后期治疗以益气养阴，补血润燥为主，药用：生地、熟地各12g，黄芪、白术、当归、肥玉竹、小胡麻、阿胶（烊化、冲服）、炙地龙、白鲜皮各9g，生甘草3g，每日一剂。有神经痛时加徐长卿15g，白芍9g；伴关节痛加土茯苓、鸡血藤、虎杖各30g。近来有人用口服雷公藤片或昆明山海棠片治疗，每日3次，每次3片，也取得一些效果。但是，本病属慢性，不能短期治愈，望患者能坚持治疗，以求满意的效果。

二十、白癜风急性期、稳定期的不同治法

白癜风是色素代谢紊乱性疾病，临床常见。据临床观察可分两型辨证施治。

1. 血热风热证

相当于急性期。起病急，或有皮肤过敏史。白斑粉红，不断增多，并向周围

正常皮肤移行扩大，境界模糊不清，多分布于额、面及鼻、口唇等五官周围。局部皮肤常有轻微瘙痒感。可有情绪烦躁，口干，溲赤，舌质红，苔薄黄，脉细数等症状。证属风邪搏于肌肤，日久化热，气滞血瘀所致。治宜凉血活血，清热祛风。方用凉血地黄汤加减。

如治王某某，女，23 岁。

现病史：原额上一处白斑已 3~4 年，近 6 个月来白斑逐渐发展，向面颊蔓延扩大，目前已有掌大 1 片，色略粉红，边缘模糊，伴微痒感，苔薄黄，脉细数。

辨证分析：证属血热，风邪搏于皮肤，气血失和。

治则治法：治拟凉血活血，清热祛风。

处方：

生地30g	赤芍9g	丹参9g	当归尾9g
川芎9g	桃仁泥9g	黄芩9g	地榆9g
荆芥9g	防风9g	豨莶草9g	白鲜皮9g
地肤子9g	乌梢蛇9g	生甘草3g	

水煎，日进一剂，分 2 次服。

药后 1 月，白癜四周色稍紫，轮廓渐清，中间已有色素岛出现。

继守上方加减服 3 个月后，色素沉着如正常皮肤。再内服当归片、乌梢蛇片，每次各 5 片，一日 3 次，以巩固疗效。

2. 肝肾不足证

相当于稳定期。有遗传倾向，无固定好发部位，可局限或泛发，白斑固定，境界清楚，脱色明显，白斑内毛发多变白，白斑边缘皮肤色暗，病程长。可有面色无华、头昏耳鸣、腰膝酸软、舌苔薄、舌胖有齿印、脉细弱等症状。多由肝肾不足，气血虚弱，不能滋养皮肤所致。治宜补益肝肾、养血活血祛风。方用二仙汤合四物汤加味。

如治冯某某，女，31 岁。

现病史：鼻旁、口周白斑 3 年余。白斑固定，形态如地图状，白斑边缘皮肤色略暗，境界较清楚，平素头昏、耳鸣、神疲乏力，腰酸肢软，月经不调，舌胖苔薄，脉沉细。

辨证分析：证属肝肾不足，冲任失调，血虚风燥。

治则治法：治拟补益肝肾，养血活血祛风。

处方：

生地 15g	熟地 15g	当归 9g	赤芍 9g
白芍 9g	山萸肉 9g	仙茅 9g	枸杞子 9g
淫羊藿 9g	川芎 9g	桂枝 9g	白蒺藜 9g
白鲜皮 9g	防风 9g	炙地龙 9g	桃仁泥 9g
生甘草 3g			

水煎，日进一剂，早晚分服。

药后 2 个月，白癜有色素岛出现。

继服上药 2 个月，白癜四周色素带加深，白癜有均匀色素沉着。

又进上药 2 个月，前后共连续服药 6 个月，色素沉着如正常皮肤而痊愈。再内服苁蓉片、地龙片，每次各 5 片，一日 3 次，以巩固疗效。

二十一、中药治疗黄褐斑的经验

黄褐斑是一种常见的色素沉着性皮肤病。病因至今不明，常与妇女妊娠、日光照射、内分泌失调、色素代谢等因素有关。

内服用白术、白芍各 12g，白菊花 15g，白鲜皮 30g，白芷 6g，白茯苓、白扁豆各 15g。每日煎汤服 2 次，每次 200ml。熏洗中药用白菊花、白蒺藜各 15g，白芷 6g，白附子 3g。该组药煎汤后，将药液倒入面部桑拿美容器的蒸发盘中，嘱患者将面部与面罩轮廓边缘相抵，熏 10 分钟。按摩时嘱患者平卧，施术者先在患者脸部敷洗面奶，然后运用抚摩、擦摩、揉摩、敲击、振颤、点揉、拿揉等手法做面部按摩，皮损处做重点按摩，每次 5 分钟左右，然后以毛巾擦净面部，再涂一层营养液，进行第 2 次按摩，手法同上，操作时间计 15～20 分钟。以中药针对两侧耳穴进行耳压。3 个月为 1 个疗程。治疗 312 例，有效率 80% 以上。

黄褐斑的发病原因较为复杂，中医认为多由脏腑失调，污浊之气上蒸于面；或由忧思抑郁，血虚肝郁而致。方中白术、白茯苓、白扁豆等健脾理气化湿；白芍、白蒺藜、白菊花疏肝解郁；再加丹参、丹皮等活血化瘀。以达消斑祛瘀。熏洗则使毛细血管扩张，配以中药药液，达到祛风通络的效果。按摩则以经络、穴位、气血等为基础，通过一整套技法，使患者面部气血运行通畅，营养供应充足。按摩时，重点揉摩睛明、四白、承泣、太阳、丝竹空、印堂、颊车等美容穴位，动作轻、稳、有节奏，使患者达到治疗效果。耳压法根据耳穴于全身各部位皆有反映，而且耳垂即是头面部的投影，故耳压对治疗黄褐斑有一定的辅助作用。

当代中医皮肤科临床家丛书

马绍尧

二十二、健脾和中，燥湿清热
——治黄梅雨季湿疹皮炎方

【方法】苍术9g，厚朴9g，陈皮9g，白术12g，猪苓9g，茯苓9g，黄柏9g，枳壳9g，泽泻9g，甘草6g。将上述各药以清水浸泡1小时，尔后入砂锅中煮沸后改用文火煎煮20分钟，去渣后取汁300ml，分早晚2次服用。

【点评】加减除湿胃苓汤专治湿热蕴肤。

湿疹，中医称为"湿疮"，为皮肤科最为常见的一种由复杂的内外激发因子引起的过敏性疾病，临床具有明显发疹、瘙痒和出水倾向。临床观察，其经过每每反复无常，与气候因素有关，尤以南方地区湿度大及黄梅雨季多见，即使治疗后症情得以缓解，再若遇到诱发因素，又极易重复急性发作。从红斑、丘疹、水疱，到糜烂、渗液、结痂，再干涸，皮肤增厚，重演着基本相似的过程。如此扰人的难愈性皮肤病，不仅造成患者身体上的不适，同时也令其心生懊恼，情绪不畅，是为引起人们的重视。

中医认为，时至六月，江南水乡气候变热，湿度加大，渐入黄梅雨季，外界湿热之邪易于形成，若患者素体禀赋不耐，或起居不慎，或过食腥发动风、炙煿厚味，以致脾为湿热所困，运化失职，更兼腠理不密，外受湿热之邪，内外相搏，外泛肌肤，发为本病。湿疹虽形于外而实发于内，除皮疹形态多样，伴有渗液、糜烂外，还可兼见皮肤灼热、瘙痒不适，口苦乏味，大便黏腻或溏泄，小便色赤，舌苔厚腻等症；若皮疹泛发全身，或伴肤肿，则近围浅表淋巴结可及肿大；又因湿为重浊有质之邪，湿性黏腻，故往往缠绵难愈。

湿疹的治疗，应本着标本兼治、内外并重的整体与局部相结合的原则，即在治法的运用上，当先治其标，待湿热已去，则健脾助运以治其本。故健脾化湿为治湿疹之根源。

方中苍术、厚朴、陈皮三味为主药，均是苦辛温燥而芳香行气之品，具有祛湿作用，因湿邪本身是阴邪，属寒性，故用温药，用燥化健脾的方法；又湿邪伤人，导致气机不利，所以要行气。其中厚朴经姜汁炒香后，除行气和中之外，更宜于化湿；苍术除性温而芳香燥湿以外，同时兼有透表的作用，以发汗而祛除肌肤间的水湿之邪；陈皮理脾胃之气，可以起到和胃健脾，燥湿除胀的作用。实际上述方药另加甘草，则是源于《太平惠民和剂局方》的"平胃散"，实乃治疗里湿的祖方、基本方，可主治湿滞脾胃，口苦乏味，大便溏泄，舌苔厚腻诸症。

又方中泽泻、茯苓、猪苓和白术具有利水渗湿、健脾化气的功效，其中以泽泻为主，佐以猪苓、茯苓助于利尿，再以白术健脾，就可以更好地运化水湿，这四味药组方源于《明医指掌》的四苓散，主治内伤饮食有湿，小便色赤不利，大便溏泄等症，且以此为基础，根据皮肤肿胀兼有寒热征象之异，可以酌情配合温中祛寒或清热燥湿之品，如方中另有苍术、黄柏相伍，乃为出自《丹溪心法》之二妙散，该方是治湿热的一个基本方剂，代表性地阐明了清热与化湿相互为用的问题。苍术苦辛温燥，燥湿健脾，黄柏苦寒，可以清热燥湿，二者相互配合，苦寒而不伤脾胃。值得注意的是，苦寒药物虽能清热，然不宜久服，以防折伤中阳。可叹的是古人用药之精算，该二妙散之黄柏、苍术二味药物的组成，用量比例均为小方、基本方，临床处方里经常涉及应用，甚至可以当作药对，确有除湿而不助热，清热而不留湿之意。

本方源于《医宗金鉴·外科心法要诀》，由胃苓汤加味而成，而胃苓汤又由五苓散和平胃散化裁而来。方中厚朴、陈皮、苍术燥湿和中为君药；泽泻、猪苓、茯苓、白术健脾利水除湿为臣药；黄柏清利湿热，助君药苦辛燥湿，达邪外出，为佐药；枳壳同为佐药，行气以助水湿之运化；甘草调和诸药，养胃和中。全方燥湿清热，理气健脾，临床治疗湿疹、异位性皮炎、带状疱疹（脾虚湿蕴证）、神经性皮炎及体股癣等皮肤病，疗效良好。

同时需要指出的是，本方不宜空腹或凉服，以防苦寒清热或苦辛燥湿药物损伤脾胃之气；且本方适宜于脾虚湿盛所致的湿疹、皮炎等皮肤病，若瘙痒明显，亦可加白鲜皮、地肤子、苦参之品；若心烦不寐，可加首乌藤、合欢皮；如热毒炽盛，症见皮肤弥漫性潮红肿胀，或伴脓疱，触之疼痛，寒战发热，口苦烦躁，舌质红绛等症，则不宜服用。

二十三、皮肤病的辨证分型施治

笔者根据中医基本理论，按照辨证施治原则，把上百种皮肤病分成若干类型，采取同病异治或异病同治的方法，随证加减，取得一定疗效，介绍如下。

（一）风寒型

多有恶寒重、发热轻，或伴头痛，骨节酸楚，苔薄白，脉浮数等症状。皮肤损害多色白，遇风寒增多，瘙痒加重，得热则减。多秋冬季节发病或加重，有的变化甚快，可迅速遍及全身，亦可骤然消退，或迁延一个冬季，至春暖时方愈。

如部分冬季发作的荨麻疹、寒冷性多形红斑、冻疮、冬季皮炎、寻常型银屑病的小儿患者或初发冬重夏轻的病例等。系风寒客于肌表所致，宜祛风散寒为治，方用桂枝汤或麻黄汤主之。

病案举例如下。

林某某，女，39岁。

初诊：1979年11月13日。

现病史：患者患慢性荨麻疹十余年，曾用祛风清热、通腑杀虫、清热利湿、平肝重镇等多种方法治疗，虽可收效于一时，但以后又反复发作。尤以冬初寒冷时加重，有时伴有腹痛、腹泻。

检查：风团散在，色白，周围稍有红晕，压之褪色，皮肤不热，苔薄舌淡，脉象沉细。

辨证论治：风寒外袭，营卫不和，拟祛风散寒，调和营卫。

处方：

桂枝9g	白芍15g	炮姜6g	荆芥9g
防风9g	白鲜皮9g	地肤子9g	豨莶草9g
苍耳草9g			

二诊：风疹块逐渐停发，但仍时有腹痛、腹泻、恶寒无汗。再守原意，予桂枝9g，炙麻黄6g，白芍9g，炮姜6g，熟附片6g，淮山药15g，茯苓9g，木香9g，乌梅9g，荆芥、防风各9g，生甘草3g。

2周后痊愈，1980年冬季未发。

（二）风热型

多有怕冷轻，发热重，头痛，骨节疼痛，舌苔黄腻，脉象滑数等症状。皮肤损害多颜色鲜红，部分可融合成大片，遇热则瘙痒加重，自觉有灼热感。多在春夏发病，或无明显季节性。如部分急性荨麻疹、药物性皮炎中麻疹样红斑、猩红热样红斑皮疹、重症多形红斑的初期等。因风热在表，卫气被郁，营卫失调则发热，微恶风寒；风性疏泄，热邪散发可有汗出；热邪灼津伤液有时口渴。总由风热外袭所引起，宜祛风清热为治，方用银翘散、桑菊饮主之。

病案举例如下。

周某，女，18岁。

初诊：1981年10月25日。

现病史：患者全身发疹瘙痒，可自行消退，但隐而又发，吃蟹后更甚。

检查：两面颊、躯干、四肢有散在性红色风团，位于腰部者呈手掌大，苔薄黄，脉浮数。

诊断：急性荨麻疹。

辨证论治：风热外袭，过敏所致。拟祛风清热。

处方：

金银花9g	连翘9g	牛蒡子9g	荆芥9g
赤芍9g	生地12g	赤小豆12g	薄荷（后下）6g

4剂而愈。

（三）湿热型

多有发热不高，怕冷不甚，头痛且重，四肢无力，关节酸痛。胸闷纳呆，便秘溲赤，苔黄腻，脉滑数等症状。皮损呈多形性，有红斑、丘疹、水疱，糜烂流滋、结痂，可全身性、弥漫性分布，亦可局限于某一部位。如大部分湿疹、接触性皮炎、自身敏感性皮炎、脓疱疮、某些皮肤瘙痒症、神经性皮炎等。因湿性重浊黏滞，阳气被困，故有头重倦怠之证；湿遏热伏则发热不高；湿阻中焦则胸闷纳呆；郁于皮肤则水疱、糜烂，流滋；苔黄腻、脉滑数均湿热内蕴之象。宜清热利湿，方用茵陈蒿汤、龙胆泻肝汤主之。

病案举例如下。

赵某某，女，26岁。

初诊：1975年10月31日。

现病史：患者素有两手湿疹，3日前吃酒后全身发疹，瘙痒不堪。

检查：头面、躯干、上肢大片潮红、水疱、糜烂、流滋水，苔薄，根黄腻，脉滑带数。

辨证论治：湿热内阻所致，拟清热利湿。

诊断：急性湿疹。

处方：

生地18g	赤芍12g	地骨皮15g	茵陈12g
蒲公英30g	土大黄9g	生山栀12g	黄芩9g
土茯苓30g	车前草30g	生甘草3g	

二诊（11月13日）：大部分皮疹隐退，留有部分脱屑、结痂。内服龙胆泻肝

丸 9g，分吞；地龙片每次 5 片，一日 2 次。1 个月后手部湿疹也痊愈。

（四）血热型

多有怕冷、发热、苔薄黄、脉洪数或弦数等症状。皮肤损害多红斑鲜艳，或紫红，或有出血点、瘀斑、紫癜等。如药物性皮炎中的固定性红斑、过敏性紫癜、寻常型银屑病的进行期等。热为阳邪，易灼津伤血，入于营则迫血妄行，血不循经，溢于脉外则发瘀斑、紫癜，总因血分蕴热之故。宜凉血清热，方用凉血地黄汤主之。

病案举例如下。

顾某某，男，23 岁。

初诊：1973 年 9 月 7 日。

现病史：患者 4 天前两下肢瘙痒起疹，伴有头痛、发热、咽喉干痛，曾注射青霉素、链霉素，发热虽退，而皮疹加多，同时关节酸痛，活动无力。

检查：两下肢散在瘀点、丘疹，部分融合成大片，颜色鲜红到紫红，舌质红，苔薄黄，脉细数。

辨证论治：血热之证，拟凉血清热。

诊断：过敏性紫癜。

处方：

生地 15g	赤芍 12g	丹皮 9g	紫草 15g
生槐花 9g	生山栀 12g	黄柏 6g	胡黄连 6g
侧柏叶 9g	白茅根 30g		

二诊（9 月 13 日）：两大腿红斑渐退，紫癜色褐、背部有新发。追问病史，发疹前曾食蟹。再拟前法。

9 月 19 日随访已愈。

（五）火毒型

多有寒战，高热，头痛，全身关节疼痛，甚至恶心呕吐，神昏谵语，舌红绛，苔黄腻，脉弦数、滑数或洪数等症状。皮损红斑鲜艳，或有瘀斑、紫癜、全身潮红。如系统性红斑狼疮的急性发作、红皮病、急性皮肌炎、天疱疮的急性期等。热者温之甚，火者热之极，毒者由火生。外感六淫、内伤七情，郁久皆能化火。火为阳邪，炎上而加速血循，甚而破血妄行发瘀斑；火邪灼津伤阴，最易化燥，致使火势更炽，而有口渴引饮，咽干唇燥；甚者，热入营血，火毒搅乱心神则神昏谵语；阴伤筋失所养，热急生风，则见抽搐；便干溲赤、苔黄腻或有芒刺，舌质红绛，均是火毒热极之症。宜凉血清热解毒，方用犀角地黄汤、黄连解毒汤、化斑汤主之。

病案举例如下。

李某某，男，31岁，1981年11月25日会诊病例。

现病史：患者因寒战、高热、咽喉疼痛入某医院急诊室观察，曾用青霉素、链霉素肌内注射、庆大霉素静脉滴注5天，高热不退。口服阿司匹林，体温退而复升。

检查：额部、上眼睑有鲜红色水肿样斑片，压之不凹陷，唇干色紫，四肢近端肌肉压痛明显，神志昏糊，舌质红绛，苔黄腻且糙，脉弦数洪大。

诊断：急性皮肌炎可能。

辨证论治：证属火毒炽盛，气血两燔，拟清热解毒，凉血滋阴。

处方：

鲜生地50g	赤芍15g	丹皮9g	金银花15g
生山栀12g	黄芩9g	黄连6g	生石膏（打碎）18g
板蓝根30g	肥知母9g	玄参9g	生甘草6g
人工牛黄粉（分冲）2g			

随访（12月1日）：高热已退，神志清，24小时尿肌酸250mg，证实为皮肌炎。前方去人工牛黄粉续服，加泼尼松5mg，一日3次口服。以后至门诊治疗。

（六）血瘀型

多无明显的全身症状，皮损以结节、瘀点、紫斑、肥厚、发硬、色素沉着、弥漫性肿胀、苔藓样变等多见，一般病程较久。如寻常疣、扁平疣、结节性红斑、硬红斑、变应性血管炎、局限性硬皮病、毛发红糠疹、肥厚型扁平苔藓等。血瘀者仍血流不畅，停滞于局部所致，除直接外伤外，多兼有气滞、气虚，或因热毒、寒湿所致，血得温则行，遇寒则停滞，过热成毒，血受煎熬则停止不行。所以治血瘀多和他法并用，常用桃仁四物汤、活血散瘀汤、桂枝加当归汤等。

病案举例如下。

冷某某，女，26岁。

初诊：1981年8月18日。

现病史：全身瘙痒起疹已两年，曾用抗过敏药物、泼尼松等治疗无效。

检查：躯干、四肢散在黄豆到花生米大小结块，伴色素沉着，间杂抓痕、血痂、脱屑、皮肤划痕试验阳性，舌红有紫斑苔薄，脉弦细。

辨证论治：证属血瘀，夹湿热结聚，拟活血化瘀，清热利湿。

处方：

丹参 12g	当归 9g	赤芍 9g	白芍 9g
莪术 9g	川芎 9g	茵陈 12g	土大黄 12g
蒲公英 30g	土茯苓 30g	干蟾皮 9g	生甘草 3g

二诊（9 月 10 日）：上药服 3 周，瘙痒明显减轻，上半身皮损部分隐退，但胃中不舒。改和营清化重镇之剂，药用生地、熟地各 18g，丹参 15g，当归 9g，赤芍、白芍各 9g，地骨皮 30g，茵陈 12g，土茯苓、磁石、牡蛎各 30g，淫羊藿、乌梢蛇各 15g，生甘草 3g。以后上两方交替使用，4 个月治愈。诊断：结节性痒疹。

（七）阴虚内热型

阴虚者，乃指精、血、阴液的不足，而阳气相对的偏亢，所谓气有余便是火也；情志内伤，病久体弱，以致气阴两亏，阴亏阳盛，所谓阴虚生内热，即是此意。一般表现为发热不高。日晡为重，五心烦热，面颊潮红，或有咽干唇燥，黏膜溃疡，苔薄舌红尖有刺，脉象细数。皮疹以红斑不鲜、反复发作者为多。如复发性口腔黏膜溃疡、系统性红斑狼疮稳定期、慢性皮肌炎等，均是慢性病。日久气阴两伤，内生虚热，治宜养阴清热降火，大补阴丸、知柏地黄丸主之。

病案举例如下。

戴某某，男，10 岁。

初诊：1977 年 7 月 26 日。

现病史：患者患副银屑病 3 年，用西药治疗无效。

检查：全身散在点滴状红斑，上盖有细薄的鳞屑，抓后无出血点，舌红，尖有刺，苔薄黄脉细数。

辨证论治：证属阴虚内热，拟养阴清热为主。

处方：

生地 12g	玄参 12g	麦冬 12g	地骨皮 12g
土茯苓 30g	鸡血藤 30g	虎杖 15g	白花蛇舌草 30g
忍冬藤 15g	生山楂 9g	急性子 9g	

服药 1 个月，皮疹隐退 70% 以上，2 月后痊愈。1982 年 1 月随访无复发。

（八）血虚风燥型

多数无明显全身症状、主要表现为皮肤粗糙、肥厚、脱屑、色素沉着、苔藓样变，甚至有角化、增厚、结节。如慢性湿疹、局限性神经性皮炎、皮肤淀粉样变、皮肤瘙痒症、毛发红糠疹等。血虚肌肤失养，生风生燥，宜养血祛风润燥，方用四物汤、祛风换肌丸治之。若有情绪急躁、夜不安眠者，乃是血虚肝旺，应前方加平肝重镇之品。

病案举例如下。

周某某，女，47 岁。

初诊：1975 年 8 月 28 日。

现病史：患者毛发红糠疹 1 年多，曾用泼尼松、维生素 A 等治疗，无显著效果。

检查：头面、躯干均有淡红色斑片，鳞屑不多，右手指背有红色毛囊丘疹，掌跖角化，口角皲裂，苔薄舌淡红，脉濡。

辨证论治：证属血虚风燥，拟养血润燥为主。

处方：

生地 18g	熟地 18g	全当归 9g	小胡麻 9g
肥玉竹 9g	赤芍 9g	白芍 9g	乌梢蛇 12g
炙地龙 12g	白鲜皮 12g	豨莶草 12g	苍耳草 12g
生甘草 3g			

二诊（9 月 24 日）：用药后有好转，但有新发，口干。拟前法出入：生地 30g，北沙参、肥玉竹、天花粉各 15g，当归、莪术、赤芍、白芍各 9g，淫羊藿、土茯苓、虎杖各 30g，苍术 12g，生甘草 4.5g。此方加减服 3 个月痊愈。

（九）脾肾阳虚型

多有低热怕冷、腰脊酸楚、关节疼痛、头发稀疏、月经不调或闭经、阳痿遗精、神疲乏力、自汗盗汗、动则气急、肢肿腹胀、便溏溲少、苔薄舌淡胖有印、脉濡细或沉细等全身症状。皮肤苍白、萎缩，或红斑不显。多红斑狼疮肾脏损害。脾肾阳虚乃因禀赋虚弱、年老久病、饮食或房劳过度、阴损及阳所致。脾阳虚弱，运化失调，则纳呆、消瘦、懒言；阳虚则寒自内生、面白肢冷、四肢不温；

脾虚运化不力，则尿少、面浮肢肿，阳虚肾气不固，小便亦可频数而色清；肾主骨，精气不足，筋脉失养，则腰膝酸软；肾阳虚，命门火衰，振奋无力，则阳痿滑精或闭经；脾肾阳虚，阴血不足，则舌淡且胖，脉沉细或微细。宜健脾温肾、温阳利水。方用理中丸、参附汤、参苓白术散、二仙汤等治之。若兼见心阳虚极，阳不系阴，阴液随阳气外溢，而大汗淋漓者；或心阳虚衰，神无所主，而见神识昏迷者；或见阳气衰微欲脱，四肢厥冷，脉微欲绝者，乃生命垂危之象，应中西医结合进行抢救。

病案举例如下。

匡某某，女，30岁。

初诊：1968年3月6日。

现病史：患者1961年因高热、关节疼痛、面有红斑、身有紫癜、血液中找到红斑狼疮细胞而诊断为系统性红斑狼疮。用泼尼松每日12片控制，以后反复发作多次，有肝肾损害，目前稳定。

检查：面如满月，红斑隐约可见，腹胀，下肢水肿，血沉96mm/h，白细胞总数2.35×10^9/L，尿蛋白（＋＋＋），舌淡且胖，苔剥，脉濡细。

辨证论治：证属脾肾阳虚，拟健脾温肾利水。

处方：

生地15g	熟地15g	首乌15g	党参15g
白术15g	淫羊藿12g	锁阳12g	鹿角粉（分吞）3g
菟丝子12g	知母12g	黄柏12g	土茯苓30g
大蓟根30g			

上方加减服9个月，病情基本痊愈，停服激素。

（十）肝肾不足型

多有腰酸肢软、神疲乏力、头晕耳鸣、阳痿遗精或月经不调，苔薄舌胖有齿印，脉濡细等症状。皮损颜色鲜艳，妇女患病多与月经、妊娠有关。有的经前发疹，经后消失；有时怀孕时皮疹消失或减轻，产后皮疹复出或加重。此种亦可叫冲任不调型。如某些寻常型银屑病、月经疹、痒疹、脱发等。此型主要因劳倦、房事过度或湿热久蕴，耗伤阴津所致。也有其他脏腑之病，伤及肾肝的。肝为刚脏，赖肾水以滋养，肾阴不足亦一定累及于肝。肾主骨生髓，阴精亏虚，不能滋养骨髓与脑，可见头晕目眩、耳鸣健忘、腰膝酸软；肾虚精关不固，可有遗精、滑精，或月经不调；肾阴不足毛发枯黄或脱落。宜补益肝肾或调摄冲任，方用四物汤合二仙汤治之。

病案举例如下。

张某某，女，34 岁。

初诊：1977 年 8 月 19 日。

现病史：患者全部头发脱落，伴有头晕目眩，神疲乏力，夜梦多等症。曾用西药治疗无效，已 3 个月。

检查：头皮光亮，无毛发，苔薄舌胖，脉细数。

辨证论治：证属肝肾不足，拟补益肝肾，调摄冲任。

处方：

生地 12g	当归 9g	赤芍 9g	白芍 9g
川芎 9g	丹参 9g	淫羊藿 12g	女贞子 12g
菟丝子 12g	柏子仁 12g	首乌藤 30g	生甘草 6g

前方服 3 个月，头发已长出，先细软色黄，后色黑变粗。

（十一）寒湿阻络型

多表现为关节肿胀酸痛，活动不利，或有雷诺现象，手指肿胀、色白、紫红相交替，尤以冬季寒冷时更为明显，伴有畏寒、无汗、苔薄白舌质淡胖，脉象沉细等症状。如硬皮病、雷诺病等。此型多是肾阳不足，卫外不固，风寒湿之邪乘隙外侵，阻于肌肤、经脉之间，闭塞不通，以致营卫不和、气血凝滞而成。宜温阳散寒，和营通络利湿。方用阳和汤、独活寄生汤治之。

病案举例如下。

许某某，女，48 岁。

初诊：1980 年 3 月 19 日。

现病史：患肢端型硬皮病已 3 年多，首先有雷诺现象，以后手指关节肿胀、僵硬、活动不利，逐渐面部也肿胀板滞。

检查：两手指肿胀，有蜡样光泽，皮肤失去光泽，皮肤失去弹性，不能捏起，指端变尖，皮肤凉；额部及面颊皮肤肿胀，皱纹消失，面部表情呆板。苔薄舌胖，脉沉细。

辨证论治：证由肾阳不足，寒湿阻络，经脉闭塞，气血运化不畅所致。拟和营活血，温经散寒，补肾通络。

处方：

当归 12g	川芎 9g	赤芍 9g	净麻黄 9g
川桂枝 9g	制川乌 9g	杜红花 9g	淫羊藿 12g
菟丝子 12g	生黄芪 12g	熟地 15g	虎杖 15g

另昆明山海棠，每次 3 片。一日 3 次。

上方加减服 1 年。诸症好转，已上班工作。

（上海中医药杂志，1982 年第 11 期）

二十四、脏腑辨证治疗 265 例湿疹的临床观察

湿疹是一种急性、亚急性、慢性炎症的过敏性皮肤病。约占我皮肤门诊 1/5 左右。其发病原因与致敏物质、变态反应以及先天过敏体质相关。中医文献早在《金匮要略》中就有"浸淫疮"的记载，以后统称为"湿疮"。目前尚无特效药物，近几年我们在中医基本理论的指导下，以脏腑辨证治疗该病，取得了较好疗效，小结如下。

1. 临床资料

265 例中急性湿疹 124 例，亚急性湿疹 25 例，慢性湿疹 116 例。男性 138 例，女性 127 例。1～12 岁 70 例，13～30 岁 60 例，31～50 岁 65 例，50 岁以上 70 例。病程最短的 15 天，最长的 30 年，平均 4.6 年。

2. 治疗方法

（1）心火亢盛证：相当于泛发性湿疹，或有红皮病倾向。《诸病源候论》说："浸淫疮是心家有风热，发于肌肤，初生甚小，先痒后痛而成疮。"《外科心法要诀》说"浸淫疮"由心火脾湿受风而成。经云："岁火太过，甚则身热，肌肤浸淫"，重证为湿疮浸淫，糜烂成片，心烦意乱，面红口渴，口舌生疮，便干溲赤，舌红绛，尖起刺，脉数。《金匮要略》说："浸淫疮，黄连粉主之"。治宜清心火、解热毒。金匮泻心汤合导赤散加味，药用制大黄（大便干改为生大黄）、黄芩、黄连、生地、赤芍、丹皮、竹叶、金银花、连翘、紫草、甘草梢。瘙痒重者，加白鲜皮、地肤子、苦参。外用茵陈、蒲公英，适量煎汤外洗。

（2）肝经湿热证：相当于局部的急性湿疹，如阴部或脐部、乳房等。本证是湿邪热毒侵袭肝经所致。肝经循绕阴器，湿热沿经蔓延，下注浸淫，形成湿疮。主证为阴部糜烂流汁，或丘疹如粟，成片分布。男子阴囊肿胀灼热疼痛，女子带下或黄或赤，稠黏腥臭，或乳房部浸淫成片，结黄色痂片。瘙痒难忍，或有刺痛。

大便干结，小便短赤，苔黄腻，舌质红，脉弦数。治宜泻肝经实火，清下焦湿热。龙胆泻肝汤加减，药用龙胆草、山栀、黄芩、黄柏、柴胡、当归、生地、车前草、大黄、生甘草。有乳房湿疹者，加金铃子、香附、延胡索。外用三黄洗剂。

（3）脾胃湿热证：相当于亚急性湿疹。本证或是急性湿疹迁延而来，或是慢性湿疹倾向发作，病情较轻。本证是心火积热传之脾土，二脏火毒湿邪，不得发散，蕴积肌肤所致。或由脾胃伏火合湿热之邪，熏蒸肌肤而成。主证为丘疹、结痂、脱屑，伴有腹胀、纳呆、泛酸，便溏不爽，或干结不畅，小便短赤，口苦而腻，苔薄腻或黄腻，舌质淡红，脉濡滑。《灵枢·脉度》说："脾气通于口"，《素问·六节脏象论》说：脾胃"其华在唇四白，其充在肌，其味甘，其色黄"。治宜泻脾火，清胃热，除湿邪，泻黄散（《小儿药证直诀》）合清胃散（《兰室秘藏》）加减。药用黄连、生地、丹皮、当归、升麻、藿香、苍术、山栀、石膏、防风（重用）、生甘草。外用三黄洗剂。

（4）风热袭肺证：相当于小儿湿疹。肺为华盖，外邪侵入，首先犯肺。肺主皮毛，小儿肌肤娇嫩，最易受风邪侵袭，肺开窍于鼻，在液为涕。调节全身气机，主宣发肃降。主证为红斑、丘疹、糜烂、结痂，伴咽红喉痛，或流涕，咳嗽，痰稠，发热，恶风，或大便不爽，小溲黄赤，苔薄黄，舌质红，脉浮数。

《素问·至真要大论》："风淫于内，治以辛凉，佐以苦甘，以辛散之。热淫于内，治以咸寒，佐以甘苦，以酸收之，以苦发之。"本证治宜泻肺热，散风热，银翘散合泻白散加减。药用牛蒡子、荆芥、金银花、连翘、桔梗、桑白皮、地骨皮、羚羊角粉分吞、炙地龙。咳嗽气急加炙麻黄、杏仁、生石膏；痰多加姜半夏、陈皮。外用黄连素冷霜。

（5）肾虚血燥证：相当于慢性湿疹，多为先天性遗传性过敏的患者，在不同年龄阶段，可表现为湿疹、神经性皮炎、痒疹等。或伴有鼻炎、哮喘、肠炎等病症。肾为先天之本，性命之根，肾与心同为少阴，肾与肝精血同源，主藏精。久病伤阴，或先天不足、房事不节、失血脱水、药食温燥劫阴，其他脏腑久病，均可波及伤肾。肾阴虚损，精亏血少，不能濡养肌肤，化燥生风。主证为皮肤干燥，脱屑，肥厚，皮纹增宽，色素沉着，呈苔藓样变，或皮色紫褐，夹杂白点。多伴有头晕乏力、腰膝酸软、眩晕耳鸣、五心烦热、咽干唇燥、苔少舌红，脉细数。治宜滋阴补肾、养血润燥。金匮胶艾汤合六味地黄汤加减。药用生地、熟地、当归、赤芍、白芍、山药、丹皮、阿胶。剧痒难眠者，加黄连、肉桂。下肢静脉曲张者，加大黄䗪虫丸。外用湿疹膏。

3. 疗效标准和治疗结果

（1）疗效标准：治疗一个月后皮损全部消退、皮肤光洁、瘙痒消失、无全身症状为痊愈；皮损消退70%以上、皮肤稍有肥厚或色素沉着、偶有瘙痒、无全身症状为显效；各种症状均好转、皮损消退在69%以下为有效；皮损少量好转、症状未减轻为无效。

（2）治疗结果：①急性湿疹，124例中痊愈104例，占83.87%；显效10例，占8.06%；有效10例，占8.07%。②亚急性湿疹25例，痊愈10例，占40%；显效8例，占32%；有效4例，占16%；无效3例，占12%。③慢性湿疹116例，显效80例，占68.96%；有效20例，占17.24%；无效16例，占13.80%。总痊愈率43.02%，总有效率92.83%。

4. 典型病例

见P133页，验案54。

5. 讨论

湿疹是皮肤病中的常见病、多发病，男女老幼皆可发生，而以过敏体质者多见。中医文献记载，包括在疮、癣、风之中。《素问·至真要大论》："诸痛痒疮，皆属于心"。心居胸中，有系上通于肺，下连于肾，五脏之系皆通于心，其性为火，与小肠为表里。为手少阴三脉，与各脏腑均有联系。心主神明、主血脉，《灵枢·邪客》说："心者，五脏六腑之大主也"。湿疹的心火亢盛，可因六淫内侵，化热引动，或食辛辣烟酒、温热之药所致，或五志过极，气郁化火，移至肝、传于脾、灼于肺、伤及肾。再与外邪风、湿、热相合，风胜则痒，湿胜流滋，热胜脱屑。日久伤阴，营血亏损，肌肤失养，则肌肤甲错。我们根据中医基础理论结合西医学，应用中医中药辨证施治治疗湿疹取得了较为满意的疗效。常用中药生地养阴清热凉血，赤芍凉血活血，丹皮凉血消斑，三药配合清热利湿，兼以凉血而不伤阴；白鲜皮气寒善行，味苦性燥，是除湿止痒的要药；配地肤子、苦参治全身瘙痒、苍术辛苦、温，燥湿健脾，祛风湿，有治湿疹不用此药不能除之说；配黄柏寒温同用，相辅相成，效力倍增；萆薢、生薏苡仁健脾化湿；车前草、石膏清热利水渗湿；当归、白芍、小胡麻养血润燥；炙地龙祛风通络、除湿止痒。现代药理研究证实：生地既可拮抗外源性激素对垂体—肾上腺皮质的抑制，又能延缓肝脏对皮质激素的分解代谢，使血中皮质激素水平升高，能抑制小鼠抗原结合细胞的增生，对人的淋巴母细胞转化有一定促进作用；丹皮具有抗过敏作用，并能减少毛细血管的通透性；苦参中的苦参总碱能抑制环核苷磷酸二酯酶（PDF），提高细胞内 cAMP，阻止肥大细胞脱颗粒释放组胺，从而起到抑制变态反应及过敏介质的释放；金银花、蒲公英能增强白细胞吞噬能力，促进淋巴母细胞的转化；白鲜皮、地肤子、地龙等都能抑制组胺和慢性反应物等过敏介质的释放或直接拮抗过敏介质；紫草具有较强的抗补体活性作用；当归、赤芍、丹皮等活血化瘀药能抑制被动皮肤过敏反应，降低血管通透性及抗组胺作用；甘草具有抗炎、抗过敏和皮质激素样作用，能促进纤维细胞的合成和角质层的新陈代谢。现代药理研究为我们治疗湿疹取得满意效果提供了客观依据。但在临证时不能将其与辨证机械分开，它们之间可相互关连和相互转化，治疗时既要重视标与本的结合，又要注意内与外的结合、整体与局部的结合，只有这样方可收到事半功倍的效果。另外，在治疗用药的同时还需注意饮食禁忌，发病时不能吃鱼腥、海鲜、牛羊肉等发物，否则将影响疗效。

（浙江中西医结合杂志，2004 年第 9 期）

二十五、从肝论治银屑病 495 例疗效观察

银屑病近年来有增多趋势，病因复杂，目前尚无特效根治方法，运用中医中药进行辨证分型论治，逐渐成为共识，多以血热、血瘀、血燥等治疗，十多年的临床实践证实有明显疗效。为了提高我们对中医基本理论的认识，试图从"肝"论治分型治之。因为中医理论是以脏腑学说为定位的，临床上辨病因病机，分八纲、六经、三焦和卫气营血的辨证，处方用药以气味、升降浮沉和归经为依据，都要从脏腑理论出发，否则会落空。清末名医《血证论》作者唐容川说："业医不知脏腑，则病原莫辨，用药无方。"因此，以"肝"为中心，进行分型治疗，绝大多数病例，疗效明显，现小结如下。

1. 临床资料

495 例中寻常型 450 例，男性 250 例，女性 200 例；年龄 1～10 岁 25 例，11～20 岁 60 例，21～40 岁 173 例，41～60 岁 150 例，61 岁以上 42 例，最大 84 岁；患病 1 年以下者 86 例，1～5 年 188 例，6～10 年 114 例，11～20 年 30 例，21～30 年 29 例，31 年以上 3 例；皮肤损害点滴状 195 例，斑片状 189 例，地图状 61 例，蛎壳状 5 例；病期为进行期者 335 例，稳定期者 115 例。红皮病型银屑病 25 例，男性 14 例，女性 11；年龄 21～30 岁 13 例，31～40 岁 7 例，41～50 岁 5 例。掌跖脓疱型银屑病 20 例，男性 14 例，女性 6 例；年龄 21～30 岁 14 例，

31~40岁6例。

2. 治疗方法

（1）肝火血热证：相当于进行期，多为急性发作，皮疹鲜红，鳞屑增多，抓之脱屑现象明显，有点状出血，自觉瘙痒明显，常有咽干喉痛，夜眠不安，大便干结，小便黄赤，舌质红尖有刺，苔薄黄，脉滑数等。治宜凉血清热解毒为主，药用生地30g，赤芍9g，紫草9g，水牛角（先煎）30g，大青叶30g，白花蛇舌草30g，丹参30g，桃仁9g，生甘草3g等。

（2）肝郁血瘀证：相当于稳定期，多为反复发作的慢性患者，皮疹暗红、紫红，皮肤肥厚，鳞屑堆积，出血不多，或有抓痕、血痂，苔薄，舌紫暗，脉弦细等。治宜活血化瘀解毒为主，药用丹参30g，三棱9g，莪术9g，虎杖30g，红藤30g，生甘草6g等。

（3）心肝火炽证：相当于红皮病，全身弥漫性潮红斑片，伴肿胀，脱屑多，或有发热，头痛，便干溲赤，苔黄腻，舌红绛，脉弦滑数等。治宜清心平肝、泻毒降火，药用羚羊角粉（分吞）0.6g，黄芩、黄连、山栀各9g，紫花地丁、蒲公英、生地、金银花、土茯苓各30g，生大黄（后下）9g，生甘草6g。

（4）肝胆湿热证：相当于掌跖脓疱病，手掌足底散在豆大脓疱，或聚集成片，四周红晕，破碎结痂，周期性发作，苔薄黄腻，舌质红，脉弦数等。治宜疏肝利胆、清热燥湿，药用柴胡、香附、黄芩、猪苓各9g，龙葵、车前草、生地、生薏苡仁各30g，生甘草3g。

（5）加减法：瘙痒剧烈者，加白鲜皮30g，徐长卿15g，苦参15g；皮肤肥厚者，加夏枯草30g，昆布9g，海藻9g，煅牡蛎（先煎）30g；头皮损害多者，加白蒺藜9g，生侧柏叶9g，旱莲草30g；小腿损害不退者，加宣木瓜9g，川牛膝9g，落得打12g，络石藤30g。遗留色斑，腰酸膝软者，加熟地30g，炙龟板15g，知母、黄柏各9g。

3. 疗效分析

（1）疗效标准：临床痊愈：皮疹全部消失，仅留下色素沉着或色素减退的斑片；显效：皮疹消退75%以上；有效：皮疹消退50%以上；无效：皮疹消退50%以下，或改用其他方法治疗。

（2）治疗结果：凡连续服药3个月者，纳入统计资料。①肝火血热证（进行期）335例，临床痊愈95例（占28.36%），显效105例（占31.34%），有效125例（占37.31%），无效10例（占2.99%），有效率97.01%。②肝郁血瘀证（稳定期）115 例，临床痊愈 35 例（占 30.43%），显效 42 例（占 36.52%），有效 30 例（占 26.09%），无效 8 例（占 6.96%），有效率 93.04%。③心肝火炽证 25 例，显效 15 例（占 60%），有效 7 例（占 28%），无效 3 例（占 12%），有效率 88%。④肝胆湿热证 20 例，显效 12 例（占 60%），有效 6 例（占 30%），无效 2 例（占 10%），有效率 90%。

4. 典型病例

王某，男性，43 岁。

现病史：全身红斑皮疹，伴脱屑，瘙痒反复发生 4 年，皮损呈冬重夏轻，病初或复发时多有咽痛鼻塞等症，皮疹尤以头皮、肘膝伸侧及小腿部好发，逐渐增多，遍及全身，层层脱屑，瘙痒剧烈，曾在多家医院就诊，诊断为银屑病，给予"迪银片（复方氨肽素片）"等西药治疗，症情反复不愈，近半个月来，皮损泛发全身，伴入夜痒甚，睡眠不安，口干口苦，大便干结，遂来中医院寻求治疗。

专科检查：头皮、躯干、四肢泛发粟粒至钱币大小斑丘疹。色泽鲜红，表面覆有银白色鳞屑，剥之层层易脱，鳞屑剥离后基底部可见露珠状出血点，双下肢皮损融合成片，肥厚浸润，呈苔藓样变。舌质红，苔薄腻，脉弦数。

西医诊断：寻常型银屑病（进行期）。

中医辨证：肝火血热证。

治则：清肝火，解热毒。

方药：丹皮 9g，山栀 9g，赤芍 9g，紫草根 15g，山豆根 9g，生地 30g，水牛角 30g，大青叶 15g，白茅根 30g，土茯苓 30g，白蒺藜 12g，忍冬藤 30g，白鲜皮 30g，蛇六谷 15g，生甘草 3g。

上方连服 14 剂后，患者皮疹色泽趋淡红，躯干部皮疹较前消退半数。瘙痒显著减轻。入夜寐安，大便通畅，日行一次，遂于上方中去山豆根、白茅根，加丹参 15g、莪术 9g，又服 14 剂后，患者鳞屑均消，下肢苔藓化变薄，惟四肢皮肤干燥，则予以自制"青叶霜"及凡士林软膏外搽，每日 2 次。嗣后再诊时患者躯干、上肢皮疹基本消退，仅见头皮、小腿部少许肥厚斑块，则再给予凉血活血汤加减，服 14 剂后，头皮、小腿皮损全部褪尽，再续前法 2 周以资巩固，终获痊愈。随访 3 年未见复发。

5. 讨论

银屑病中医文献谓之"白疕"，是一种以红斑鳞屑为特征的慢性、复发性皮肤病，因搔抓起白皮而得名。历代中医文献记载中，类似于白疕的病名还有"干

当代中医皮肤科临床家丛书　马绍尧

癣"、"疕风"、"松皮癣"等，主要临床表现为皮肤起红疹或红斑，上覆层层银白色皮屑，形如疹疥，状如松皮，刮去皮屑可见筛状出血。白疕有遗传倾向，多发于青壮年患者，每易为外邪侵袭、感冒、精神紧张等诱发。病初多由热毒侵犯肌肤血脉而致血热妄行，流溢皮肤则见红斑片片，抓之出血，因肺主皮毛、心主血脉、脾主肌肉四肢，心肝火旺，故发病急性期多与心、肝有关。因心主神明，与人的精神、思维活动密切相关。白疕的诱发与加重，因紧张劳累而致屡见不鲜，一旦发作，则红斑色鲜，肌肤灼热，瘙痒剧烈，患者因此而焦虑不安，心烦失眠。故急性发病或进展期患者，病性多为实证热证，由肝火血热，心肝火炽，泛发肌肤而成。治宜凉血清心平肝，清热解毒，重用犀角（水牛角代），其为寒性类药，古书记载有解心经热邪之功效，具宁心除烦作用。现代药理研究证明：犀角对血管的作用为先收缩后扩张，增加中性粒细胞的数量以消炎。水牛角与之相似，且能增强白细胞的吞噬作用；而生地、赤芍、紫草、大青叶、白花蛇舌草均属凉性药物，具有凉血活血清热解毒之效，其中紫草具抗菌、抗病毒作用，可抑制免疫反应、抗凝抗肿瘤；大青叶能增强白细胞的吞噬功能，具广谱抗菌作用；白花蛇舌草不仅能增强白细胞吞噬功能，还具有提高机体杀菌，抗炎、抗肿瘤的能力，可有效抑制角朊细胞过度增殖；而生地、赤芍凉血活血，有显著的解热作用，其能扩张血管，增加血流量，改善微循环及增强毛细血管致密度，因此可有效改善银屑病皮损易于伴见表皮筛状出血现象。白疕日久，皮损肥厚难消。脱屑层层，是由于热毒之邪久盛体内，肝郁血瘀，耗伤津液，致血液黏稠，循行失畅，瘀血阻滞，肌肤失于濡养而致，故病久则宜活血化瘀、消斑通络为治，方中采用丹参、三棱、莪术、桃仁之品，取其活血化瘀通络之效，现代药理证实：丹参可扩张血管、增加血流量，有抗凝、降低血浆黏度，加速红细胞通过率，改善微循环作用；桃仁能降低血管阻力，增加血流量，提高血小板中 cAMP 水平，抑制血液凝固，且有消炎、抗过敏作用；而三棱、莪术、落得打等均为破血化瘀之品，临床治疗皮损浸润肥厚、色泽暗红多有佳效。总之，西医学认为银屑病与感染、免疫功能失调、精神因素等有关。多年来，我们应用清心平肝，清热解毒，活血化瘀的中药进行治疗，取得明显疗效，说明中医中药治疗银屑病效果是肯定的，其真正的作用机制有待进一步在实验研究中逐步阐明。

（浙江中西医结合杂志，2007 年第 12 期）

二十六、辨证治疗 25 例红皮病型银屑病的临床小结

红皮病型银屑病是一种累及全身的红斑鳞屑性疾患。病情较重，以中老年患

者为多，临床中因内服皮质类固醇激素和外用强烈刺激的药物，使寻常型银屑病演变成红皮病的患者，逐渐增加，几年来，我们用中药治疗本病，取得了明显的效果，现小结如下。

1. 临床资料

25 例患者中，男 14 例，女 11 例：年龄最大者 50 岁，最小 21 岁，其中 21～30 岁 13 例，31～40 岁 7 例，41～50 岁 5 例。因外用药物刺激引起者 11 例，因注射皮质类固醇激素后发病者 9 例，不明原因，或与感染有关者 5 例。

2. 治疗方法

【辨证论治】

（1）火毒炽盛型：多在原有寻常型银屑病皮损的基础上皮肤鲜红加剧，很快扩展，全身弥漫性潮红，仅留小片正常皮肤，伴有寒战，高热，头痛，关节酸痛，口渴，大便干结，小便黄赤，舌质红绛、苔黄腻，脉弦滑洪数。治宜凉血清热、解毒祛湿。用清营汤加减。药用：鲜生地、水牛角（先煎）、丹皮、紫草、金银花、黄芩、山栀子、黄连、紫花地丁、蒲公英、土茯苓等。

（2）气阴两亏型：多见于本病经有效治疗后，病情逐渐好转时，皮疹为暗红色浸润性红斑，伴有大量脱屑，有时毛发脱落，指（趾）甲灰暗，混浊增厚，变形，伴有低热，头晕，神疲乏力，腰酸肢软，口干唇燥，舌淡红，苔光剥中有裂纹，脉濡细数。治宜益气养阴，健脾化湿。用四君子汤合增液汤加减。药用：生黄芪、太子参、白术、茯苓、淮山药、生地、玄参、麦冬、天花粉、车前草等。

【加减法】皮肤瘙痒者，加白鲜皮、地肤子、苦参、苍耳草；皮肤肥厚有皲裂者，加当归、白芍、胡麻、知母；关节酸痛者，加鸡血藤、络石藤、秦艽、威灵仙；高热神昏者，加生石膏、板蓝根；气急咳嗽者，加鱼腥草、白茅根等。

【外治】青黛散用麻油调成稀糊状，每日 2～3 次涂患处，要经常保持湿润。有感染糜烂者，加黄柏剂外涂，每日 3 次。

【西药】初用泼尼松（每片 5mg）每日 30mg，1 周后病情好转逐渐减量，其他如能量合剂、白蛋白等，以保持水、电解质的平衡。

3. 治疗结果

本组病例全部治愈，但仍有寻常型银屑病的皮疹，疗程最短者 1 个月，最长者 5 个月，平均为 3 个月。

4. 典型病例

黄某某，女，31 岁。

初诊：1991 年 11 月 26 日。

现病史：患者银屑病 8 年。在某医院经确炎舒松 A 肌内注射，加外涂药膏治疗，停药后皮损迅速扩大，全身肿胀。伴有怕冷、发热、乏力、头痛、关节疼痛、便干溲赤等。

检查：全身皮肤焮红，肿胀，脱屑，仅在腹部和下肢有 4 小片正常皮肤，舌质红，苔黄腻，脉弦滑。

辨证论治：证由火毒炽盛，燔灼营血所致。治宜凉血清热解毒为主。

处方：

鲜生地 50g	山豆根 9g	黄芩 9g	白花蛇舌草 50g
生槐花 15g	紫草 15g	金银花 30g	生大黄（后下）9g
板蓝根 30g	土茯苓 30g	菝葜 30g	千里光 30g
鸭跖草 30g	生石膏 30g	生甘草 6g	

泼尼松每日 30mg，口服。外用青黛散麻油调搽。

二诊（12 月 10 日）：皮色转淡红、暗红，脱屑甚多，腹部及两下肢仍有轻度肿胀，少量渗液，糜烂，伴有低热、瘙痒和关节酸痛，舌红，脉细数。此火毒渐去，余热尚存，治宜凉血清热利湿。处方：生地、白花蛇舌草、土茯苓、车前草、滑石各 30g，赤芍、丹皮、金银花、生山栀子、泽泻、苦参片、黄柏各 9g，白鲜皮 15g，生甘草 3g。

泼尼松每日 25mg，口服，以后逐渐减量。外用同前。

三诊（1995 年 1 月 5 日）：皮损淡红，脱屑多，大部分皮色正常，两下肢红色斑片，鳞屑仍多，抓之易脱落，渗液减少，伴有头晕、乏力、口干唇燥、瘙痒难眠等，舌红苔剥，脉细数。此气阴两伤，余毒未清，治宜益气养阴，清热祛风，方用四君子汤合益胃汤加减。处方：生黄芪、徐长卿、北沙参各 15g，白术、茯苓、玄参、麦冬各 9g，太子参、白鲜皮、首乌藤各 30g，生地 18g，生甘草 3g。

泼尼松每日 10mg，口服。

上药加减，又治疗 2 个月痊愈。泼尼松停服，小腿仍有数处暗红斑片。

5. 讨论与体会

红皮病，属中医"丹候"范畴。因《医宗金鉴·外科心法要诀》中说："诸丹本于火邪，其势暴速"，起病之因，乃素体血热，中以药毒，风火热毒侵袭肌肤，导致火毒郁结不散，走窜入里，燔灼营血，甚则损及脏腑。故先用大剂量凉血清热解毒之剂，后期因火毒灼津耗气，以致气阴两亏，则用益气养阴清热之品。用药与病机相合，故能取得明显的效果。鲜生地一药，味甘苦寒，入心、肝、肾经，常用于热性病毒邪入营，身发斑疹，或迫血妄行，舌绛脉数等症状。主要因其泻火而凉血，能清营之邪热，气清而质润，并具养阴之作用，营热得清，伤津劫液之象可解：血热得凉，则皮肤红肿自消。临床上用于此类疾病，常用至30~60g，疗效明显。配以水牛角、紫草等。解毒力更强。现代药理研究，均有兴奋心脏和增加机体抵抗力的作用。白花蛇舌草能刺激网状内皮细胞增生，使细胞吞噬能力增强，促进抗体形成，刺激嗜银物质倾向于致密化改变等，从而达到消肿抗炎的目的。外用青黛散麻油调敷或外擦，可保护皮肤，减少瘙痒。青黛散由青黛、黄柏各60g，石膏120g，滑石20g，共研细末和匀而成。青黛是鲜大青叶加水打烂后，加入石灰水捞取而成，本药可解实验性发热，加强机体吞噬细胞的吞噬能力，降低毛细血管的通透性，有明显消炎作用，也是治疗寻常型银屑病的主药，配合有明显退热作用的石膏、黄柏等收湿止痒，清热解毒之功，用治皮肤红肿、灼热、糜烂、流水者，有显著疗效。另外，护理在红皮病的治疗中占有重要的地位，正确的护理不仅可以加速本病的痊愈，而且可以防止继发感染以免加重病情。有条件的患者最好住单人病室，给予高蛋白的流食或半流质饮食，局部有糜烂者应注意清洁，有大片脱屑时切勿用手撕扯。

（新中医，1996 年第 2 期）

二十七、辨证治疗大疱性皮肤病 20 例报告

大疱性皮肤病是一组以大疱为主的自身性皮肤病，病程慢性，用皮质激素和免疫抑制剂能控制症状和缓解病情，但对病情严重、疾病活动度大的患者，控制疾病所需激素剂量往往较高，其并发症发生率及死亡率也随之会相应增高。多年来，我们采取辨证论治方法治疗本病，取得了一定成效，现小结如下。

1. 一般资料

本组 20 例均来自我院皮肤科 1992 年 3 月至 1998 年 10 月门诊及住院病人，住院病人 9 例，门诊 11 例；男 14 例，女 6 例；年龄最小 1 岁，最大 83 岁，5 岁以下 5 例，50~60 岁 7 例，61 岁以上 8 例；天疱疮 14 例，类天疱疮 4 例，疱疹样皮炎 2 例，均由病理切片确诊；病程最长 17 年，最短 2 周；住院病人住院最长 138 日，最短 15 日；辨证分型：属湿热内阻型 7 例，热毒炽盛型 9 例，气阴两伤型 2 例，脾肾阳虚型 2 例。

2. 治疗方法

【辨证施治】

(1) 热毒炽盛型：多为急性发病，水疱、大疱不断成批发作，焮红灼热疼痛，皮破糜烂流汁，或有血疱渗血，继发感染者则周围红肿压痛，伴寒战发热头痛，关节疼痛，口渴欲饮，纳呆，大便干结，小溲黄赤，苔黄糙，舌质红绛，脉弦滑洪数。此属热毒炽盛，燔灼营血。治宜凉血清热，利湿解毒。常用生地、水牛角（先煎）、紫花地丁、生石膏（打碎）、白鲜皮、土茯苓各30g，赤芍、丹皮各12g，金银花、车前草各15g，连翘、山栀、黄芩、苍术、黄柏、生大黄（后下）各9g，生甘草6g。腹胀呕吐者，加姜半夏、炒竹茹、川厚朴各9g；大便溏泄者，去生大黄、金银花、黄芩，加淮山药、焦扁豆、焦山楂各15g。

(2) 湿热内阻型：多为亚急性患者，或已用激素控制病情，表现为红斑水疱散在，成批发作已少，糜烂流汁水偏多，或已结痂，病情稳定；或有增殖，蔓延范围不大，伴有神疲肢软，胸闷纳呆，腹部胀满，大便溏薄，小便色黄，苔薄黄而黏腻，脉濡滑而数。此属心火与脾湿交阻之证，治宜清心火，健脾胃，利水解毒。常用苍术、黄柏、干蟾皮各3g，焦白术、淮山药、猪苓、茯苓、茵陈、车前子（包煎）各15g，蒲公英30g，野赤豆18g，黄连、生甘草各6g。胸闷纳呆重者，加陈皮、炒竹茹各9g，鸡内金15g；糜烂渗出多者，加泽泻9g，木通6g，块滑石15g；有乳头瘤状增殖者，加丹参、生牡蛎各30g，夏枯草15g；焮红灼热者，加赤芍、丹皮各12g，山栀9g；继发感染有脓疱者，加紫花地丁30g，野菊花9g，草河车、半枝莲各15g。

(3) 气阴两伤型：多见于天疱疮后期，病情已经控制或缓解稳定者，皮损仅有少量水疱出现，多数皮疹已经结痂，或有脱屑、色素沉着斑。因病期长久，消耗过多，人体消瘦，神疲乏力，四肢酸软，自汗，口渴欲饮，腹中作饥，纳食不多，咽干喉燥，或唇部皲裂，口角糜烂结痂，苔光剥，舌体胖，质红绛，脉沉细数无力。此属气虚阴液大伤，治宜益气养阴解毒。常用生黄芪、太子参、生地、蒲公英、白花蛇舌草各30g，北沙参、肥玉竹、金石斛、炙黄精各15g，玄参9g，生甘草6g。精神不振、肌肉无力者，加生晒参9g，丹参15g，苦参9g；皮肤瘙痒者，加白鲜皮、徐长卿各15g，苍耳子9g；大便不畅者，加全瓜蒌（打碎）、全当归、麻仁各12g；小便不多者，加猪苓、车前子（包煎）各15g，泽泻9g。

(4) 脾肾阳虚型：多见于应用大量激素和免疫抑制剂引起不良反应的患者，病情已完全控制，但面如满月，头发稀疏，皮下脂肪堆积，头晕自汗，神疲乏力，腰酸肢软，下肢肿胀，大便溏薄，小便清长，月经不调，苔剥，舌胖淡红，脉濡细，按之无力。此属脾失健运、肾阳不足之证，治宜健脾补肾，清热利湿。常用党参、焦白术、茯苓、淮山药、淫羊藿、萆薢、土茯苓各15g，生黄芪30g，山茱萸、锁阳、肉苁蓉各12g，车前子（包煎）9g；恶风怕冷者，加桂枝、白芍、防风各9g；潮热不退者，加银柴胡9g，青蒿、地骨皮各15g。

【西药】急性发作、病情严重者，应用泼尼松60～120mg/d，病情稳定后，逐渐减量，部分病人加用环磷酰胺100mg/d，继发感染者，加用抗生素。

【外治】急性期用青黛散、三石散混和干扑；病情稳定时，三黄洗剂外擦；结痂时青黛散麻油调匀外涂。

3. 治疗结果

①临床治愈4例（均为湿热内阻型）：全部皮疹消退，全身症状消失，停止服药，可正常参加工作。随访2年未再发病。②显效5例（湿热内阻型3例，热毒炽盛型2例）：水疱无新发，全身症状消失，皮质激素（泼尼松或地塞米松）减量到每日2片以下，继续服中药，已正常工作生活。③有效9例（热毒炽盛型7例，气阴两伤型2例）：病情已经控制，激素剂量减到每日6片以下，继续服中药，门诊治疗。④无效2例（均为脾肾阳虚型）：激素每日8片左右，加服中药仍不能控制病情，皮疹仍反复发作。有效率为90.0%。其中住院者激素最高剂量为外院每日地塞米松25mg，由我院递减到泼尼松每日30mg出院；门诊治疗者，激素最高剂量每日泼尼松60mg，由我们逐渐减到泼尼松每日15mg。其中5例停服皮质激素，间歇服中药，已正常生活和工作，对3例男性、1例女性患者随访3年，没有复发，已停止治疗。

4. 体会

天疱疮之名，首见于明《外科理例》，在明《外科启玄·天疱疮》中有具体描述。如说："遍身燎浆白疱，疼之难忍，皮破赤沾。"清《外科大成》记载更详尽："天疱疮者，初起白色燎浆水疱，小如芡实，大如棋子，延及遍身，疼痛难忍。"中医认为，本病总由心火脾湿内蕴，外感风热毒邪，阻于皮肤血成。心火旺盛者，热邪燔灼营血，则表现为热毒炽盛证；脾虚不运者，则心火内燔，与脾经湿热交阻，阴水盛，阳火衰，而以湿邪蕴积为甚；日久湿火化燥，灼津耗气，多致气阴两伤；病久反复发作，阴损及阳，最后出现脾肾阳虚的证候。由此辨证分型施治，取得了明显疗效。但急性发作、病情严重者，皮质激素仍为首选药，以控制病情的发展，配合中药内服能减轻激素的不良反应，且使递减激素加快。

少数病例，随访 3 年没有复发。中药最终能否根治本病，尚待进一步研究证实。

（安徽中医临床杂志，2001 年第 1 期）

二十八、活血补肾合剂治疗脱发 317 例疗效观察

脱发是一类常见皮肤疾病，可发生于任何年龄的患者，尤以中青年居多。临床多见斑秃与脂溢性脱发两大类。发病原因迄今较为公认的是与遗传素质、内分泌因素和环境激发因素有关。临床观察脱发同时除伴见相应症状、体征外，也可出现某些实验室化验指标的异常，从而认为该类疾病属于特异性自身免疫病。我们脱发专科门诊自 1999 年 5 月至 2002 年 3 月运用自制"活血补肾合剂"治疗脱发 317 例，取得了较为满意的临床疗效。小结如下。

1. 临床资料

（1）一般资料：全部病例均源自于脱发专科门诊。317 例中男性 228 例，女性 89 例，年龄 6 ~ 63 岁，平均 31 岁，病程 1 个月至 19 年，其中斑秃 186 例；全秃 12 例；脂溢性脱发 119 例。血瘀毛窍证 196 例，脾肾不足证 121 例。

（2）西医诊断标准：斑秃者突然或短期内头发片状脱落，单发或多发，甚则头发全部脱落（全秃）。脱发区皮色正常，无明显炎症反应，亦无萎缩及瘢痕；脂溢性脱发者头发弥漫性缓慢脱落，头发密度稀疏呈男子型秃发，多见头发油腻或头皮屑增多，头发焦黄，伴有瘙痒。

（3）中医辨证：血瘀毛窍证：脱发前可有头痛、偏头痛或头皮刺痛，继则头发斑片状秃落，严重者可致全秃，多伴有夜梦多、失眠等，舌质黯或见瘀斑，苔薄，脉细。脾肾不足证：多见于中年男子或病程较长者，头发焦黄或弥漫性稀疏秃落，可伴有耳鸣头晕，腰膝酸软，乏力倦怠等，舌质淡，苔薄腻，脉濡细。

2. 治疗方法

"活血补肾合剂"主要药物有黄芪、党参、茯苓、生地、玄参、丹参、淫羊藿、制首乌等。每瓶 500ml，成人患者每次 25ml，儿童患者每次 15ml，均每日 3 次，饭后服用。连续治疗 3 个月判断疗效。治疗期间患者每隔 2 周门诊随访一次，并由专科医师详细记录病情变化。

3. 治疗结果

（1）疗效标准：参照《中药新药治疗秃发证的临床研究指导原则》制定的疗效标准。①临床痊愈：毛发停止脱落，新发全部长出，其分布密度、粗细、色泽

与健发区相同，皮脂分泌恢复正常。②显效：毛发停止脱落，新发再生达70%以上，其密度、粗细及色泽均接近健发区，皮脂分泌明显减少。③有效：毛发停止脱落，新发再生达30%以上，包括毳毛及白发长出。④无效：新发再生不足30%或仍继续脱发者。

（2）结果：部分病例进行了相关实验室检查，治疗前17-羟类固醇测定有不同程度的下降，经"活血补肾合剂"治疗3个月后复查，18例恢复正常，7例较疗前有所升高；另有29例患者曾做NK细胞检测，其中21例患者疗前显著低于正常值，经治后均有不同程度的改善；血瘀毛窍证中36例患者治疗前血液流变学检测显示全血黏度，红细胞压积异常，临床兼见头痛、失眠、焦虑、舌质紫黯、脉弦细诸症，经治后上述化验指标趋于正常，且诸症亦随之消失。

4. 讨论

中医学认为脱发的形成主要与气血、脾肾关系密切，如《外科证治全书》曾指出，发为血之余，肾主发，脾统血，发落宜补脾肾。脉弦气弱，皮毛枯槁，头发脱落，黄芪建中汤主之。古人治疗脱发多从养血祛风、健脾补肾着手。而随着医学的发展，中医对肾本质的研究不断深入，越来越多的征象显示中医的"肾"与西医的"神经内分泌系统"密切相关，中医所言的"肾虚证"，其本质可能是"神经—内分泌—免疫系统"发生隐潜性病变，表现为"下丘脑—垂体—肾上腺—免疫器官及细胞"上不同环节、不同程度的功能紊乱及免疫失常，而"补肾"法恰是应用中药来调节机体整个"神经—内分泌—免疫系统"功能，使其恢复正常的一种治疗手段。"活血补肾合剂"中黄芪、党参、茯苓、地黄、玄参、淫羊藿等具有益气健脾、滋阴补肾功效，使脾健而气血生化有常，气血旺盛，肾阴充润而发泽茂密，且现代药理研究证实这些药物均具有促进免疫功能的作用，其中地黄可保护垂体—肾上腺皮质系统，临床用于治疗自身免疫性疾病有显著疗效。这与我们临床观察"活血补肾合剂"在有效治疗脱发的同时，亦能改善异常的NK细胞及提高17-羟类固醇水平的结果相一致。再者临床所见脱发的发生与精神因素、生活节奏加快等相关，情志抑郁，焦虑紧张、肝郁气滞、血循不畅、瘀血阻络，则发失濡养而易于脱落，故临床辨证为血瘀毛窍证的脱发患者，多伴有焦虑、失眠、健忘诸证，"活血补肾合剂"中丹参、益母草、何首乌具有活血化瘀、养血调血之效，可改善血循环，促进毛发的生长，且现代药理研究提示丹参抗凝作用显著，可促使微循环血流量增加，而临床应用"活血补肾合剂"治疗该类血瘀证脱发患者，不仅临床症状、体征获得改善，同时部分患者治疗前后全血黏度、红细胞压积等相关实验室指标也有不同程度的好转。

总之，"活血补肾合剂"兼补益脾肾、活血调血于一体，治疗血瘀毛窍、脾肾不足之斑秃、脂溢性脱发有较好的疗效，且服用方便，不良反应小，利于为临床医师治疗使用。

（浙江中西医结合杂志，2004 年第 7 期）

二十九、辨证治疗系统性红斑狼疮 96 例临床总结

系统性红斑狼疮是一种有皮肤和多种内脏损害的自体免疫性疾病。发病率有增多趋势，应用激素和免疫抑制剂能缓解病情，长期应用不良反应大。我们根据中医理论，进行辨证分型施治，有明显效果，使病情缓解，症状好转，甚至用中药代替激素，现将临床观察的病例小结如下。

1. 临床资料

（1）一般资料：本组 96 例中，男 4 例，女 92 例，以女性最多，占 95.8%。年龄：10～19 岁 10 例，20～29 岁 38 例，30～39 岁 30 例，40～49 岁 14 例，50 岁以上 4 例，其中 20～40 岁发病率最高，共计 68 例，占总数的 70.8%。病程（从发病至 1991 年计算）：1 年多 2 例，2～5 年 72 例，6～10 年 12 例，10 年以上 10 例。本组病例绝大多数有发热，关节酸痛，神疲乏力，倦怠肢软，头痛头昏，食欲减退，胸闷心悸，月经不调等。

（2）化验检查（可供分析的 82 例）：轻度贫血，血红蛋白低于 100g/L，白细胞总数低于 5×10^9/L 者 68 例，占 83%，血中找到狼疮细胞者 56 例，占 68.3%，肝功能不正常 48 例，占 58.5%，尿液不正常 34 例，占 41.4%，血沉增高者 48 例，占 58.5%。

（3）免疫检查（可供分析 45 例）：抗核抗体阳性者 40 例，占 88.9%，抗双链 DNA 抗体大于 25% 为阳性者 18 例，占 40%，补体 C3、C4 降低者 20 例，占 44.4%，免疫复合物增高者 15 例，占 33.3%。

（4）分类及中医辨证分型：因多数患者在不同时期有不同症状，可归纳为不同证型，分别统计，所以分型总数 134 例，比病例数多。阴虚火旺型 96 例，占总证型 71.6%，脾肾阳虚型 24 例，占 18%，热毒炽盛型 14 例，占 10.4%。

2. 治疗方法

系统性红斑狼疮应中西医结合治疗，急性期以肾上腺皮质类固醇激素为主，缓解期逐渐递减激素的用量，以中医中药为主，按照辨证分型，不同时期，不同

病情进行施治。

（1）热毒炽盛型（相当于急性期）：高热 39℃～40℃ 以上，面部红斑鲜艳，或有紫癜、瘀点、出血斑，全身肌肉关节酸痛，严重者神昏谵语，唇干口渴，舌红绛，苔黄燥，脉弦滑数。乃热毒入于营血，治宜凉血滋阴，清热解毒。投犀角地黄汤加减。常用药：鲜生地、水牛角（代犀角）、赤芍、紫草、玄参、麦冬、石斛、白茅根、金银花、连翘、蒲公英、白花蛇舌草。若大便秘结者加生大黄；高热不退者加生石膏、板蓝根，神昏谵语用安宫牛黄丸化服。

（2）阴虚火旺型（相当于缓解期）：症见低热，面部红斑转暗，神疲乏力，五心烦热，夜眠不安，自汗盗汗，腰酸肢软，月经不调，舌红，苔花剥，脉细数。此乃高热后，火邪耗伤阴津，以致阴虚火旺。治宜补肾养阴，生津降火。用六味地黄汤加减。常用药：生地、玄参、麦冬、山萸肉、枸杞子、淮山药、知母、黄柏、青蒿、女贞子、旱莲草。兼胃纳不香者加焦山楂、鸡内金、沉香粬；关节酸痛加秦艽、威灵仙、络石藤；肝脾肿大加预知子、平地木、半枝莲；头昏乏力加黄芪、白术、茯苓；月经不调加当归、益母草、淫羊藿；苔腻、胸闷加苍术、半夏、陈皮。

（3）脾肾阳虚型（相当于肾病综合征）：肾损害是红斑狼疮患者常见而严重的证候。证见面色㿠白，神萎倦怠，形寒肢冷，全身肿胀，或伴有胸水、腹水、尿少、纳呆、呕恶，甚者咳逆上气不能平卧。舌淡，苔薄白或腻，脉沉细。小便中多有红细胞、白细胞，管型，蛋白尿，同时仍有关节酸痛，乃脾肾阳虚，水湿泛滥所致，治宜健脾补肾，温阳利水为主。常用药：黄芪、党参、白术、茯苓、巴戟肉、淫羊藿、附子、桂枝、土茯苓、萆薢、车前草、陈葫芦、猪苓、胡芦巴。若口渴舌红者加生地、麦冬、沙参；胸水腹水，加三子汤合葶苈大枣泻肺汤等；关节疼痛加虎杖、乌梢蛇等；胸闷加麝香保心丸。

3. 疗效标准与治疗结果

（1）疗效标准：①显效：各种临床症状消失，化验检查正常，已能参加正常工作。②有效：主诉和检查部分好转。③无效：不能控制病情。疗程均在 6 个月以上，最长连续服中药达 10 年，有的同时服西药。

（2）治疗结果：显效 20 例（占 20.8%），有效 64 例（占 66.6%），无效 6 例，死亡 3 例。总有效率为 87.4%。其中激素减量（指每日泼尼松 15mg 以下）20 例，停用激素 20 例。

4. 典型病例

（1）热毒炽盛型：宋某某，女，21岁，1991年4月21日就诊。

现病史：患者面有红斑，发热，体温40℃，头痛，恶心，关节疼痛。检查：面颊蝶形红斑鲜艳，上肢散在瘀点紫癜，舌红绛、苔黄糙，脉弦滑数。

实验室检查：血红蛋白65g/L，白细胞总数2.8×10^9/L，抗核抗体阳性，抗双链DNA抗体结合率45.7%（阳性），血液中找到红斑狼疮细胞，血沉110mm/h。

辨证论治：辨证为热毒炽盛，燔灼营血，急拟凉血清热解毒。

处方：

鲜生地50g	金银花30g	蒲公英30g	水牛角（先煎）30g
白茅根30g	山栀子9g	黄芩9g	白花蛇舌草30g
连翘9g	赤芍9g	生槐花9g	生甘草6g

4剂。

另以地塞米松15mg/d，静脉滴注。

二诊（4月25日）：发热已退，红斑转暗红，关节酸痛，舌红、苔黄腻，脉细数。此乃热毒已减，前方续服半月。

三诊（5月11日）：低热未清，红斑隐约可见，口干唇燥，舌红、苔薄，脉细数，此毒邪渐清，热邪伤津，阴虚内热，拟养阴清热为主。改用泼尼松每次10mg，每日3次，3个月后泼尼松减到每日10mg，目前仍在中药治疗。

（2）阴虚火旺型：董某某，女，34岁，1983年3月1日就诊。

现病史：患者发热38.5℃，面有蝶形红斑，关节疼痛，肝脏肿大，血液中找到红斑狼疮细胞，抗核抗体阳性，抗双链DNA抗体结合率55.2%（阳性），补体C4 0.15g/L（正常值0.16～0.38g/L），诊断为系统性红斑狼疮。近来见面色萎黄，午后潮热，纳呆，舌苔黄腻，脉细数。

辨证论治：证属阴虚火旺，湿热内阻，治拟滋阴降火，清化湿热。

处方：

生地15g	玄参12g	天冬12g	麦冬12g
苍术9g	白术9g	黄柏9g	知母9g
姜半夏9g	陈皮9g	土茯苓30g	白花蛇舌草30g
车前草30g	薏苡仁根30g		

上药服1个半月，发热退至正常。改服益气养阴，和血清热利湿之剂，药用

生黄芪、党参、猪苓、生地、玄参、麦冬、丹参、益母草、红藤、金钱草、车前草等，6个月后上班。

（3）脾肾阳虚型：史某某，女，17岁，1974年10月28日就诊。

现病史：患者因红斑，发热，关节痛，尿蛋白（＋＋＋＋），抗核抗体阳性，血液中找到红斑狼疮细胞，诊断为系统性红斑狼疮。日服地塞米松（每片0.75mg）8片。未能控制病情，面如满月，色萎黄，下腹水肿。脱发，舌胖质淡、苔薄，脉沉细。

辨证论治：此乃脾肾阳虚，水湿泛滥。治宜健脾补肾利湿。

处方：

党参12g	白术12g	淮山药12g	淫羊藿30g
仙鹤草30g	旱莲草30g	土茯苓30g	虎杖30g
大蓟根30g	锁阳15g	草薢15g	

此方加减服药5个月，改服泼尼松每次5mg，每日2次，继续读书。

5. 体会

系统性红斑狼疮虽然在中医文献中无相似病名，但根据辨证施治的原则，可将我们治疗的病例，归纳为热毒炽盛、阴虚火旺、脾肾阳虚3个类型。其中每个病例，都有阴虚火旺的证候，可能与我们以门诊病例占大多数有关，暴发型、急性发作，多在内科治疗。本病损害繁多，症状复杂，但总以阴虚火毒的临床表现为多，所以常用生地、玄参、紫草、大青叶、知母、黄柏、蒲公英、虎杖等为主。生地甘苦而寒，入心肝肾经，能养阴生津，配犀角（常以水牛角代）咸寒，凉血清热解毒，治壮热神昏，热盛出血诸症，且能升高中性粒细胞，增加血小板数；紫草甘寒解毒消斑，凉血活血，有明显的抗垂体促性腺激素及抗绒毛膜促性腺激素的作用；大青叶苦寒解毒，治疮疡诸疾，可增强白细胞的吞噬作用；知母苦甘寒，泻火润燥滋阴，能使激素抑制的血浆皮质醇浓度升高；黄柏苦寒燥湿，清虚热，能促抗体生成；蒲公英清热解毒消痈，能提高人体外周血淋巴母细胞转化率，激发机体免疫功能；虎杖苦寒解毒，能升高白细胞和血小板等。各型中尚有不同的症状，需辨证加减。我们认为中药能较快地恢复病人的体力、改善症状，使递减激素加快。但是固定处方，寻找更有效药物，提高疗效，仍需今后在临床中不断研究、总结、提高。

（新中医，1994年第3期）

三十、35 例以肝损害为主的红斑狼疮辨证论治

红斑狼疮是一种损害全身各个脏器、各个系统结缔组织的自身免疫性疾病。临床上一般分皮肤型和系统型两类，前者主要表现为皮疹，多呈慢性经过；后者多见于 20~40 岁的女性，除有皮疹外，同时累及内脏器官，一般呈进行性经过。近年来，我们以中医药为主治疗系统性红斑狼疮的肝脏损害，取得了明显的效果。

1. 临床资料

本组 35 例，全部女性；年龄最小 21 岁，最大 55 岁，其中 20~40 岁 30 例，41~60 岁 5 例；病程最短为 1 年，最长为 21 年，平均 5 年，5 年以内者 22 例，占 62.8%。皮肤损害有蝶形红斑者 35 例，有低热者 30 例，关节酸痛 28 例，有雷诺现象者 15 例，有下肢紫癜者 28 例，经常发口腔黏膜溃疡者 17 例，脱发者 15 例，伴有轻度肾脏损害者［指一时性尿蛋白（＋）］12 例，均有肝脏肿大，伴脾肿大 7 例，初发有黄疸者 5 例，GPT 均在 100U/L 以下，麝香草酚浊度试验（TTT）＞6U 27 例，血清蛋白电泳球蛋白 γ＞0.21% 32 例。

2. 诊断依据

面部有典型的蝶形红斑；肝脏肿大、胸胁胀痛，肝功能不正常（以 TTT、蛋白电泳等慢性指标为主）；抗核抗体阳性，抗双链 DNA 抗体阳性，补体 CH50、C3 降低或血液中找到红斑狼疮细胞；伴有其他内脏损害或症状。

3. 辨证用药

（1）脾虚湿热型：症见胸闷腹胀、恶心、胃纳不香、口苦、身重倦怠、小便黄赤、大便秘结或溏薄、苔薄黄腻、脉弦滑或濡数，或有黄疸。治宜健脾清热化湿，胃苓汤合茵陈蒿汤加减。常用药：苍术、白术、茯苓、猪苓、淮山药、泽泻、茵陈、山栀、黄柏、蒲公英、车前草、厚朴、生甘草。

（2）气滞血瘀型：症见肝脏肿大、胁肋疼痛、红斑色黯，或有紫癜，甚则鼻衄、胸闷腹胀、纳呆口苦、月经不调或闭经，苔薄舌红，或有瘀斑，脉弦细。治宜疏肝理气、活血化瘀，逍遥散合桃红四物汤加减。常用药：柴胡、当归、赤芍、白芍、香附、郁金、金铃子、延胡索、桃仁泥、三棱、莪术、生地、益母草、生甘草。

（3）肝肾阴虚型：症见胸胁疼痛、神疲乏力、头晕眼花、腰膝酸软、五心烦热、口燥咽干、便干尿赤、夜眠不安、苔薄舌红尖有刺、脉弦细带数，或有月经

不调。治宜养阴清热、滋补肝肾，增液汤合知柏地黄丸加减。常用生地、熟地、玄参、麦冬、知母、黄柏、枸杞、石斛、白花蛇舌草、鹿衔草、女贞子、旱莲草、茯苓、丹皮、沙参。

（4）加减法：恶心呕吐者，加姜半夏、陈皮、炒竹茹；腹胀不舒者，加木香、佛手、沉香粬；大便溏薄者，加焦扁豆、炒薏苡仁、焦山楂；大便干结者，加生首乌、黑芝麻；关节酸痛者，加秦艽、威灵仙、茅莓根；日晡潮热者，加青蒿、地骨皮；口干唇燥者，加石斛、黄精、白茅根；夜不安眠者，加牡蛎、酸枣仁；肝脾肿大者，加大黄䗪虫丸；肝功能不好者，加连翘、平地木、半枝莲。伴有肾脏损害者12例，加服泼尼松10～15mg/d，并逐渐抽减。

4. 疗效观察

（1）标准：显效者，连续治疗6个月以上，临床症状大部分消失，实验室检查正常，能正常工作；有效者，主诉和实验室检查部分好转，能参加半日工作；无效者，中药不能控制病情，需加用西药治疗。

（2）疗效：35例中显效15例，有效17例，无效3例。

5. 讨论

（1）系统性红斑狼疮是一种多系统损害的严重的全身性疾病，症状复杂，累及脏腑较多，一般以肾脏损害为主者，病情严重，预后较差。虽然使用皮质类固醇激素可以控制其发展，使死亡率大大降低；但长期大量的应用，也可因大出血、败血症等严重的不良反应，使患者发生危险。现在国内多数采用中西医结合的治疗方法，急性发作期以西药为主，症情稳定后则以中药为主，递减激素用量，直到全部中医中药调治，效果很好。根据我们临床观察，以肝脏损害为主者，一般病情较轻，预后较好，23例单纯用中医中药治疗，12例因伴有轻度肾脏损害，加用小剂量激素，总有效率达到91.1%，病情轻是一个重要因素。

（2）全部病例为系统性红斑狼疮的缓解期，多是高热后，或阴虚火旺之体，以致阴液亏损，营血不足，肝失濡养，肝气郁滞，胁肋胀痛。脾失健运，湿热内蕴，熏蒸肌肤则色黄；胃失和降，则纳呆泛恶。总之，病之本乃阴虚火旺，肝肾亏损之故。所以治疗的指导思想应把养阴清热，滋补肝肾贯串始终，其他随症加减。

（3）据初步观察：脾虚湿热型（6例）多在疾病初期，气滞血瘀型（17例）表现在疾病稍后一阶段，或已用西药控制其病情，两者均可导致肝肾阴虚型（25例），但没有什么规律，有的始终表现为气滞血瘀的证候，有的一开始即以肝肾阴虚症状为主；有的初为脾虚湿热型，再发展成气滞血瘀型或肝肾阴虚型；也有初为气滞血瘀型后成为肝肾阴虚的。是何原因，尚有待进一步研究。因不少病例兼有数型，所以分型病例数之和大于总病例数。

（上海中医药杂志，1989 年第 10 期）

三十一、混合结缔组织病的辨证论治

混合结缔组织病是近十多年来发现的新病种，属重叠胶原病的一个类型。本病多发于青、中年妇女，其特点是系统性红斑狼疮、系统性硬皮病、皮肌炎等疾病的症状混合。主要有雷诺现象；关节痛或关节炎；手部肿胀，腊肠样手指或指部的局限性皮肤硬化。历代中医文献无此病的记载。鉴于目前西药尚无特效药物，近几年我们采用中医中药辨证施治的方法治疗本病，取得了一定的效果，报道如下。

1. 辨证分型用药

（1）寒阻血瘀证：由于寒邪阻于经脉，营卫不和，血瘀络道所致。主要表现为初起指（趾）端苍白、发凉、麻木或刺痛，继而出现紫绀色，再转变为暗红、肿胀，最后皮色正常。遇冷则使症状加剧，得暖则症状缓解，有的情绪稍激动即可引起发作，苔薄白，脉沉细。治宜温阳散寒、活血通络。常用药物如：制川乌（先煎）9g，桂枝、赤芍、当归、川芎、杜红花、桃仁泥、炙地龙各 9g，桑枝 30g，生甘草 3g，大枣 15g。

（2）阳虚血瘀证：由于肾阳不足，卫外不固，风寒之邪乘隙外侵，阻于皮肤、肌肉之间，痹塞不通，以致营卫不和，气血凝滞所致。主要表现为手指肿胀，关节酸痛，活动不利，伴有面色萎黄，畏寒肢冷，腰酸肢软，纳呆便溏，月经紊乱或遗精阳痿，舌质淡苔薄，舌体胖，脉细缓等症状。治宜补肾壮阳，温经和营。常用药物如：熟地 18g，鹿角片（先煎）12g，淫羊藿 30g，锁阳、肉苁蓉、川桂枝、净麻黄、秦艽、威灵仙、羌活各 9g，丹参 30g，益母草 15g。

（3）阴虚血瘀证：由于脾气不健，寒湿内侵，病久化热伤阴，络道不畅，以致气血凝滞而成。主要表现为手部弥漫性肿胀，伴有毛细血管扩张，盘状局限性红斑，或在手指关节背面有皮肌炎样的萎缩性红斑，指端粗厚，指关节伸侧面粗糙，甚至指端发生溃疡或坏死，或面部伴有蝶形红斑样皮损等。往往伴有发热，关节疼痛，肝脏损害，或有蛋白尿，苔剥舌红，脉细数等症状。治宜养阴清热，益气活血。常用药物如：生地 30g，玄参 12g，天冬、麦冬各 9g，白花蛇舌草、鹿衔草、六月雪、虎杖、生黄芪、丹参、鸡血藤各30g，炙地龙、乌梢蛇各15g。

（4）加减法：发热者，加生石膏（打碎）18g，肥知母、黄柏各9g，肝脏损害、肝功能慢性指标增高者，加连翘30g，半枝莲30g，平地木30g；有蛋白尿者，加大蓟草30g，薏苡仁根30g，六月雪30g；月经不调者，加当归12g，赤芍12g，白芍12g；关节酸痛者，加秦艽9g，威灵仙12g，蛇莓30g，茅莓根30g；自汗盗汗者，加生牡蛎（先煎）30g，生黄芪30g；大便干结者，加土大黄12g，全瓜蒌（打碎）15g。

2. 临床资料和疗效

（1）临床资料：12例中全部为女性；年龄最小者21岁，最大者61岁，20～30岁者5例，31～40岁者5例，41～50岁者1例，51岁以上者1例；寒阻血瘀者3例，阳虚血瘀者4例，阴虚血瘀者5例；皮损有手部弥漫性肿胀，手指变粗，指端较细者12例，有雷诺现象者8例，面部、指背有红斑者5例，指端有溃疡病史者4例；肺部有间质性炎症者2例，肝肾功能有不同损害者9例；所有病例均有血沉增高，抗核抗体阳性，抗双链DNA抗体弱阳性，类风湿因子阳性4例。

（2）疗效：经过6个月以上的连续治疗，症状消失，各项化验指标正常，取得显著疗效者6例；部分症状有好转，化验指标未全部正常者4例；中药不能控制，加用激素者2例。

3. 典型病例

（1）戴某，女，29岁。

初诊：1983年9月12日。

现病史：患者自述每年冬春季节发雷诺征已经两年，今年夏季也不缓解，曾在中山医院检查：抗链球菌溶血素O试验（ASO）625IU/ml，黏蛋白0.041g/L，类风湿因子阴性，免疫球蛋白IgG 20.7g/L偏高，IgA 2.04g/L，IgM 1.31g/L。补体C3 0.775g/L，补体C4 0.44g/L，血清蛋白电泳、抗双链DNA抗体检查，均在正常范围。血液中未找到红斑狼疮细胞。

检查：两手背肿胀，手指明显增粗，指背关节处有紫红色斑片，活动不利，面色萎黄，额部及面颊皮肤稍硬，表情呆滞，苔薄白，脉沉细。

辨证论治：证属寒邪外袭，脉络被阻，气血凝滞。治宜温经散寒，活血通络。

处方：

| 制川乌（先煎）9g | 桂枝9g | 赤芍9g | 当归9g |
| 川芎9g | 益母草30g | 鸡血藤30g | 金雀根30g |

秦艽 12g　　　　　威灵仙 12g　　莪术 12g

二诊（1984 年 1 月 31 日）：前方加减服用 3 个多月，本院检查抗双链 DNA 抗体弱阳性，血沉偏高，30～50mm/h 之间。雷诺征发作已少，症状也轻，仍时有关节酸痛，苔薄白，脉濡细。宜前法出入。前方加干姜 6g，淫羊藿 30g。以后基本按此方加减治疗，症状稳定。1985 年随访，没有复发。

（2）王某某，女，30 岁。

初诊：1983 年 11 月 25 日。

现病史：患者因冬季发雷诺征 3 年，伴有关节酸痛，于某医院检查：血沉 70mm/h，总蛋白 57.9g/L，血清蛋白电泳球蛋白 γ 33.9%，补体 CH50 80U/ml，抗核抗体阳性，类风湿因子弱阳性，磷酸肌酸激酶 16.6U/L，24 小时尿肌酸 283mg，而诊断为"混合结缔组织病"，用激素治疗控制病情。

检查：面部色白肿胀如满月，手背浮肿，按之无凹陷，手指如腊肠状，苔薄舌胖有齿印，脉沉细。

辨证论治：症属肾阳不足，寒邪阻络，气血失和。治宜补肾壮阳，温经散寒活血。

处方：

熟地 18g　　　　淫羊藿 30g　　锁阳 9g　　　　鹿角片（先煎）12g

炙狗脊 9g　　　　桂枝 9g　　　赤芍 9g　　　　菟丝子（包煎）9g

白芍 9g　　　　　当归 9g　　　黄芪 15g　　　丹参 15g

益母草 15g　　　金雀根 30g

上方加减，服药 3 个多月，整个冬季雷诺征未发，面部肿胀逐渐减退如正常人，复查：抗核抗体阴性，抗双链 DNA 抗体阴性，类风湿因子阴性，24 小时尿肌酸 0，磷酸肌酸激酶 0，血清蛋白电泳球蛋白 γ 28%，改服丹参片，每次 4 片，一日 3 次；地龙片，每次 5 片，一日 3 次；昆明山海棠片，每次 3 片，一日 3 次。1984 年冬季曾发雷诺征，服上药而停发，汤药与成药交替使用。随访病情稳定。

（山西中医，1986 年第 3 期）

三十二、辨证治疗 50 例硬皮病临床总结

系统性硬皮病是一种以皮肤和各脏器发生纤维硬化的结缔组织疾病。临床上以肢端型硬皮病占绝大多数，病情进展缓慢，预后较好；少数弥漫性全身受损，病情进展快，预后差。我科胶原病专题组自 1987 年 1 月至 1996 年 12 月，以中医

辨证论治为主，治疗系统性硬皮病50例，疗效满意，小结如下。

1. 临床资料

（1）一般资料：50例中男8例，女42例；年龄20～64岁；病程1～25年，平均7年4个月；皮肤肿胀期就诊者21例，硬化期就诊者19例，萎缩期就诊者10例；X线检查食管蠕动减弱者29例，结肠扩大者9例，伴有间质性肺炎者9例，心脏扩大者11例，心包积液者，有蛋白尿者24例；类风湿因子阳性者34例，抗核抗体阳性者29例，补体C3、C4下降者19例。诊断符合日本厚生省特定疾病研究班系统性硬皮病诊断标准。

（2）辨证分型

①寒湿血瘀证（15例，相当于初期）：症见皮肤浮肿，皮纹消失，紧张变厚，按之无凹陷，颜色苍白或黄褐，表面温度偏低，自我感觉刺痛或麻木，肢端青紫、苍白，遇寒冷或情绪激动时加剧。伴有关节酸痛，或有月经不调，经来腹痛，经血紫黯，舌紫黯，苔薄白，脉濡细。

②气滞血瘀证（17例，相当于硬化期）：症见皮肤变硬，有蜡样光泽，不能用手指捏起，皮肤皱纹不明显，皮损处色素加深，或夹有色素减退斑，伴有毛细血管扩张，肌肤甲错，毛发干枯脱落，面部表情呆板，眼睑、口部张合受到限制，胸部有紧束感，手指屈伸困难，口唇青紫变薄，女性月经量少夹有血块或闭经，有的胸闷、心悸、腰痛、血尿、皮下有包块或结节，舌紫黯或有瘀点、瘀斑，舌下静脉怒张，苔薄，脉细涩。

③阳虚血瘀证（18例，相当于萎缩期）：症见皮肤硬化菲薄如羊皮纸，紧贴于骨，面色灰黄如土，表情淡漠呈假面具样，鼻尖如削，口唇变薄，颜色灰白，周围有放射状沟纹，牙龈萎缩，齿根外露，松弛容易脱落，胸部皮肤坚硬，状如披甲，呼吸受限，手如鸟爪，骨节隆起，伴发溃疡，关节强直，活动困难。往往伴有畏寒无汗，纳呆，吞咽不畅，大便干结或溏薄，胁痛腹胀，胸闷心悸，头晕目眩，腰酸，神疲劳倦，遗精阳痿或月经紊乱，舌淡胖有齿印、苔薄，脉沉细无力。

符合诊断标准及上述证型者共50例纳入观察。

2. 治疗方法

（1）以活血化瘀为主。住院患者均以丹参注射液或脉络宁注射液10～20ml，加入5%葡萄糖溶液500ml中静脉滴注，每日一次，连续10天为1疗程，休息3～5天后续下1个疗程，可连续3～6个月。

①寒湿血瘀证：以阳和汤合当归四逆汤加减。

处方：熟地黄、白鲜皮、土茯苓各30g，鹿角粉（分吞）3g，麻黄、炮姜各6g，当归、赤芍、桂枝、独活、秦艽、威灵仙、桑寄生各9g。

②气滞血瘀证：以桃红四物汤加减。

处方：生地黄、鸡血藤、络石藤、红藤、熟地黄各30g，当归、赤芍各12g，川芎、桃仁、红花、三棱、莪术、香附、枳壳、郁金、预知子各9g。

③阳虚血瘀证：以二仙汤合右归丸加减。

处方：仙茅15g，肉苁蓉12g，锁阳、当归、熟附子、赤芍各9g，丹参、络石藤、淫羊藿、熟地黄、鸡血藤各30g，雷公藤、肉桂各6g。

④加减：气虚乏力者，加黄芪、党参（各）30g，或太子参30g，北沙参15g；血虚眩晕者，加阿胶（烊服）9g，制何首乌15g，大枣30g；腰酸肢软者，加炙狗脊15g，杜仲12g，续断9g；纳呆者，加山楂、鸡内金各12g，焦神曲（包煎）9g；腹胀便溏者，加木香（后下）、山药各9g，炮姜、砂仁（后下）各6g；大便干结者，加生何首乌30g，全瓜蒌（打碎）12g；阳痿遗精者，加巴戟天12g，菟丝子9g，另金锁固精丸（冲服）9g；月经紊乱者，加益母草12g，红花、川芎各9g；胸闷心悸者，加麝香保心丸1粒（吞）；尿中有蛋白者，加薏苡仁根、土茯苓30g，大蓟草15g；胁痛肝大者，加郁金9g，延胡索12g，平地木30g。

（2）外治：红灵酒搽患处后按摩10分钟，每日2～3次；另用伸筋草30g，透骨草、艾叶各15g，乳香、没药各6g，煎水热洗患处，每日2次。

（3）西药：一般不用皮质类固醇激素，在外院用泼尼松者，逐步递减，6个月后停用；用维生素E者继续服用，若心肾肺等内脏损害，如心包积液、肾功能衰竭等以西医西药抢救为主。

3. 疗效标准与治疗结果

（1）疗效标准：中药连续治疗6个月以上者纳入总结病例。显效：临床症状大部分消失，实验室检查正常，已能全天工作；有效：主要症状、皮疹和实验室检查部分好转，能参加轻工作；无效：不能控制病情发展，改用西医西药治疗为主。

（2）治疗结果：50例中显效21例，有效22例，无效7例。有效率为86%。其中寒湿血瘀证15例，均为显效；气滞血瘀证17例为有效；阳虚血瘀证18例，有效11例，无效7例（其中3例因心衰、肾衰和肺部感染死亡）。

4. 病案举例

丘某，女，65 岁。

初诊：1987 年 1 月 15 日。

现病史：患者 10 年前因冬季手部变紫、苍白、活动不利，在某医院诊断为"雷诺征"，服扩张血管的药物而好转，以后每年复发，时轻时重，今年冬季加重。

检查：额、面颊、手背、前臂皮肤肿胀发亮、压之无凹陷；双下肢、腹部皮肤苍白，硬化而不能用手指捏起，毳毛部分脱落；X 线摄片提示食管蠕动弛缓；舌紫、苔薄，脉沉细。

辨证论治：证属寒湿内阻，脉络闭塞，气滞血瘀。治宜温经散寒，活血化瘀，理气通络。

处方：

麻黄 9g	桂枝 9g	当归 9g	赤芍 9g
桃仁 9g	红花 9g	延胡索 9g	郁金 9g
枳壳 9g	忍冬藤 30g	络石藤 30g	鸡血藤 30g
生甘草 3g			

丹参注射液 16ml 加入低分子右旋糖酐溶液 500ml，静脉滴注，每日一次，连续 10 天，停 5 天，再用药 10 天，3 个月为 1 个疗程。

治疗 6 个月，已能生活自理，参加轻微体力劳动。每年冬季治疗，1996 年 12 月，身体良好。

5. 讨论

系统性硬皮病属中医痹证范围。笔者认为该病主要因阳气不足，卫外不固，风寒之邪乘虚而入，阻于肌肤，经络阻塞，营卫失和，气血凝滞所致；或由寒邪直中脏腑，脏腑受伤，气血运行不畅，气滞血瘀而成。中医治疗以活血化瘀为主，根据不同阶段和证候，配以温阳散寒，利湿通络，健脾补肾等，坚持治疗有明显效果。

根据中医辨证分型结合西医学诊断，寒湿血瘀证相当于系统性硬皮病的初期，用温阳活血通络之法效果较好（本组 15 例均为显效）；气滞血瘀证相当于硬化期，皮肤病变较重，虽重用活血化瘀药，疗效已差（本组 17 例为有效）；阳虚血瘀证相当于萎缩期，伴有明显内脏损害，虽用温肾阳、活血通络之法，标本兼顾，效果不理想（18 例中有效 11 例，无效 7 例，死亡 3 例）。说明对本病早期诊

当代中医皮肤科临床家丛书

马绍尧

断，尽早治疗相当重要。

在上述使用的大部分活血祛瘀、健脾益气及温阳药中，现代药理实验已证实它们具有改善血液流变学黏稠状态，改善机体免疫功能等作用。尽管活血化瘀为主治疗系统性硬皮病有效，在单味中药药理中已得到证明，但在复方中的作用如何，尚需进一步研究证实。

（新中医，1998 年第 8 期）

三十三、慢性皮肌炎的辨证施治

皮肌炎，是一种少见的结缔组织疾病。其中主要侵犯皮肤、肌肉（横纹肌为主）及血管。损害以肌肉发炎及变性而引起肌肉酸痛和触痛为主，并有软弱乏力，皮肤伴发毛细血管扩张，对称性充血，色素沉着等皮炎症状。伴有程度不同的全身不适。可发于任何年龄，但以青年为多，女性患者约为男性的两倍，根据全身症状程度的轻重与病情发展的快慢，临床上可分为急性和慢性两个类型，但以慢性为多见。笔者对 12 例本病治疗，小结如下。

1. 诊断依据

（1）有典型的皮肤损害，面部有对称性红斑，尤以眼眶周围水肿或紫红斑最为显著，呈实质性肿胀，压之不凹陷，伴有毛细血管扩张，色素沉着和萎缩，边界明显，上附有细小鳞屑。有的类似皮肤异色病。

（2）有不同程度的肌肉酸痛，多数以四肢肌肉无力最明显。以四肢近端肌肉受累为主，不能下蹲，不能自行吃饭和梳头，严重者行动感到困难。

（3）有不同程度地全身不适，低热，关节酸痛，神疲乏力，自汗，消瘦，贫血，淋巴结肿大等。雷诺征阳性。

（4）实验室检查：轻度贫血，血沉加快，24 小时尿中的肌酸测定量明显增高，多达 300～1200mg 以上。肌电图显示电位及波幅明显降低。

2. 辨证施治

（1）阳虚痹证型：皮损以色素沉着为主，或有暗红的斑片。肌肉酸痛，压痛和萎缩，活动受限。气候转冷时有雷诺现象，苔薄白，舌质淡，脉濡细或沉细。此由脾阳虚，卫气不固，风寒湿邪侵入人体，阻于皮肤与肌肉之间，以致经络阻隔，营卫不和，气血运行不畅所致。治宜温肾健脾，祛风除湿，和营通络。常用药物有：熟附块（先煎）、生地、熟地、淫羊藿、山萸肉、党参、焦白术、茯苓、羌活、独活、桑寄生、秦艽、虎杖、茅莓根、鸡血藤等。

（2）气阴两虚型：皮损以红斑为主，时明时暗，或有毛细血管扩张。除面部外，颈、胸、肩部，四肢伸侧也可有暗红色斑片，肌肉以乏力为主，活动不便，尚伴有口干、声音嘶哑、自汗、头晕，或有低热、苔剥舌红，脉细数等症状。此由气阴两虚，内热偏重，脾虚气弱，皮肤肌肉失养，则萎缩失用。气血流通不畅，则筋骨关节无力。治宜益气养阴，清热活血通络。常用药物有：黄芪、党参、茯苓、生地、玄参、麦冬、白花蛇舌草、青蒿、地骨皮、丹参、益母草、忍冬藤等。激素逐渐减量。

3. 治疗结果

本组 12 例，经过 6 个月到 1 年的中药治疗。其中痊愈：指皮肤损害，肌肉酸痛，全身症状消失，实验室检查正常，能够坚持上班或读书者 6 例；有效：指各种症状减轻，但有反复，实验室检查不完全正常，只能半天工作或担任轻工作者 5 例；无效：指自诉症状好转，但因肺癌死亡 1 例。总有效率 91.6%。

4. 病案举例

（1）张某，男，24 岁。

初诊：1982 年 11 月 9 日。

现病史：患者两年前曾因高热，四肢肌肉酸痛，面有红斑、关节活动不利，住某院诊治，检查有贫血，小便中有蛋白，血沉快，24 小时尿肌酸 731mg，而诊断为"皮肌炎"每日静脉滴注氢化可的松 300mg 好转。后改服泼尼松 5mg，每日 6 片。发热退，红斑变成褐色。但关节酸痛重，四肢肌肉无力。遇寒冷两手有雷诺现象发作，怕冷自汗。

检查：面部有蝶形色素沉着，类似黄褐斑。四肢近端肌肉压痛明显，血沉 45mm/h，24 小时尿肌酸 200mg，舌质淡，苔薄，脉濡细。

辨证论治：证属脾肾阳虚，风寒湿痹，拟温阳散寒，健脾补肾，兼除风湿。

处方：

淫羊藿 30g	威灵仙 12g	山萸肉 12g	党参 12g
淮山药 15g	焦白术 9g	羌活 9g	熟附块（先煎）9g
独活 9g	左秦艽 9g	虎杖 30g	络石藤 30g

上方加减服 8 个月，各种症状消失。化验检查正常。泼尼松逐渐减量到停服。上班工作。

（2）陈某，女，51 岁。

初诊：1975 年 5 月 25 日。

现病史：患者四肢肌肉酸痛，伴有发热，在某院查 24 小时尿肌酸 4700mg，诊断为"皮肌炎"。口服泼尼松 5mg，每日 6 片，不能控制病情而来求治。

检查：面有水肿性红斑，上眼睑紫红色肿胀，压之无凹陷，面颊毛细血管扩张，肱二头肌、股四头肌压痛明显。血沉 46mm/h，24 小时尿肌酸 400mg，舌红，舌胖，苔薄，脉细数。

辨证论治：证属气阴两虚、营卫失和，久而虚热内生，络脉被阻。拟益气养阴清热，和营通络。

处方：

生黄芪 30g	党参 15g	茯苓 12g	淮山药 12g
生地 18g	玄参 12g	焦白术 9g	秦艽 9g
虎杖 30g	丹参 30g	青蒿 15g	白花蛇舌草 30g
益母草 15g			

上方加减服 1 年，基本痊愈上班。1987 年随访未复发。

5. 体会

在中医学文献中尚无本病记载，但有的学者认为皮肌炎属中医学"痿证"范围，如《素问·痿论》载："肺主身之皮毛，……故肺热叶焦，则皮毛虚急薄著，则生痿躄也。""肝气热则胆泄口苦筋膜干，筋膜干则筋急而挛，发于筋痿；脾气热，则胃干而渴，肌肉不仁，发为肉痿；肾气热，则腰脊不举，骨枯而髓减，发于骨痿。"其中痿躄即足不能伸而行走。筋痿即挛急而活动不便。肌痿即肌肉麻木不仁之意。和慢性皮肌炎的部分症状相似。

西医学认为本病属自身免疫性疾病，可能和癌肿、感染、病毒、内分泌紊乱、肌代谢障碍有关，在治疗上主要采用激素和免疫抑制剂。虽然有一定的疗效，但由于需长期大剂量服用，给患者必然带来一定的不良反应。而我们用中医中药从整体出发通过辨证施治，达到扶正祛邪，调和阴阳，逐步地恢复患者脏腑气血阴阳的平衡及免疫调节功能，从根本上解决皮肌炎的内在基础，使患者恢复健康。现代药理研究也证实了我们所采用的扶正药如黄芪、党参、白术等药具有强壮、增强机体免疫的作用；羌活、独活、秦艽、威灵仙、络石藤等祛风湿通络药具有抗变态反应及镇痛作用；丹参等活血化瘀药具有抑制胶原结缔组织增生的作用；白花蛇舌草、青蒿等具有免疫抑制及调节作用；生地等养阴清热药，可能有激素样或激素样免疫抑制作用。

（辽宁中医杂志，1992 年第 5 期）

三十四、异位性湿疹的防治

由于全球气候变暖，上海的冬季已经没有十几年前那么寒冷，今年入冬以来，几乎没有零摄氏度以下的日子，因此冬天冻疮的发病率不像早几年那么高。如今季节对皮肤的影响已经不是很大，但是由于过敏原越来越多，过敏性皮肤病的发病率则呈上升趋势。

1. 湿疹的过敏原

湿疹是常见病，多由过敏引起，过敏原藏于我们的衣食住行之中，在不经意中，您可能就接触到了皮肤病的过敏原。

（1）衣：现代人穿衣不仅仅为了保暖，更注重款式。做衣的材质在不断地更新变化，很多化纤类材料在塑形上占有优势，可以制作出很漂亮地衣服，但是化纤类的衣物易刺激皮肤，发生皮肤病。另外，冬天人们穿羊毛衣物的时候，往往脖颈处是直接与羊毛衫接触的，这样也会引起过敏性的皮肤病。

（2）食：过去每个地方的人都靠当地特有的食物成长，所以古人云："一方水土养一方人。"而这句话如今已经不再适用。因为开放后的中国，各地域的食物互相流通，如在上海，可以既品尝到本帮菜，也可以享受到鲁菜、川菜、粤菜……的美味，还可以跨越国界，吃到意大利的匹萨、巴西的烤肉、韩国的泡菜、日本的寿司……可谓全世界的食物正孕育着全世界的人民。

但是由于每个地域的人都有不同的饮食习惯，这不仅仅是从口味上来说，更是生理上来说。如有的人到外地旅游，会出现水土不服的现象，如生痤疮、上吐下泻，也有的上海人吃了泰国的小香蕉，会发生过敏性的皮肤病。现在上海人的口味也越来越重，喜辣嗜酸的不乏其数。而辛辣的食物又往往是皮肤病的诱因。在冬天人们喜欢吃火锅，有些火锅底料里的人参、川乌都是热性的东西，还有涮火锅用的羊肉、牛肉也是生热的食物，这些都会刺激皮肤引起过敏性的皮肤病。

（3）住：年轻人结婚要买婚房、市政动迁的要迁居、家里房小了要换大房。房买好后首要的事情就是装修，然而装修的材料大都含有对人体有害的化学成分，即便是现在所谓的绿色环保材料也易刺激皮肤，让它患上病。居室的装饰中也要尽量避免铺地毯挂毛毯，以免寄居螨虫，增加过敏原。家里的旧书报要经常清理，它们也是尘螨的寄居地。

（4）行：城市中由于汽车尾气排放，使道路上含有大量的一氧化碳、臭氧化合物、二氧化硫、氮氧化物、二氧化碳、铅化合物和油雾，高峰期间含有铅废气

当代中医皮肤科临床家丛书

马绍尧

笼罩着整个街道。此外还有大量灰尘、尘埃微粒上吸附着大量的病毒和细菌。人行走在道路上，服装极易沾染脏物，进而对人的皮肤造成危害。

（5）其他：生活中所需的化妆品，也可能成为过敏原，夏天的防晒霜、冬天的精华素，特别是些从国外带回来的化妆品，由于不适合中国人的皮肤，更有可能成为皮肤病的罪魁祸首，目前化妆品中尤以香水过敏的最多。

另外，工作的过分紧张，促使人们压力很大、睡眠不足、运动过少，进而使人的敏感性增加，也是促使皮肤病发病率逐年升高的原因之一。

异位性湿疹，是由遗传过敏而引起的一种慢性、复发性、瘙痒性、炎症性损容性皮肤病。它也常与另三种疾病联系在一起，此三种病为哮喘、过敏性鼻炎、过敏性肠炎。

有些患者是小时候有湿疹，到发育期的时候湿疹好了，而变为哮喘，最常见的是和鼻炎哮喘一起发作。哮喘患儿中有三分之一同时患有湿疹，而皮肤科门诊中所见的湿疹患者中有三分之一是伴有鼻炎的。

2. 异位性湿疹的表现症状

湿疹分为急性、亚急性和慢性三期，急性和慢性湿疹有明显的特征，亚急性期常是急性期缓解的过程或是向慢性期过渡的表现。

（1）急性湿疹：表现为原发性及多形性皮疹。常在红斑基础上有针头到粟粒大小的丘疹、丘疱疹，严重时有小水疱，常融合成片，境界不清楚。在损害的外周，上述多形性皮疹逐渐稀疏。瘙痒较重，常因搔抓使皮疹形成糜烂面，并有浆液性渗出及结痂。如伴有继发感染可形成脓疱、脓液及脓痂，相应淋巴结可肿大。感染严重时可伴有发热等全身症状。

急性湿疹的分布常对称，多见于面、耳、手、足、前臂、小腿等外露部位，严重时可扩展全身。

自觉症状有剧烈瘙痒和灼热感，可阵发加重，尤以晚间加剧，影响睡眠及工作。有些患者先有皮肤损伤或虫咬等损害的化脓性感染灶，其脓性渗出物中的细菌毒素和组织分解产物涂布于周围皮肤，引起创伤周围红斑、丘疹、丘疱疹、水疱及脓疱等多形性损害，逐渐向外扩展，如未及时治疗，可在远隔部位，发生红斑、丘疹及水疱性损害，瘙痒剧烈，称为传染性湿疹样皮炎，其皮损红肿渗出较多，发展快，似急性湿疹，但脓液更多。病程一般为1～2周，如处理不当或反复发作可成慢性。

（2）亚急性湿疹：湿疹在急性发作后，红肿及渗出减轻，进入亚急性阶段，可有丘疹及少量丘疱疹，呈暗红色。水疱和糜烂逐渐愈合，可有鳞屑，瘙痒及病情渐轻好转。有的可因再次暴露于致敏原、新的刺激或处理不当及搔抓过度再呈急性发作或可时轻时重，经久不愈发展为慢性湿疹。

（3）慢性湿疹：常由急性及亚急性期迁延而成，或自开始炎症即不十分严重，有散在红斑及丘疹或皮肤瘙痒所致的抓痕。久之患部皮肤肥厚，表面粗糙，呈苔藓样变，有色素沉着或部分色素减退区和鳞屑等，可时轻时重，延续数月或更久。

慢性湿疹好发于手、足、小腿、肘窝、股部、乳房、外阴及肛门等处，多对称发病。由于发病部位不同，表现也有所异。

3. 湿疹治疗方法

（1）西医治疗方法：西医现在一般用抗过敏的或叫抗组织胺的药，现在最主要的是几种新药，如开瑞坦（氯雷他定）、仙特明（盐酸西替利嗪），这类药不会使人嗜睡。新的药中还有种皿治林（咪唑斯汀）。传统药中现在还在用的有扑尔敏（氯苯那敏）、酮替芬、赛庚啶、去氯羟嗪。这些传统药适宜离退休人服用，因为它们易使人昏昏欲睡。病情重的患者，则必须使用激素了。

（2）中医治疗方法：中医治疗主要在于祛风清热，多数都是祛风清热利湿的汤药，也有较有效的中成药。亚急性期采用健脾除湿，慢性期用养血润燥的药。12岁以下孩童，主要以祛风清热为主。中药也有外用药水、药膏等，都是以黄芩黄连清热为主的外用制剂。

4. 预防

医病是医生的职责，而预防异位性湿疹的反复发作是患者自己的职责。预防湿疹的发生要从生活中的点点滴滴做起，即要尽可能地排除一切过敏原。

（1）衣：要选对衣料，有湿疹的患者要穿棉布或者丝绸的衣服，化纤类的衣服少穿，最好不穿。羊毛衫不能与皮肤直接接触，保持干燥。

（2）食：患者一定要忌口：牛肉、羊肉、火锅、酒、蟹、海鲜、芒果、荔枝、桂圆、巧克力、咖啡、油炸食品都不要吃。

（3）住：新装修的房子要过半年后再搬入，装饰最好不要用地毯，家里不要养宠物，不要种开花的植物，可种不开花的植物，如仙人掌、铁树、橡皮树、芦荟等，这些植物对清洁空气也有好处。床垫、窗帘、沙发、家具应定时清洁。

（4）行：如有可能，减少出门次数，或者选择一些机动车较少的道路。

（5）其他：减少化妆品的减少化妆品的使用次数，越高级的化妆品越要少用，特别是香水；尽量使用国产的、适宜中国人肤质的化妆品，少用或者不用外国产的化妆品。

此外，外出就餐时最好不要使用餐馆中的消毒毛巾，应自己带棉质手帕。工作压力大的，要学会自我放松，不要焦虑，保证睡眠时间。

（健康财富"海上名医"专栏，2007 年 2 月 1 日）

三十五、女性脱发的防治

头发是我们身体表面对美容很重要的一部分，头发质量好坏和数量多少会影响一个人的生活和交际。在人们的传统观念中，头发对女性的意义显得比男性更重要。健康的成年人约有 10 万 ~ 12 万根头发，头发生长分为生长期、退行期和休止期三个阶段。我们头上约有 85% 的头发处在生长期。头发的生长期约为 2 ~ 6 年，进入休止期后，毛囊下部萎缩，头发便脱落。休止期通常持续 3 ~ 6 个月，过后毛囊重新进入生长期，长出新发。头发的生长周期可循环 7 次，大概 56 岁以后，先后有不同数量的毛囊不再进入生长期，于是，老年人的头发也就不同程度地稀疏起来。头发与身体健康是一致的，可以说是健康的导向标。常人平均每天脱落 50 ~ 100 根头发是正常的现象。

但目前不正常的头发稀少、脱发现象在人群中发生的比例越来越高，尤其是女性发生的比例在不断增加。现在来医院就诊脱发的病人比十年前增加了 15% ~ 20%，很多医院因此成立了脱发专科。

1. 女性脱发的主要类型

常见女性的脱发大致可以分为女性男性型脱发和斑秃两大类。男性型脱发在男、女中均可发生，因男性多见而被称为男性型脱发，目前女性约占男性型脱发中的 10% ~ 15%。主要表现为头发稀疏，尤其是在头顶部，两侧颞部毛发也逐渐减少。男性型脱发发生的确切原因至今说法不一，主要怀疑与雄性激素的增加有关。现在女性工作能力增强，体力消耗增加，脑部充血过度的变化，都可能会导致这种脱发。

有部分人的脱发是真菌引起的，真菌会造成头皮屑增多，结成结痂，进一步形成脂溢性皮炎。脂溢性皮炎中也有一部分人夹杂有细菌感染。现在一些洗发水中会加入抗菌的药物，患者可根据不同情况在医生指导下选用。

斑秃是另一种脱发类型。斑秃常表现为毛发部位出现独立的局限性的成片毛发脱落，呈圆形或椭圆形，也就是人们俗称的"鬼剃头"。从医学角度来说斑秃属于自身免疫性疾病。在临床上只有少数斑秃病人（不到5%）属于自身免疫性疾病，更多的斑秃发生还是由精神因素引起的。如面临升学压力的学生、工作紧张的白领，甚至还有因长时间玩电脑精神紧张、睡眠不足的小学生发生斑秃。

此外，产后或哺乳也会引起脱发，由于怀孕时体内分泌出大量的女性荷尔蒙，所以头发有充足的成长激素。产后由于荷尔蒙分泌突然减少，头发自然而然就会大量脱落，不过这种现象在产后6个月左右就会恢复正常。

2. 女性脱发的几大诱因

一般来说，引起女性脱发的原因与以下因素有关，女性朋友应该加以重视。

（1）饮食不节：许多女性，尤其是白领在饮食上存在着很多不健康的因素。比如，应酬交往多，经常下馆子，饮食油腻。尤其是近年来高热量、辛辣厚味的菜色更受上海人的青睐，四川菜、湖南菜总是很受欢迎。其实，摄取过量的油脂性食物，使得皮脂腺分泌过于旺盛而阻塞；吃太辣的东西会造成发质干；吃得太甜，会使细菌繁殖加快。这都会直接或间接伤害头发，时间一长，头发就会不断脱落。而加班加点工作的时候，白领们吃得却比较随便，有时去洋快餐店吃油炸类食品，有时一个面包就对付了。这对身体正常的新陈代谢是不利的，而反映到头发上就会造成脱发。

（2）睡眠不足：俗话说"人闲长指甲，脑闲长头发"。脑力劳动多者，精神过分紧张者，睡眠不足者，以及情绪不稳定的人，不但会引起高血压等疾病，同样会导致脱发的发生。随着竞争的激烈，不少行业的工作需要加班加点，尤其是广告业，缺少睡眠是家常便饭。睡眠不足不仅是面色不好，也会导致脱发。

（3）节食减肥：女性为了获得苗条的身材，节食减肥也成了"流行"，但与"减肥热"相伴而来的是脱发者不断增多，由于锌、铁、铜等微量元素及蛋白质等摄入不足致使头发营养不良而脱落。因此均衡饮食结构对于头发的健康非常重要。况且现在减肥者与肥胖者并不成比例，不少病人并不肥胖，还在节食减肥。有些患者问，用水果代替主食可以吗？不行。一般来说，男性每天要吃半斤主食，女性也应该吃4两。

（4）频繁使用电脑：前面提到过有一位小学生因长时间玩电脑而导致斑秃的病例，那么，使用电脑和脱发之间有什么联系呢？一般认为，使用电脑使注意力高度集中，用脑时间长，使大脑的兴奋性持续增高，与头发生长相关的内分泌功能发生紊乱，皮脂腺分泌旺盛，毛囊极易被栓塞，从而使头发的营养供应出现障碍，导致头发脆性增加而易发生脱落。

（5）缺乏运动或运动不正常：办公室工作的女性，不少平时都缺乏运动。也有的人平时整天坐在电脑前，周末了就去健身房做几小时的运动。其实运动不应该过于集中，而应分散到每天，让自己每天都保持一定的活动量。在电脑前工作一小时可以休息十分钟，四处走走，活动活动。

（6）精神压力：现代社会生活节奏的加快和竞争的激烈易使人背负日益沉重的压力。据研究，压力不仅与脱发有密切关系，还会加速人的衰老和皱纹增生。无论是工作、生活还是人际交往，都要调整好心情，让自己保持较小的精神压力。

（7）遗传因素：脱发的原因中还有平时不太强调的遗传因素。脱发是多基因遗传，头发数量、发质都有遗传因素。一般发质分为干性、中性和油性。大部分人属于中性，略偏干或偏油，后天的护理和使用护发产品也会对发质产生一定影响。

（8）服用避孕药：有些妇女在停服避孕药后，常会有脱发现象，这是因为避孕药里含有雌激素，服用后会导致一种假性妊娠，使头发短期内量多而亮丽。一旦停服，体内雌激素水平突然下降，便产生如同正常产妇后脱发的现象。但是也有少数女性在服用避孕药时就出现大量脱发现象，这主要是没有同时服用适量的维生素，造成体内维生素 C、叶酸及维生素 B 缺乏所致。

（9）不规范的美发行为：女性爱美，总爱变换各种发型、发色，让自己的形象更多变化。烫、染、吹，这些形形色色的美发行为其实也会影响头发的健康。尤其是频繁地烫发和染发会对头发造成损害以至脱发。因此不可烫染发过频或滥用多种染发剂。

（10）环境污染：居住中的环境污染，尤其是家居装潢造成的污染，如甲醛释放超标，放射性物质超标等都可能导致脱发，不仅在家中，户外汽车尾气的排放也会造成环境污染，或是引起脱发。

3. 多管齐下防治脱发

既然多种因素都可能导致女性脱发，那么该如何预防和早期治疗脱发呢？以下给出了几点建议。

首先，要找出引起脱发的原因，让自己保持健康的生活方式。充足的睡眠是必需的。一般晚上 11 点到凌晨 4 点是最佳的睡眠时间段，应保证每天 8 小时左右的睡眠。即使睡不着也要躺在床上闭目养神，而不应起来看书、看电视。饮食上应该均衡、多样化。脱发不需要忌口，多样化的饮食对头发的健康很有帮助，而不应该限制单一饮食。最好不抽烟、不酗酒。保持每天一定的活动量，哪怕做做家务，走走路也是有帮助的。

其次，保持好心情。环境不会十全十美，但可以人为地改善心情，为自己创造一个好的环境，让自己保持轻松愉快以减少精神压力。

第三，学会正确的梳头方法。头发有自然生长的形态，如果反着头发生长的方向梳，反而不利于头发生长。比如有些女性为了美观而改变发型，把刘海往一侧梳，但并不顺着头发生长的方向，头发就会受到伤害。此外，针对女性脱发部位大多集中在前额及两侧，建议在梳头时不要用力将梳子向后方拉扯，吹风时间不要过长，否则极易破坏头发的自然保护层，使头发干枯易断。

第四，洗发也有讲究。有些人用肥皂洗头，但肥皂只能去除头发表面的灰尘和不多的油脂，严格来说不论是香皂还是硫黄皂，对头发清洁都没有帮助。有些人头皮痒或者分泌油脂多就用硫黄皂洗发，的确可以临时解决这些问题，但同时也对头发造成了伤害。一般洗发水中含有护发素，可以起到减少伤害头发的作用，所以还是建议使用洗发水而不是肥皂。另外，洗发时不要用力抓头发，应以舒服为主，不要追求强烈刺激。

多少天洗一次头发更合适？洗得过勤也不好。一般来说如果在办公室工作，不接触到过多灰尘的，3天洗一次头发比较合适，夏天除外。尤其是油性头发的女性，要注意：洗得越频繁油越多。因为头发毛囊下有分泌油脂的皮脂腺，头皮的油都是皮脂腺分泌的，如果把头皮洗得很干净，皮脂腺收到生理反射信号，会自动分泌油脂，也就会加快出油。因此，洗得越勤，头发越油，而因此沾染上空气中的灰尘也就越多。油性发质的女性，不应该频繁洗发。

第五，减少烫、染发的频率。高温烫发对头发有伤害，因避免高温烫发。而染发的周期最好不少于三个月。由于各人头发情况的不同，美发产品的好坏也是因人而异的。因此要注意选择最合适自己的美发用品。

第六，中药调理。一般中药治疗脱发会先观察病人胃口情况，如果肠胃不好，舌苔厚，属于湿热型，可用苍术、藿香、半夏、陈皮、煨木香等中药加以调理。之后再对症下药，如果气血不足，可服西洋参、首乌、生晒参、阿胶等。如果没有明显气血不足，则补肝肾，如用枸杞子、女贞子、桑椹子泡茶喝。另外，适量的坚果对头发健康有益，但不能多吃。脱发者也可在冬至时服膏方。

（健康财富"特别报道"，2007年3月8日）

第七章 年 谱

1937 年 11 月 10 日，出生于安徽省风台县（现为淮南市），父亲为中医，备有中药房。

1945 年 9 月至 1950 年 8 月，在安徽省风台县卢塘小学就学期间，曾获得演讲比赛第一名。

1950 年 9 月至 1956 年 8 月，就读安徽省风台县中学（省重点中学），入学成绩第 17 名。在校期间为文艺骨干。曾读过《资本论》、《小逻辑学》等。

1956 年 9 月至 1962 年 8 月，上海中医学院（现为上海中医药大学），毕业。

读书期间，1958 年曾与研究班裘钦豪、陈纪华老师共同编写《中医外科学讲义》。

1960 年因家父意外，提早于上海中医学院附属龙华医院（现上海中医药大学附属龙华医院）中医外科参加工作（勤工俭学）。

1960 年春，拜顾伯华主任为师，在其指导下，在枫泾镇诊治"植物性日光性皮炎"，后总结为"红花草疮的中医治疗"（刊于《江苏中医》，1963 年 7 月）。

1961 年，在上海中医学院附属曙光医院（现上海中医药大学附属曙光医院）皮肤科见习，听石光海主任讲授《皮肤病学》。

1962 年 10 月，龙华医院中医外科住院医师，主任为顾伯华，参与编写《中医外科临床手册》（上海科技出版社，1966 年 2 月）。

1964 年 10 月至 1966 年 6 月，自学朱德生著《皮肤病学》、《皮肤性病临床手册》，对《中华皮肤科杂志》（5 年）作了"择记"，约 10 万字。

1964 年，撰写论文《血栓闭塞性脉管炎的辨证施治》，当年发表于上海中医药杂志。

1966 年 6 月至 9 月，在上海第一医学院华山医院（复旦大学附属华山医院）皮肤科跟随施守义教授查房听讲解，参加"疑难皮肤病病例展示和讨论"，同时还跟随施老师门诊（每周两次）。

1970 年，参加上海市常见皮肤病的普查工作，参加者有施守义教授、秦万章、李君蒂等著名专家。

1977 年，整理《顾伯华·外科经验选》，上海人民出版社，同年出版。

1978 年，晋升为主治医师，讲师。

1979 年 12 月至 1980 年 1 月，参加科技部召开的关于"中医、西医、中西医结合"讨论会，写作论文《试论中医现代化》。

1980 年，参编《中医外科临床手册》（第 2 版），上海科学技术出版社，同年 10 月出版。

1981 年，发表论文《急性湿疹皮炎 104 例的辨证施治》（上海中医药杂志，1981 年 2 月）。

1981 年，发表论文《顾伯华老中医治疗流注的经验》（广西中医药，1981 年 5 月）。

1981 年，发表论文《阴阳学说在中医外科临床运用》（上海中医药杂志，1981 年 12 月）。

1982 年，参编《医学百科全书·中医外科学》（黄耀药主编）。

1982 年，发表论文《红皮病的辨证施治》（辽宁中医药杂志，1982 年 1 月）。

1982 年，发表论文《顾伯华教授治疗红斑狼疮的经验》（黑龙江中医药，1982 年 2 月）。

1982 年，发表论文《斑秃的治疗》（上海中医药杂志，1982 年 9 月）。

1982 年，发表论文《皮肤病的辨证分型施治》（上海中医药杂志，1982 年 11 月）。

1983 年，发表论文《给进行性色素性皮肤病患者的回信》（上海中医药杂志，1983 年 3 月）。

1983 年，发表论文《脚臭和腋臭有关系吗?》（上海中医药杂志，1983 年 4 月）。

1983 年，发表论文《类丹毒的中医中药治疗》（辽宁中医药杂志，1983 年 5 月）。

1983 年，发表论文《败血症的辨证施治》（广西中医药，1983 年 6 月）。

1983 年，发表论文《给花斑癣患者的回信》（上海中医药杂志，1983 年 7 月）。

1984 年，主编出版《中医外科学多选题》、《中医外科学问答题》（山西科学技术出版社，1984 年第 1 版）。

1984 年，发表论文《皮肤淀粉样变的辨证施治》（辽宁中医药杂志，1984 年

3 月）。

1985 年，参编《中医外科学》（顾伯康主编），上海科学技术出版社出版。

1985 年，发表论文《毛发红糠疹的辨证施治》（上海中医药杂志，1985 年 4 月）。

1986 年，参编《中医外科学参考资料》（顾伯康主编），人民卫生出版社。

1986 年，发表论文《混合结缔组织病的辨证施治》（山西中医，1986 年 3 月）。

1986 年，发表论文《血栓性静脉炎的辨证施治》（上海中医药杂志，1986 年 12 月）。

1987 年，晋升为副主任医师。

1990 年，晋升为主任医师。

1990 年，龙华医院成立中医皮肤科，马绍尧任皮肤科行政主任，教研室主任。

1990 年，主编《儿科常见病证》，山东科学技术出版社，1990 年 5 月出版。

1993 年，晋升为"皮肤科教授"。

1993 年 11 月至 1994 年 3 月，赴英国伦敦中医诊疗所治疗银屑病，研制青叶霜外涂治疗银屑病，疗效明显。

1994 年，参编《中医治疗疑难杂病》（张镜人主编），文汇出版社，1994 年 1 月出版。

1994 年，主编《中医外科》，上海医科大学出版社，1994 年 11 月出版。

1995 年，《中医外科临床手册》（顾伯康主编）（第 3 版），任副主编。

1995 年，主编《实用中医皮肤病学》，上海中医药大学出版社，1995 年 12 月出版。

1997 年 3 月至 1997 年 5 月，赴台湾省台中市私立中医药大学讲学，在其附属医院治疗银屑病。

1998 年，主编《现代中医皮肤性病诊疗大全》，山西科学技术出版社，1998 年 6 月出版。

1999 年，参编《红斑狼疮的防治》（秦万章主编），上海医科大学出版社，1999 年 5 月出版。

2001 年，主编《现代中医皮肤性病学》，上海中医药大学出版社，2001 年 4 月。出版

2001 年，主编《中医外科袖珍手册》，复旦大学出版社，2001 年 5 月出版。

2001 年 8 月，赴日本名古屋治疗干燥综合征。

2001 年，参编《海上名医医案心悟》（方松春主编），2001 年 11 月出版。

2003 年，应聘任上海中医药大学附属龙华医院皮肤科工作室指导老师。

2004 年，被评为上海市名中医。

2006 年，参编《名医薪传》（季伟苹主编），上海中医药大学出版社，2006 年 10 月出版。

2006 年，参编《上海市名中医学术经验集》（夏翔主编），人民卫生出版社，2006 年 11 月出版。

2007 年，应聘任上海市"干部保健局"特约医师（皮肤科）。

2007 年，应聘任全国第三批老中医学术经验继承班指导老师。

2007 年 8 月，赴新加坡讲学皮肤科。

2010 年，应聘任上海中医药学会皮肤病分会顾问。

2010 年，应聘任全国名老中医专家传承研究工作室指导老师。

2010 年，担任《实用中医外科学》（第 2 版）（陆德铭等主编）顾问，上海世纪出版股份有限公司，2010 年 6 月出版。

2011 年，应聘任全国第五批名老中医传承工作指导老师。

2013 年，应聘任世界中医药联合会皮肤病专业委员会顾问。

❀ **中医非物质文化遗产临床经典读本**（100册）

❀ **中医非物质文化遗产临床经典名著**（46册）

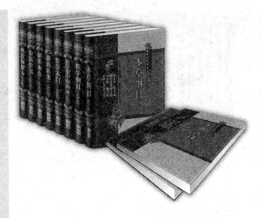

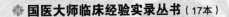

● 建国以来最好的一套中医古籍
● 越千年，集大成，扬华夏璀璨文明
● 承正统，聚经典，展中医智慧之光

❀ **国医大师临床经验实录丛书**（17本）

● 顶级国医的临床传世绝学
● 国宝级大师临证思辨真传

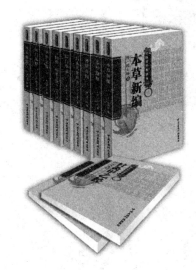

❀ **李克绍医学全集**（7本）

曾经重印多次、一再脱销的伤寒大家李克绍的经典名著再度震撼上市！

● 虽博参诸家而不肯轻信
● 观点鲜明　超强思辨
● 伤寒解惑　名不虚传

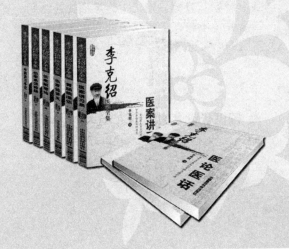

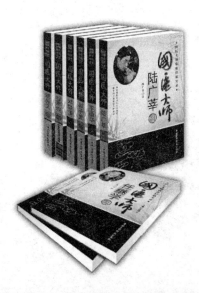

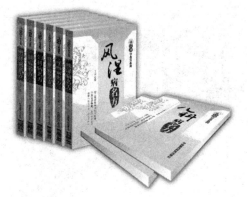

❀ 《读经典学名方系列丛书》（12本）

工欲善其事必先利其器，中医坐诊临证，心中有名方效方，必将"攻无不克、战无不胜"

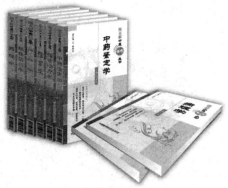

❀ 《图表解中医备考丛书》（29本）

【备考学习笔记】

教材大瘦身，重点考点凸显，一目了然
——教师备课的好帮手
图表化内容，执简奴繁，清晰易记
——考生过关的杀手铜

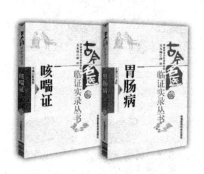

❀ 《古今名医临证实录丛书》（22本）

清末医家余听鸿先生云："医书虽众，不出二义；经文、本草、经方，为学术规矩之宗；经验、方案、笔记，为灵悟变通之用，二者并传不朽。"本丛书即为古今名家医学实践的忠实记录和再现。

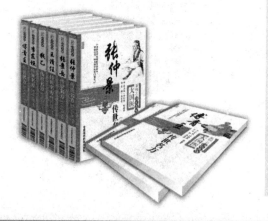

❀ 国医传世名方系列（10本）

全面公开大国医首创妙方，
带给读者一场方剂学的豪门盛宴。